PROF. DR. INGO FROBÖSE

VERSTECKTE KRANKHEITEN

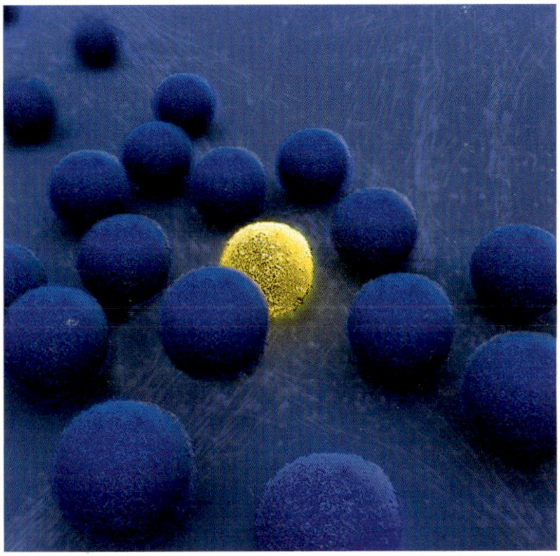

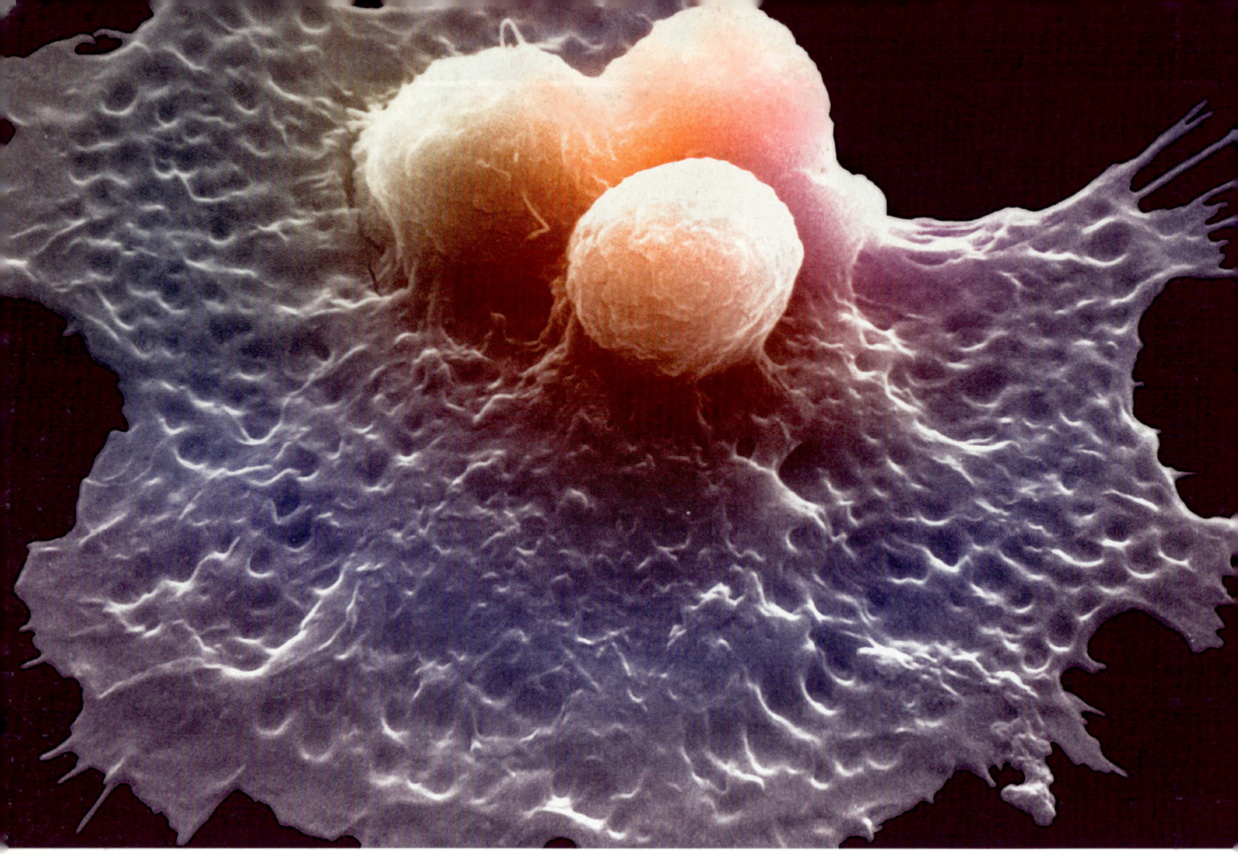

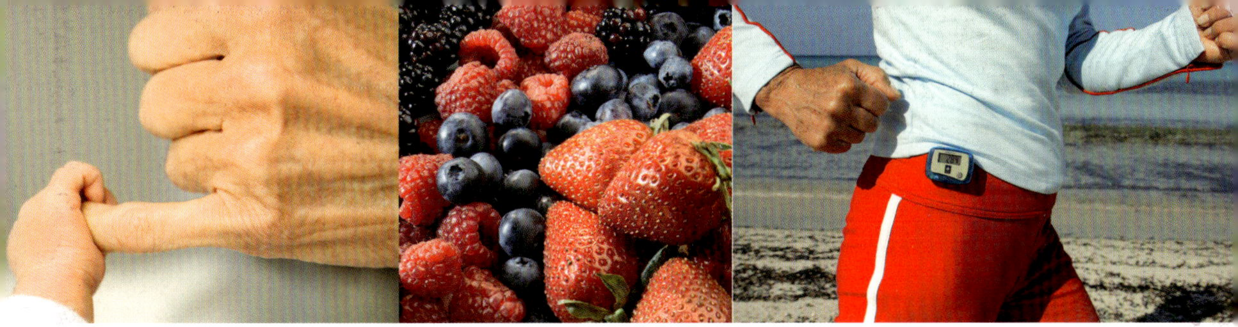

Inhalt

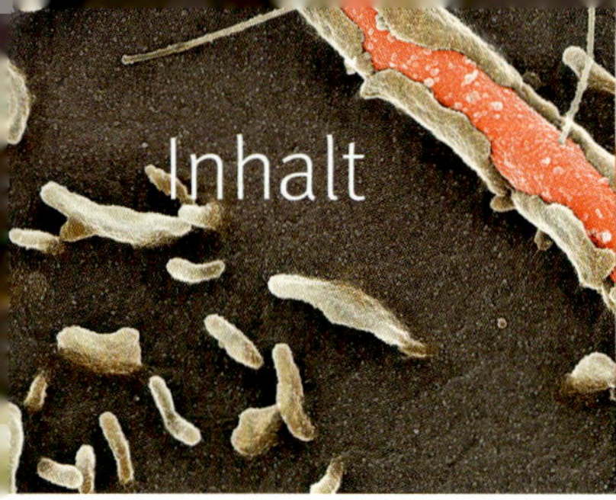

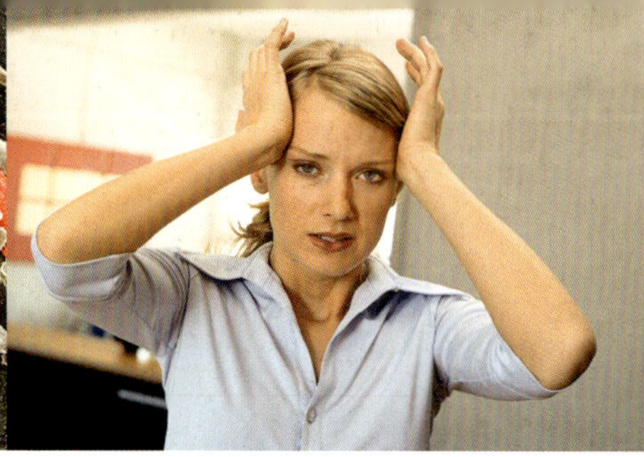

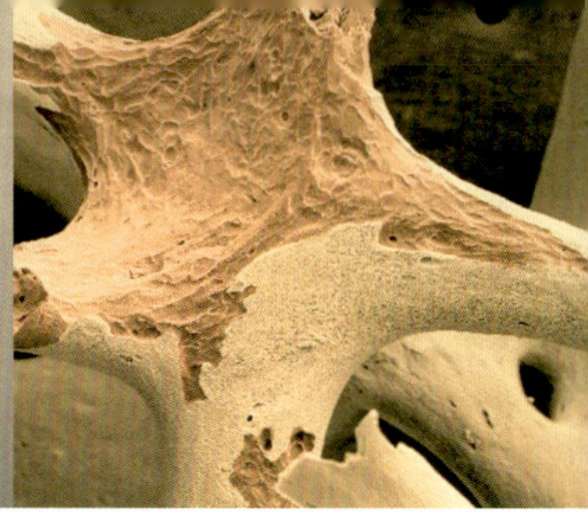

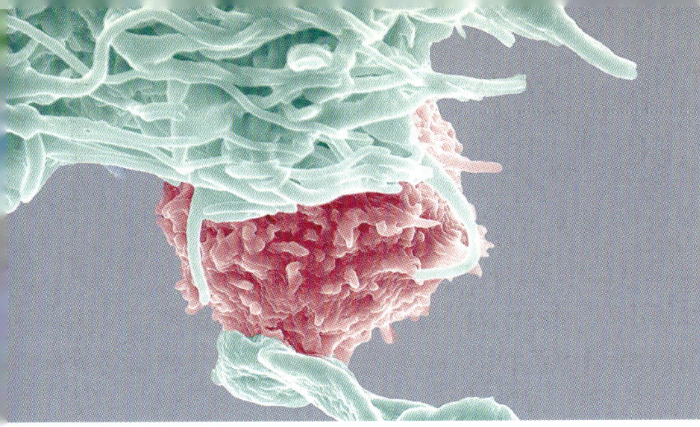
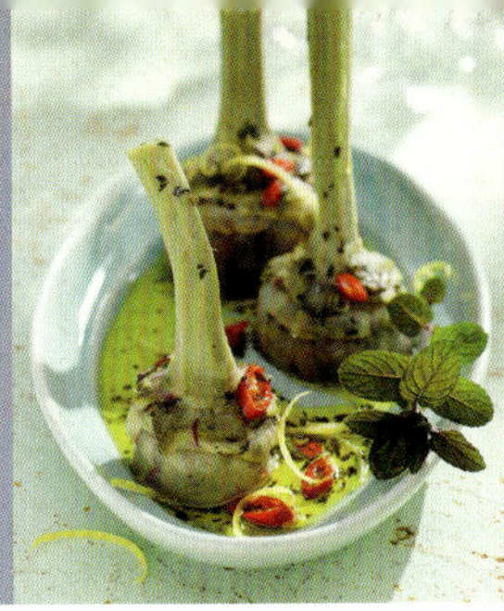
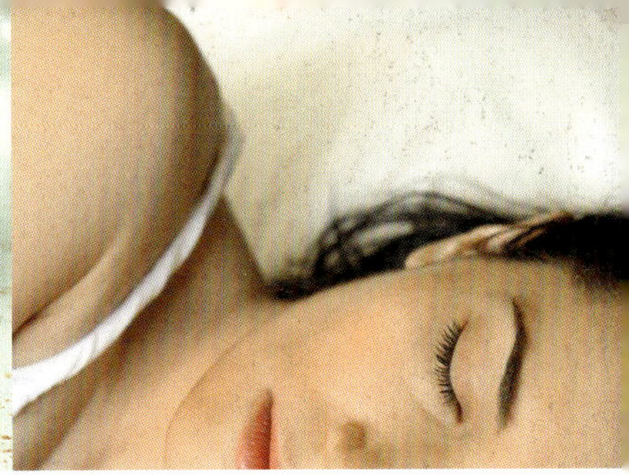

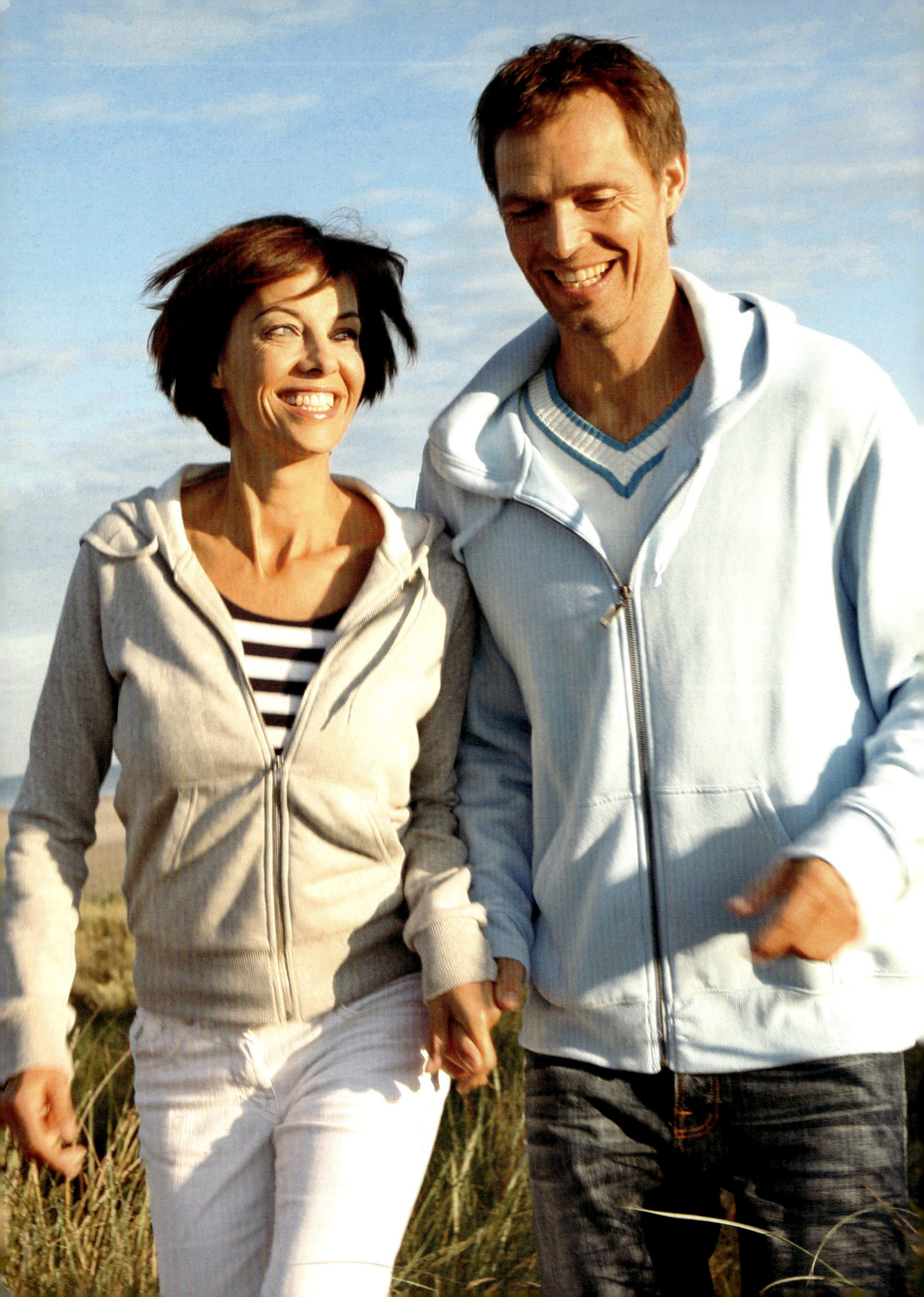

Ein Wort zuvor

Als ich vor mehr als zwanzig Jahren an der Sportuniversität in Peking einige Wochen zu Forschungs- und Lehrzwecken verbrachte, lernte ich den »weisen« chinesischen Professor Xu kennen. Ich war begeistert von seinen Fähigkeiten und insbesondere von der Möglichkeit, Krankheiten bereits zu erkennen, bevor sie ausbrechen und den Körper schädigen. So zeigte er mir, dass er durch die sanfte Ertastung der Flexibilität des Ohrläppchens erkennen konnte, ob dem »Besitzer« des Ohrläppchens irgendwann einmal eine Erkrankung des Herzens oder des Kreislaufsystems droht. In China sind derartige Techniken und insbesondere die Vorbeugung von Krankheiten seit Jahrtausenden völlig normal. Da gibt es bei uns noch sehr viel zu tun.

Nach meiner Rückkehr aus China wollte ich natürlich mehr wissen und machte mich auf die Suche nach den besten Zeichen für eine Veränderung des Organismus. Es ging mir in meinen Forschungen darum, zu entdecken, welche Faktoren es zu »bekämpfen« gilt, damit Krankheiten erst gar nicht ausbrechen: So früh wie möglich etwas gegen diese Anzeichen zu tun und damit den Organismus so lange wie möglich gesund zu erhalten. Vorbeugung, Gesundheitsförderung und Prävention beschäftigten mich seit dieser Zeit. Entdecken konnte ich sieben verschiedene Punkte, die – wenn wir nur frühzeitig genug gegensteuern – die Leistungsfähigkeit und Fitness all unserer Körpersysteme erhalten. Und es kommt noch besser: Viele Krankheiten können dadurch von vornherein vermieden werden!

Suchen Sie mithilfe der Tests in diesem Buch nach dem ersten Dominostein, der alles zu Fall bringen kann und an dessen Ende oft genug der Ausbruch einer chronischen oder fatalen Krankheit steht. Wenn Sie von diesen sieben versteckten Krankheitsherden einen bei sich entdeckt haben, dann zeigen wir Ihnen in unserem Praxisteil, was Sie dagegen tun können. Und je früher, desto besser!

Mein Buch dient also der Vorbeugung von Problemen und Krankheiten – nicht der Behandlung. Diese bleibt Ihrem Arzt vorbehalten und auch sonst sollten Sie mit ihm oder ihr über Ihre »versteckte Krankheit« sprechen. Gemeinsam für ein langes und vor allem gesundes Leben!

Ihr

Univ.-Prof. Dr. Ingo Froböse

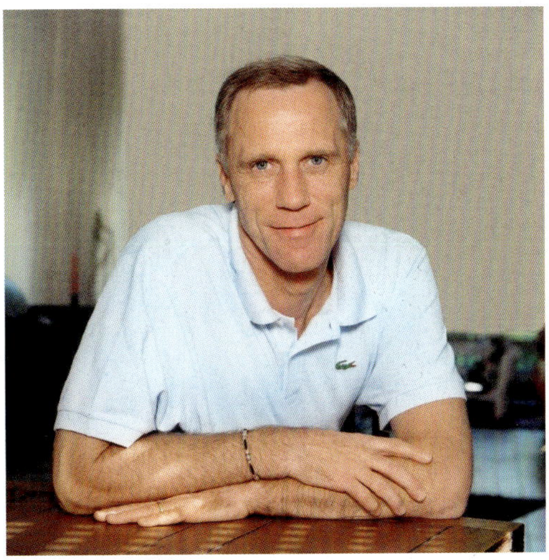

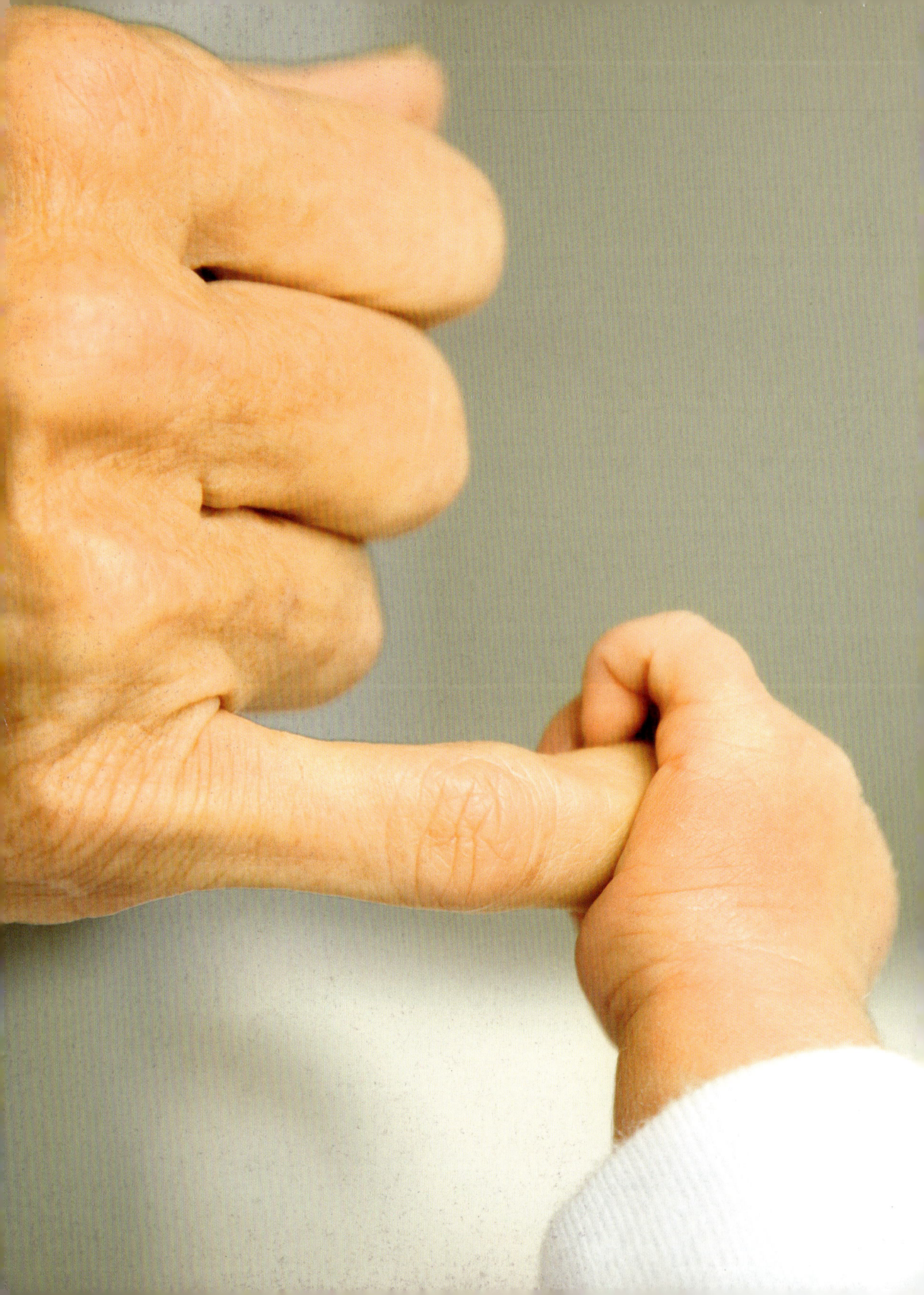

Bleiben Sie jung und gesund!

Es ist eigentlich ganz einfach: Sie geben Ihrem Körper das, was er braucht, und meiden das, was ihm schadet. Ein Großteil aller »Zivilisationskrankheiten« lässt sich nämlich durch den richtigen Lebensstil vermeiden.

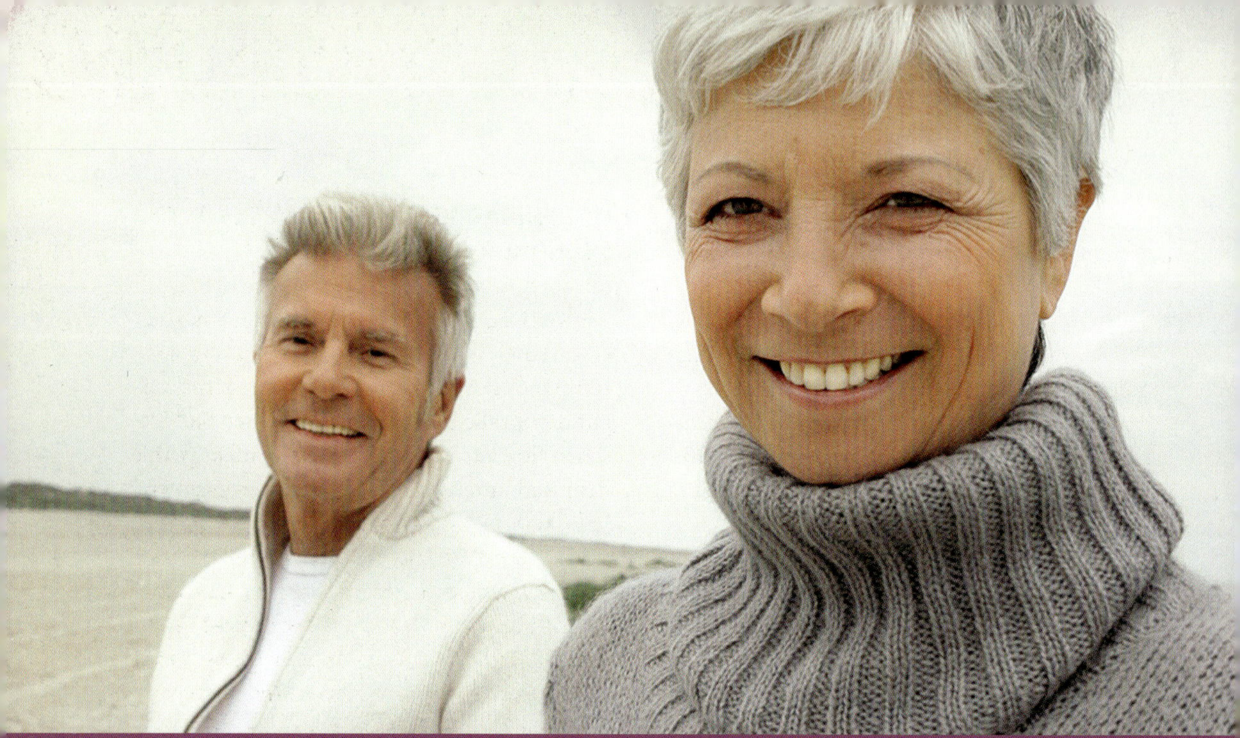

Selbst bestimmen, wie Sie das Leben gestalten

»WIE MACHE ICH aus einem alten Mann einen jungen Mann?« Das ist der vielsagende Titel einer ägyptischen Papyrusrolle, und er zeigt, dass sich die alten Ägypter schon vor mehr als 3500 Jahren – nicht anders als wir heute – dem Gesund- und Jungbleiben widmeten. Schon damals beschäftigte die Menschen offensichtlich die Frage, wie man lange und vor allem gesund lebt. Im Laufe der Jahrtausende fanden unsere Vorfahren darauf sehr unterschiedliche Antworten. Sie reichen vom Baden in Eselsmilch, wie es Cleopatra liebte, über den Rat aus chinesischen Schriften, alte Männer sollten sich mehrmals täglich von jungen Mädchen anhauchen lassen, bis zur Suche nach dem Jungbrunnen im Mittelalter. Doch diese und viele andere kurios wirkende Versuche schlugen fehl, weil ihre Anwender den menschlichen Organismus und seine Prozesse nicht richtig kannten oder falsch interpretierten. Heute wissen wir zwar immer noch nicht alles bis ins kleinste Detail über unseren Körper, aber wir sind inzwischen so weit, dass wir eines ganz genau wissen: Es gibt nicht *die eine* Maßnahme, die uns gesund und lange leben lässt! Keine Diät, kein Bewegungsprogramm, keine Salbe oder Tablette allein kann dies bewerkstelligen.

US-Forscher haben allerdings fünf Schlüsselfaktoren identifiziert, die unsere Chancen auf ein gesundes und langes Leben deutlich erhöhen. Demnach erreicht ein Vierzigjähri-

links: Dem Alter ein Schnippchen schlagen durch eine aktive und bewusste Lebensweise.

ger, der nicht raucht, weder Übergewicht noch hohen Blutdruck oder Diabetes hat und sich regelmäßig bewegt, mit einer Wahrscheinlichkeit von 54 Prozent ein Alter von mehr als 90 Jahren. Es ist also unsere Lebensweise, die es uns ermöglicht, gesund zu bleiben.
Noch einmal im Klartext: Sie selbst sind dafür verantwortlich, ob Sie gesund bleiben. Wie Sie Ihr eigenes Leben gestalten, bestimmt, wie gesund und wie lange Sie leben! Doch meist denken wir erst über unsere Gesundheit nach, wenn sich erste Anzeichen einer Verschlechterung zeigen. Viel besser ist es, möglichst früh den Lebensstil so anzupassen, dass zum Ende einfach mehr gesunde und tolle Jahre herausspringen. Also je früher Sie auf die Bedürfnisse Ihres Körpers eingehen, desto besser!

INFO

Die Gene liefern keine gute Ausrede

Niemand bekommt seine Gesundheit und ein langes Leben mit in die Wiege gelegt. Das wird zwar immer wieder behauptet, aber es konnte bisher nie bewiesen werden. Ganz im Gegenteil sogar: Weltweite Studien mit Zwillingen konnten zeigen, dass nur maximal ein Viertel der Gesundheit oder der Krankheit den Genen zugeschrieben werden kann. Drei Viertel dagegen bestimmt das eigene Leben. Vererben kann man Gesundheit also nicht. Der Umgang mit dem eigenen Körper und Organismus rückt daher in den Mittelpunkt der Betrachtung.

UNTRENNBAR MITEINANDER VERKNÜPFT: GESUNDHEIT UND LEBENSSTIL

Wie wichtig der eigene Lebenswandel für die Gesundheit ist, können Sie selbst erkennen, wenn Sie einfach mal im Alltag die Menschen auf der Straße beobachten. Was sehen Sie? Sie sehen fitte alte Menschen, die zu Fuß oder mit dem Rad unterwegs sind, sich angeregt unterhalten oder Ihre Einkäufe problemlos selbst tragen. Aber Sie sehen auch viele Menschen, die deutlich älter aussehen und scheinen, als sie wirklich sind. Das Alter in unserem Pass hat nämlich mit unserem echten, biologischen Alter nichts zu tun. Es gibt Sechzigjährige, die leicht die Leistungsfähigkeit von Vierzigjährigen erreichen. Und der alte Spruch »Zwanzig Jahre lang vierzig bleiben« ist heutzutage keine Floskel mehr, wenn Sie etwas dafür tun.
Auf der anderen Seite sehen Sie Kinder und Jugendliche, die entweder extrem dünn oder aber besonders dick sind. Und tatsächlich leiden immer mehr junge Menschen unter Krankheiten, die früher nur bei den »Alten« anzutreffen waren. Dazu gehören:

- Diabetes Typ II: Heute zeigen bereits mehr als 15 Prozent der Kinder unter 12 Jahren typische Anzeichen des sogenannten Altersdiabetes.
- Arteriosklerose: In jeder Schulklasse vor dem Abitur finden sich schon Jugendliche mit Ablagerungen in den Blutgefäßen, dem typischen Zeichen für eine Arteriosklerose. Herzinfarkt und Schlaganfall sind vorprogrammiert, und zwar nicht erst mit 50 Jahren.
- Gelenkverschleiß: Arthrose findet sich in den medizinischen Lehrbüchern meist erst bei der Patientengruppe über 50 Jahre. Heute aber sind bereits Jugendliche vom Gelenkverschleiß betroffen. Die Gründe dafür sind Bewegungsmangel und Übergewicht.
- Übergewicht und Fettstoffwechselstörung.

Alle diese Beschwerden werden immer noch gerne unter dem Begriff »Alterserkrankungen« zusammengefasst, weil sie früher nur bei alten Menschen auftraten. Heutzutage sollte man sie besser »Lebensstilerkrankungen« nennen, denn sie gehen alle auf eine überwiegend sitzende Lebensweise mit übermäßigem und ungesundem Essen zurück.
Selbst bei Neugeborenen erkennen wir heute schon erste Anzeichen von Übergewicht und viel zu vielen Fettzellen. Das Körpergewicht der Neugeborenen ist in den letzten 20 Jahren um mehr als 10 Prozent angestiegen. Vor allem durch schlechte Ernährung der Mutter während der Schwangerschaft werden das Übergewicht und die Fettstoffwechselstörung bereits in die Wiege gelegt.
Dies alles sind deutliche Hinweise darauf, dass Gesundheit kaum etwas mit dem Lebensalter oder mit dem Erbgut – das ist die bequemste Ausrede – zu tun hat, sondern in allererster Linie mit der Art und Weise, wie wir leben. Oder, um es genauer zu sagen, mit der Frage, ob wir das Richtige in den richtigen Mengen essen, ob wir unseren Geist, unseren Körper und unsere Seele ausreichend anregen und belasten, ohne sie zu überlasten, und ob wir in einer gesunden Umgebung leben.

7 SCHLUMMERNDE KRANKHEITSHERDE

Sie haben die ersten Falten bekommen, Sie sind nicht mehr so kräftig, Sie fühlen sich oft müde und schlapp, Sie sind immer häufiger lustlos und auch traurig, Ihre Verdauung funktioniert nicht so, wie Sie es gerne hätten, Sie leiden immer wieder unter Erkältungen? Aber Sie finden das alles nicht bemerkenswert, sondern normal – schließlich sind Sie älter geworden und haben viel Stress im Alltag?

Genau das ist ein Trugschluss: Lange bevor es zu schwerwiegenden Erkrankungen kommt, schickt Ihnen Ihr Körper Warnzeichen. Und eben diese Warnungen sind die gerade erwähnten kleinen Veränderungen Ihres Organismus, die Sie auf das Alter oder die ganz normale Überlastung schieben. Solche Warnzeichen werden landläufig gerne als Bagatellbeschwerden bezeichnet und verharmlost. Doch tatsächlich stoßen sie eine lange Reihe von Kettenreaktionen an, die vielleicht Jahrzehnte später an der schwächsten Stelle im System als Krankheit zum Ausbruch kommen. Das Ergebnis können dann beispielsweise Herzinfarkt, Schlaganfall, Krebs, Allergien, Rheuma oder Diabetes sein.

DIE UNERKANNTEN PROBLEME

Wir haben sieben Krankheitsherde beziehungsweise versteckte Problemfelder entlarvt, die fast allen schweren Krankheiten und Alterungsprozessen zugrunde liegen:

1 **Muskelschwund:**
Er führt nicht nur zu geringerer Kraft und schlechterem Reaktionsvermögen, sondern beeinträchtigt auch den Stoffwechsel und die Entgiftung unseres Körpers. Osteoporose und Alzheimer können nur zwei der schwerwiegenden Folgen sein (siehe ab Seite 22).

2 **Ein gestörter Stoffwechsel:**
Er beeinträchtigt nachhaltig die Verwertung der Nährstoffe durch unseren Organismus, und das hat für alle Systeme des Körpers fatale Folgen. Gelangen die Nährstoffe nicht in den Körper, reichen die Folgen von Übergewicht bis Herzinfarkt (siehe ab Seite 50).

3 **Unterernährte Körperzellen:**
Unsere 100 000 Milliarden Zellen können ihre vielfältigen Funktionen nur erfüllen, wenn sie richtig »gefüttert« werden. Bekommen sie die

GUT ZU WISSEN

Dem Alter ein Schnippchen schlagen

Beispiele von fitten Alten gibt es in vielen Regionen und Ländern der Welt. Die Lebensumstände lassen sich durch regionale Besonderheiten nicht immer mit unseren vergleichen, aber sie können für uns eine großartige Motivation sein.

Sardinien
Dort gibt es eine Region hoch in den zentralen Bergen, in der auf eine Million Menschen 136 Hundertjährige kommen (normal sind maximal 80). Besonders im Dorf Silanus leben derzeit noch über 90 Hundertjährige – und das bei einer Einwohnerzahl von gerade mal 2400. Dort gibt es genauso viele alte Männer wie Frauen – anders als beim Rest der Welt, wo Männer in der Regel fünf bis sieben Jahre früher sterben als die Frauen.

Und fragt man dann die Alten nach ihrem Rezept, dann sagen sie: Es liegt am Essen, am Trinken und an der Arbeit. Wird man dort in den Bergen heutzutage geboren, dann wären vielleicht sogar auch 120 Jahre drin.

Okinawa – Japan
Im japanischen Landesteil Okinawa lebt man weltweit am längsten, nämlich durchschnittlich 86 Jahre. Viel interessanter als das Alter in Jahren ist aber, dass die Menschen dort auch viel weniger Krankheiten haben. Sie bekommen etwa fünfmal seltener Herzprobleme, viermal weniger Brustkrebs oder Prostatakrebs und auch viel seltener Alzheimer oder andere Demenzerkrankungen im hohen Alter.

Forscher führen dies auf eine strikte Diät zurück, die in dieser Region normal ist. Etwa 20–30 Prozent weniger Kalorien und sehr viel Gemüse gehören dort zum alltäglichen Leben.

Loma Lind – Kalifornien
In Loma Lind lebt eine feine und kleine Gemeinschaft von Baptisten, die sich alle eines hohen Alters erfreuen. Mit 91 Jahren assistiert der Kardiologe der Gemeinde immer noch bei komplizierten Herzoperationen. Und es ist keine Seltenheit, dass in diesem Ort neue Autos an über 100-Jährige verkauft werden. Der »gemeine« Baptist lebt, so fand es eine groß angelegte Studie an 34 000 Adventisten heraus, fast 10 Jahre länger als alle anderen in Kalifornien. Naheliegend war zunächst, dies auf die Spiritualität und den Glauben zurückzuführen. Die Babtisten zeigen aber noch weitere Besonderheiten: Sie legen täglich große Strecken zu Fuß zurück, essen kein rotes Fleisch, trinken viel Wasser und essen täglich Nüsse, Tomaten und andere Früchte.

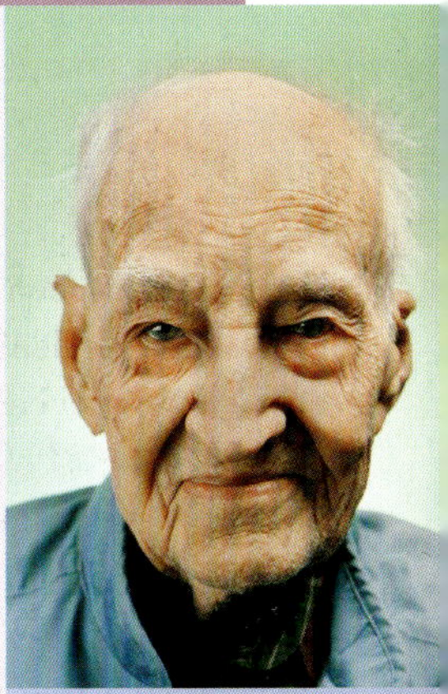

Gesund und lebensfroh alt werden – das wünschen wir uns alle.

Der älteste Mensch
Ein Iraner ist mit 145 Jahren zur Zeit wohl der älteste Mensch der Welt. Mirsa Baba Babai zeugte 10 Söhne und hat heute 80 Enkel und mehr als 200 Urenkel. Mit seinem 120-jährigen Sohn führt er täglich noch das Vieh auf die Weide. Die Region dort im Nordosten des Irans ist bekannt für seine vielen Hundertjährigen. Und auch dort weiß man nicht so richtig, woran das liegt. Die iranische Presse jedenfalls hat Mirsa Baba Babai nach seinem Rezept gefragt. Die Antwort lautet: Ich reite noch viel, gehe selten zum Arzt und esse viel Gemüse und Obst, und deswegen habe ich sogar noch meine eigenen Zähne.

falschen oder zu wenige Nährstoffe, funktionieren sie schlechter oder gar nicht mehr und sterben irgendwann. Mit den Körperzellen sterben aber nach und nach auch die Organe und schließlich wir selbst (siehe ab Seite 76).

4 **Die überforderte Entgiftung:**
Unser Körper reinigt sich selbst von Schad- und Giftstoffen, solange wir ihn damit nicht überfordern. Sammeln sich schädliche Substanzen jedoch über einen längeren Zeitraum an, kann das zu chronischer Müdigkeit, Schmerzen an Muskeln, Sehnen und Bändern, Gelenkentzündungen, chronischen Hormonstörungen bis hin zur Impotenz führen (siehe ab Seite 106).

5 **Ein entgleistes Immunsystem:**
Unser bester Schutz vor Krankheiten ist ein intaktes Immunsystem. Doch wenn wir unsere Abwehrmechanismen überfordern, spielen sie verrückt und richten sich gegen uns selbst. Die Ergebnisse sind Allergien, Rheuma oder gar multiple Sklerose (siehe ab Seite 136).

6 **Freie Radikale im Übermaß:**
Freie Radikale, also ungebundene Elektronen, die sich einen Partner suchen und dadurch intakte Moleküle zerstören, gehören zu unserem Leben wie das Atmen. Problematisch werden sie erst in der Überzahl. Dann beeinträchtigen sie die Reparaturmechanismen der Zellen, und das kann ebenso zu Arteriosklerose wie zu Diabetes oder grauem Star führen (siehe ab Seite 166).

7 **Ungezähmter Stress:**
Ein wenig Stress schadet nicht, ist als Motivation sogar oft hilfreich. Wenn er aber in Dauerstress ausartet, entwickelt er sich zu einer Zeitbombe in unserem Körper: Es beginnt mit schlechtem Schlaf und Verspannungen, geht weiter über eine Beeinträchtigung des Immunsystems und kann in Schlaganfall und Herzinfarkt enden (siehe ab Seite 184).

ALTERN – WAS IST DAS ÜBERHAUPT?

Wenn wir vom Alter und vom Altern sprechen, dann fallen uns meist nur negative Aspekte ein. Wir denken darüber nach, was wir alles nicht mehr können und welche Einschränkungen wir dann hinnehmen müssen. Dabei ist Altern ein völlig normales biologisches Geschehen, das unmittelbar nach der Geburt bereits beginnt. Im Laufe der Jahre vermindern sich viele unserer Fähigkeiten, wobei ihr Erhalt aber letztlich oft nur eine Frage des Trainings ist. Denn nur das, was gebraucht wird, entwickelt sich positiv. Alles, was ungenutzt bleibt, verkümmert und altert.

DER ZAUBER DER EWIGEN JUGEND

Der »altersbedingte« Verfall könnte – wenn man ihn grundsätzlich betrachtet – vermeidbar sein, denn die biologischen Systeme besitzen nahezu alle Mechanismen, um Schäden zu reparieren und defekte Zellen zu ersetzen. So leben Stammzellen, aus denen alle Zellarten neu entstehen können, theoretisch unbegrenzt und sind in der Lage, sich ohne Verluste zu teilen. Damit könnten sie während unseres gesamten Lebens Körperstrukturen und -funktionen bewahren und erkennen. Wir würden so ein Leben ohne Tod führen.
Doch das klappt so nicht, denn der menschliche Organismus ist nicht auf Lebensverlängerung ausgelegt. Vielmehr ist er an Fortpflanzung interessiert, und darin investiert er seine Energie. Lebensverlängerung und ein langes Leben stehen nicht in unserem genetischen Plan. Und so geht es vielen anderen Lebewesen auch. Der Fadenwurm wird höchstens ein paar Tage alt. Wespen haben etwa 12 Monate, Mäuse drei Jahre. Elefanten werden 60–70 Jahre alt und die Riesenschildkröte etwa 120–150 Jahre

alt. Und der Mensch? Im Augenblick liegt das Maximum etwa bei 120–140 Jahren. Das Leben hat also eine biologisch bestimmte Obergrenze. Aber der gesamte Prozess bis zum finalen Ende, der Vorgang des Alterns, kann durchaus beeinflusst werden.

Es gibt in unserem Körper ein komplexes Netzwerk von Aktivitäten, das dazu beiträgt, alle Schäden unablässlig zu reparieren. Ziel ist es dabei, das harmonische Zusammenspiel aller Körperzellen, unserem Zellstaat, zu optimieren und sämtliche Schäden daran so schnell wie möglich zu reparieren. Gelingt dies regelmäßig, dann steht einem vitalen und gesunden Altern nichts mehr im Wege.

Der Alterungsprozess schreitet fort ...

Altern ist quasi die zeitliche Dimension aller Vorgänge in unserem Körper. Es beginnt sofort mit dem ersten Atemzug und endet mit dem letzten. Altern begleitet uns das gesamte Leben hindurch. Äußerlich zunächst völlig unbemerkt, werden dann irgendwann die Zeichen sichtbar: Falten, graue Haare und geringere Leistung. Innen in unserem Körper aber beginnt alles schon viel früher. Allerdings altern wir nicht der Uhr nach, sondern ganz individuell in Abhängigkeit von der Art und Weise wie wir leben.

... wenn wir nichts dagegen tun

Ihr Körper ist permanenten Angriffen auf Ihre Gesundheit ausgesetzt. Dadurch schreitet der Alterungsprozess unaufhörlich voran, wenn Sie nichts dagegen tun. Aber das Gute ist – es ist gar nicht so schwierig. Denn die Ursachen für eine abnehmende Gesundheit und eine damit zusammenhängende verminderte Leistungsfähigkeit sind meist die biologische Unterforderung durch Reizarmut oder aber die Zerstörung von Zellen.

Wer die Bedingungen für ein gesundes Altern vesteht, kann sämtliche Angriffe auf den Zellstaat so früh wie eben möglich erkennen und verhindern. Das genau wollen wir in diesem Buch erreichen: Ihnen die Warnzeichen deutlich machen und Wege daraus aufzeigen.

Lunge

Die Weichen stellen wir bereits in der Jugend. Wenn die Lunge zu dieser Zeit nicht ausreichend entwickelt und trainiert ist, dann rächt sich dies das ganze Leben. Nach Abschluss des Wachstums reduziert sich die Vitalkapazität,

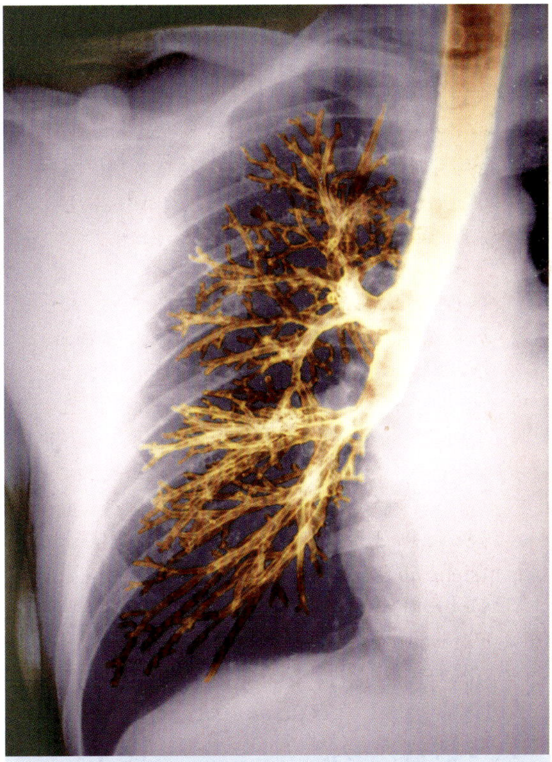

Atmen Sie tief durch: In der Lunge und ihren sich immer weiter verzweigenden Ästen der Bronchien findet der Gasaustausch statt.

das ist die Menge an Luft, die man maximal einatmen kann (bis zu 5,5 Liter bei einem Atemzug) Jahr für Jahr. Die Lunge verliert an Elastizität und auch die Atmung fällt deutlich schwerer. Die Bronchien werden weiter, die Atemmuskulatur schwächer und auch die Anfälligkeit für Infekte steigt.
Die Versorgung der Zellen des Körpers mit Sauerstoff wird dadurch schlechter und die Zellen altern viel rascher. Die Belastbarkeit sinkt und bei jedem Treppensteigen kommt man außer Atem. Untrainierte Menschen besitzen mit 50 Jahren nur noch die Hälfte ihrer Lungenkapazität mit 20 Jahren.

Herz und Kreislauf

Die Leistungsfähigkeit unseres wichtigsten Motors nimmt ab dem 30. Lebensjahr kontinuierlich ab. Die Ausdauer und Belastbarkeit schwindet und alles fällt schwerer. Rauchen, Bluthochdruck und hohe Cholesterinwerte verschärfen das Problem dramatisch und fördern die Verstopfung der Blutgefäße – die Arteriosklerose. Jedes Jahr sterben ca. 150 000 Menschen an einem Herzinfarkt. Früher waren es meist nur Männer – heute holen die Frauen auf, weil sie die vielen schlechten Gewohnheiten der Männer angenommen haben. Deswegen hält sich der Herzinfarkt immer noch auf Platz eins der häufigsten Todesursachen. Wenn Sie jedoch bereit sind, gegen all dies etwas zu tun, können Sie rein statistisch Ihr Leben um bis zu 12 Jahre verlängern!

Niere

Unser Entgiftungsorgan Niere verliert mit der Zeit immer mehr an Gewicht. Und auch die Anzahl der so wichtigen Entgiftungszellen nimmt immer mehr ab, so dass die Reinigungsleistung der Nieren mit zunehmendem Alter immer schlechter wird. Die Körperzellen leiden darunter, denn die Abfallstoffe sammeln sich stattdessen im Körper an. Es bilden sich vermehrt schmerzhafte Nieren- und Blasensteine. Der Alterungsprozess nimmt Fahrt auf. Doch es gibt Möglichkeiten gegenzusteuern, zum Beispiel indem Sie immer mehr und bewusster trinken und dadurch die Körperzellen vor der Vergiftung bewahren.

Gehirn

Täglich sterben etwa 50 000 Gehirnzellen und somit reduziert sich das Gehirngewicht über die Jahre nahezu stetig. Die Folge ist ein Verlust an Gedächtnisleistung, Merkfähigkeit und auch an Kreativität. Erste Anzeichen finden sich in unserer heutigen »Berieselungsgesellschaft« schon ab dem 30. Lebensjahr, da immer weniger intellektuelle Herausforderungen gewünscht und nachgefragt sind.
Aber nahezu allen Altersveränderungen im Gehirn können Sie durch körperliche und geistige Übungen entgegengewirken. Dadurch steigt die Durchblutung, die Sauerstoffversorgung lässt die Gehirnzellen vitaler werden, und vor allem bilden sich neue Nervenzellen und Verbindungen untereinander. Auch das Gehirn lässt sich also sehr gut trainieren und lebt von seinen Herausforderungen. Dies hat einer der Pioniere der Hirnforschung, Prof. Wildor Hollmann, erst vor wenigen Jahren entdeckt.

Immunsystem

Im Laufe der Jahre bildet das Immunsystem immer weniger neue Abwehrzellen. Die wichtigen Fresszellen – die Makrophagen – sind nicht mehr so angriffslustig und effektiv. So werden wir mit zunehmendem Alter immer anfälliger gegen Viren und Bakterien. Und insbesondere die Krebszellen haben dann ein leichtes Spiel. Doch durch Vorbeugung kann man gerade für das Immunsystem viel tun.

INFO

Übergewicht lässt schneller altern und ist ungesund

Die Weltgesundheitsorganisation warnt vor den Folgen des Übergewichts, die sich dramatisch ausweiten. Mehr als die Hälfte aller Deutschen – also mehr als 40 Millionen Menschen – sind zu dick. Und das Übergewicht ist eine der Hauptursachen dafür, dass wir schneller altern, mehr und früher die verschiedensten Alterserkrankungen bekommen und deswegen auch weniger aktiv leben können.

- Nimmt im Laufe des Lebens der Anteil des Fettgewebes zu, verändert sich der gesamte Stoffwechsel und auch die Hormonproduktion. Dick zu sein ist dann nicht nur eine teure Investition gewesen, sondern wird zu einer extrem schweren Lebenshypothek.
- Übergewichtige haben etwa 3-mal so häufig hohen Bluthochdruck wie Normalgewichtige.
- 80 Prozent der Diabetiker Typ II sind übergewichtig. Der »Altersdiabetes« befällt gerade deswegen auch immer mehr junge Leute.
- Das Risiko für Herzinfarkt und Schlaganfälle verdoppelt bzw. verdreifacht sich.
- Übergewichtige leiden viel häufiger an Gallensteinen und Verdauungsproblemen. 75 Prozent der Übergewichtigen nehmen deshalb ungesunde Abführmittel ein.
- Übergewicht erhöht den oxidativen Stress durch freie Radikale und fördert gefährliche Entzündungen im Körper.
- Gelenkverschleiß tritt bei Übergewichtigen doppelt so häufig auf.
- Weitere Begleiterscheinungen können z. B. Schlafstörungen (Apnoe), Potenzstörungen und Blutgerinnungsstörungen sein.

Muskeln

Wir besitzen mehr als 600 Muskeln, die uns lachen lassen, lieben lassen und uns durch alle Situationen des Alltags bewegen und tragen. Sind wir jung, dann machen Muskeln fast 50 Prozent des Körpergewichts aus. Untrainierte 30-Jährige haben nur 25 Prozent davon, und der Rest ist meist Fettgewebe. Und ab dem 30. Lebensjahr verlieren wir alle 10 Jahre weitere 10 Prozent. Aber nicht nur die Muskelmasse schwindet, sondern auch die Beweglichkeit und Elastizität der Muskeln nimmt ab sowie die Fähigkeit, schnelle Bewegungen auszuführen. Die Folge: Wir werden »steifer« und unbeweglicher. Und da Muskeln unser größtes Stoffwechselorgan sind, werden wir auch noch dicker, weil weniger Energie verbraucht wird. Aber die gute Nachricht: Muskeln haben keine biologische Uhr und können in jedem Alter wieder neu aufgebaut werden.

Knochen und Knorpel

Ab dem 40. Lebensjahr werden die Knochen brüchig und verlieren ihre Belastbarkeit. Sie verlieren dann etwa 10 bis 15 Prozent ihres Gewichtes. Besonders Frauen sind betroffen, da Hormone eine wichtige Rolle bei diesem Vorgang spielen. Aber nicht nur Hormone, sondern auch eine ungesunde Ernährung und mangelnde Bewegung beschleunigen den Prozess und lassen die Knochen altern. Zusätzlich schwinden die Dicke und das Volumen des

Knorpels mit zunehmendem Alter. Heute zeigen bereits junge Erwachsene als Folge von Übergewicht und Bewegungsmangel Gelenkverschleiß – das typische Zeichen »alter« Gelenke. Das Zauberwort heißt auch hier: Regelmäßige Bewegung, am besten mit Ausdauersportarten, drängt die Probleme für lange Zeit in den Hintergrund.

Hormone

Wenn die Wechseljahre kommen, dann stellt sich bei Männern und Frauen der »Stoffwechsel« um. Die unangenehmen Folgen sind Schlaflosigkeit, Hitzewallungen, nachlassende Potenz und Sexualaktivitäten, Osteoporose und selbst psychische Probleme. Viele helfen sich mit Hormonen, die das »Altern« verschieben sollen. Einfacher, preiswerter und vor allem ohne Nebenwirkungen sind aber eine richtige Ernährung und viel Bewegung. Damit bekommt man die meisten Folgen sehr gut in den Griff. Und es kommt noch besser: Gerade Sexualhormone und Wachstumshormone nehmen durch Bewegung und Sport zu. Diese Hormone sind die besten Botschaften an den Organismus, jung, fit und gesund zu bleiben.

TIPP

Gesundheitsberater statt Krankheitsbehandler

Im alten chinesischen Reich behandelten die Ärzte keine Krankheiten. Sie wurden von den »Patienten« nur dafür und dann bezahlt, wenn diese gesund blieben und waren. Das hat sich in unserer Gesellschaft leider völlig umgekehrt, und unser »Gesundheitssystem« ist tatsächlich ein »Krankheitssystem«. Gehen Sie doch einmal zu Ihrem Arzt, wenn Sie sich ganz gesund fühlen: Lassen Sie Vorsorgeuntersuchungen machen und sich beraten, was Sie noch für Ihre Gesundheit tun können.

Haut

Die Haut überzieht den gesamten Körper schützend und ist damit ein Leben lang Wind und Wetter, Giften und Sonnenbestrahlung ausgesetzt. Das nutzt sie ab: Die Hautzellen binden nicht mehr ausreichend Wasser und trocknen aus. Und auch das Bindegewebe verliert seine Elastizität und die Haut wird faltig und schlaff – Altersflecken entstehen.

Augen und Ohren

Spätestens ab dem 45. Lebensjahr fällt das Lesen ohne Brille immer schwerer. Die Augenlinse ist dann nicht mehr so elastisch und der schärfste Punkt rückt immer weiter nach hinten. Die Arme sind dann »zu kurz« und eine Lesebrille wird notwendig. Auch das Hören wird problematisch, da die Anzahl der Hörzellen stetig abnimmt. Besonders die hohen Töne werden durch verengte Gehörgänge und arthrotische Hörknochen immer weniger wahrnehmbar. Mit 30 hört man die Grille in der Wiese noch zirpsen – mit 60 oder 70 sind diese Geräusche meist verschwunden. Aber selbst das Gehör lässt sich üben und trainieren, wie es uns berühmte alte Musiker immer wieder eindrucksvoll zeigen.

7 SCHLÜSSEL FÜR EIN GESUNDES LEBEN

Wie es um Ihre Gesundheit bestellt ist und ob in Ihnen vielleicht bereits Krankheiten oder erste Alterserscheinungen schlummern, können Sie mithilfe der Tests in den einzelnen

Kapiteln herausfinden. Für jede versteckte Krankheit, die sich dabei offenbart, zeigen wir Ihnen aber auch einen Schlüssel, mit dem Sie aktiv etwas zur Verbesserung Ihrer Gesundheit unternehmen können. Denn wie sich ein Krankheitsherd entwickelt, hängt vor allem von Ihrem individuellen Lebensstil ab.

In jeder Sekunde (!) bildet Ihr Körper 50 000 neue Zellen. Alle haben unterschiedliche Bedürfnisse und Anforderungen. Deswegen gibt es auch nicht *den einen* Königsweg, der alle Zellen gleichzeitig gesund hält. Nur wenn Sie unterschiedliche Maßnahmen kombinieren, wird es Ihnen gelingen, sämtliche Bedürfnisse Ihres Organismus zu »befriedigen« und so bei guter Gesundheit zu bleiben.

Und das ist gar nicht so schwierig. Denn genauso wie die 7 Krankheitsherde in jedem menschlichen Organismus schlummern, gibt es auch 7 Schlüssel für ein gesundes Leben. Diese Schlüssel versetzen Sie in die Lage, Ihren Körper fit zuhalten und damit den versteckten Krankheiten vorzubeugen. Gleichzeitig können Sie damit den Stand Ihrer Gesundheit regelmäßig kontrollieren und Veränderungen frühzeitig bekämpfen – bevor sie sich zu einem echten Problem entwickeln.

Wie Sie das machen? Ganz einfach!

1. Trainieren Sie Ihre Muskeln!
2. Aktivieren Sie Ihren Stoffwechsel und halten Sie ihn auf Trab!
3. Ernähren Sie Ihre Zellen richtig und ausreichend und sorgen Sie für eine gute Verdauung!
4. Entgiften Sie Ihren Körper und halten Sie ihn von Umweltgiften fern!
5. Stärken Sie Ihr Immunsystem und kontrollieren Sie Entzündungen!
6. Vermeiden Sie oxidativen Stress und stärken Sie Ihren Organismus gegen freie Radikale!
7. Vermindern und vermeiden Sie Stress!

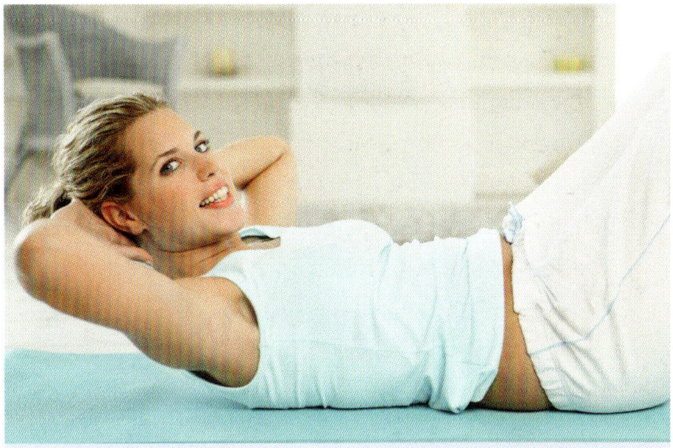

Sie können nur gewinnen: ein langes Leben, einen gesunden Körper und viel gute Laune!

Mit diesen 7 Schlüsseln geben Sie Ihrem Organismus alles, was er braucht. Es entwickelt sich ein Stoffwechsel, der jede Zelle Ihres Körpers optimal versorgt, das Gehirn frisch hält, die Muskeln stärkt, schädliche Stoffe ausschwemmt und auch noch viel Freude und Spaß bringt.

Allerdings reicht es nicht, wenn Sie einzelne Übungen aus den 7 Schlüsseln gelegentlich anwenden und dann so weitermachen wie zuvor. Diese Schlüssel sollten sich zu Ihrem alltäglichen Lebensstil entwickeln. Deshalb geben wir Ihnen zu jedem der sieben Bereiche mehrere ganz unterschiedliche Tipps. So können Sie sich die heraussuchen, die Ihnen liegen, und sie zu Ihrer eigenen Philosophie werden lassen. Es sind Ratschläge, die nicht gegen Ihre Fähigkeiten oder Anlagen agieren sollen, sondern mit Ihnen und für Sie.

Auch wenn Sie vielleicht zunächst denken, dass Sie durch eine Verhaltensänderung etwas verlieren – Rauchern geht das häufig so –, probieren Sie es einfach aus und denken Sie an das, was Sie gewinnen: ein langes Leben, gutes, frisches Aussehen und vor allem Gesundheit und Leistungsfähigkeit.

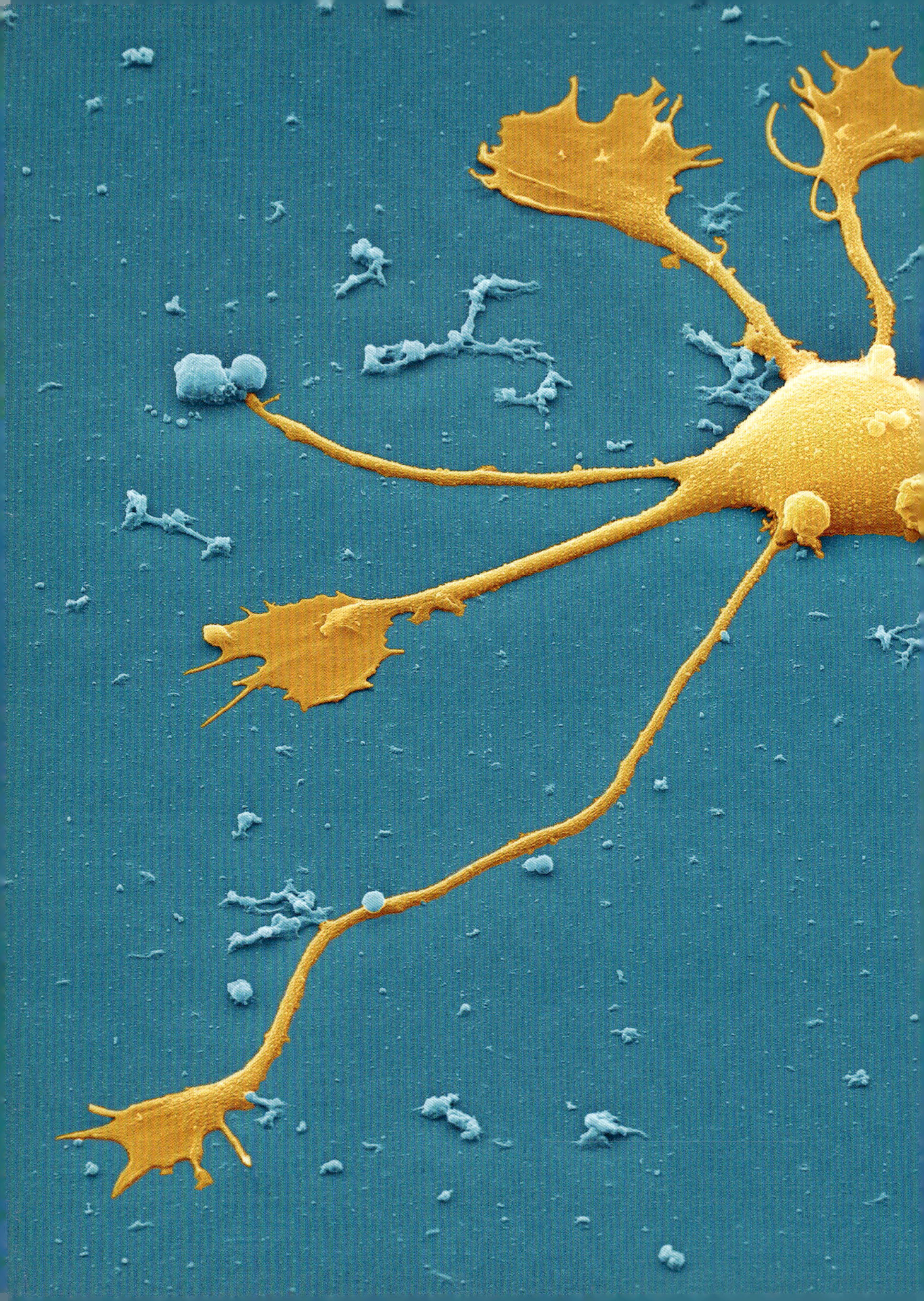

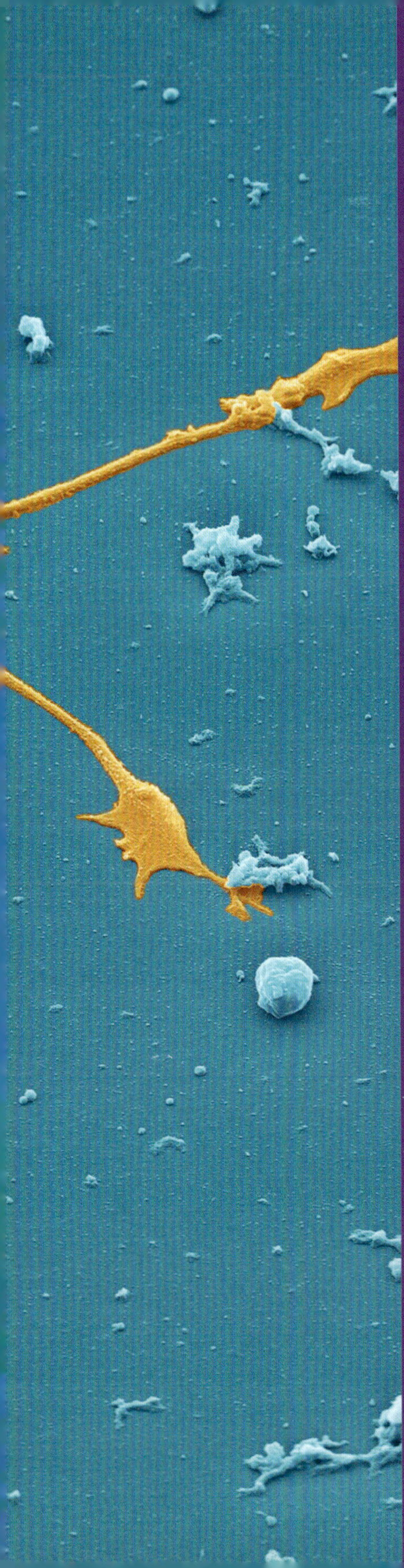

Die 7 Krankheitsherde

Je nach Typ und Lebensstil brechen Krankheiten an unterschiedlichen Schwachstellen aus. Identifizieren Sie sie rechtzeitig und beugen Sie wirksam vor! Damit kleine Probleme nicht zu großen werden und Sie fit, gesund und widerstandsfähig bleiben.

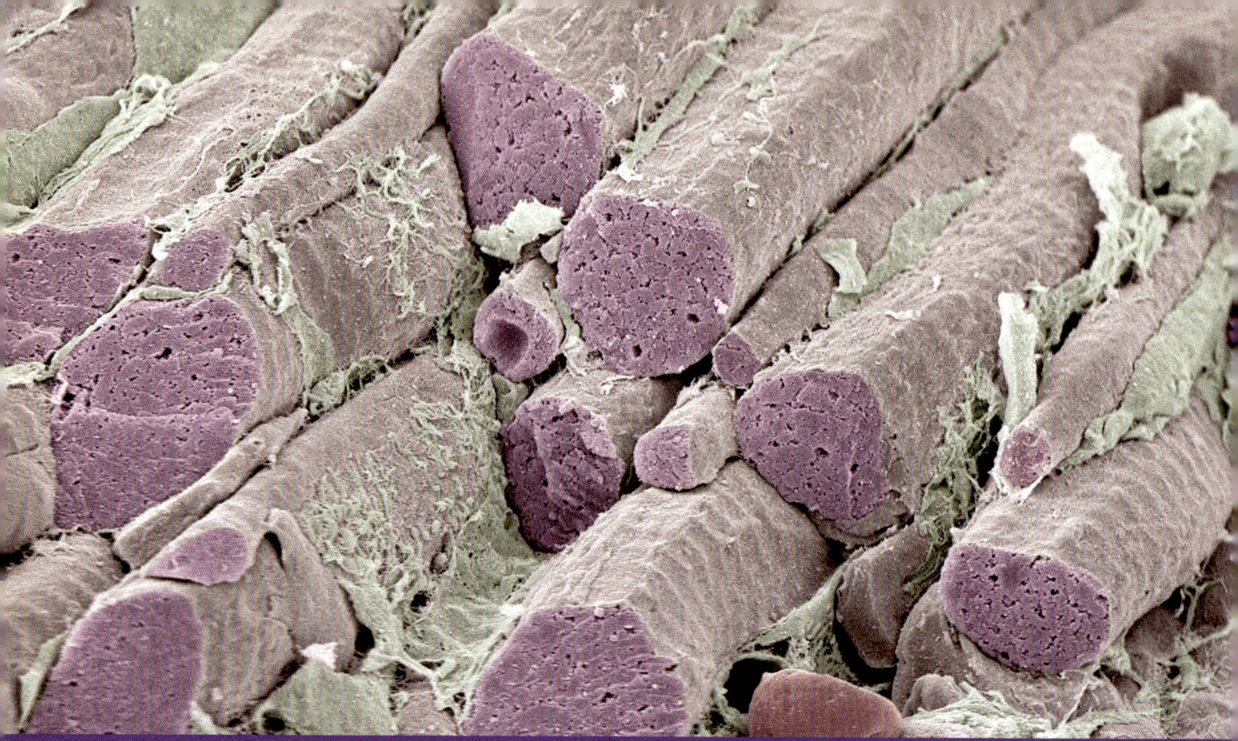

Muskelschwund

ES GIBT SIE IN DICK ODER DÜNN, lang oder kurz, und wir haben etwa 640 davon: Die Rede ist von unseren Muskeln, ohne die wir nicht leben, nicht stehen und uns nicht bewegen könnten. Mit ihrer Hilfe können wir verschiedene mechanische Aufgaben bewältigen. Dazu gehört es, schwere Lasten zu heben, aber auch so feinfühlige Tätigkeiten wie Klavier zu spielen oder Nadel und Faden zu führen. Doch Muskeln leisten noch viel mehr: Sie stützen unser Skelett, sind der Motor für alles, was wir tun, sie sind unser größtes Stoffwechselorgan – und damit wahre Meisterwerke.

Allerdings Meisterwerke, die wie alles Kostbare gehegt und gepflegt werden wollen, damit sie einwandfrei funktionieren. Für die Muskulatur bedeutet das schlichtweg: Jeder unserer 640 Muskeln will bewegt werden! Andernfalls verliert er langsam, aber sicher seine Kraft und Leistungsfähigkeit. Und wer in jungen Jahren für den feucht-fröhlichen Abend mit Freunden problemlos in jeder Hand einen Kasten Bier in die Dachgeschosswohnung im fünften Stockwerk tragen konnte, schleppt Jahre später nur noch mit Mühe einen Kasten mit beiden Händen den kurzen Weg vom Auto in den Keller des Eigenheims. Aus muskulösen, kräftigen Armen sind Puddingarme geworden!

Wer jetzt denkt, das sei doch normal, weil die Muskeln eben mit den Jahren weniger werden, der irrt gewaltig. Denn Muskeln besitzen keine biologische Uhr, sie werden nur dann schwach,

links: Muskelfasern eines quer gestreiften Skelettmuskels unter dem Elektronenmikroskop.

wenn sie nicht benutzt werden. Doch viele Menschen bewegen sich mit zunehmendem Alter immer weniger: Sie sitzen im Büro, im Auto, vor dem Fernseher, vor dem Computer, sie nehmen den Lift, sie fahren ihre Einkäufe im Einkaufswagen … Und irgendwann sind sie so kraftlos, dass sie ihr Bier nur noch flaschenweise in die Küche tragen können. Denn über die Jahre hat der Organismus das getan, was alle Organismen von Natur aus machen: Er hat abgebaut, was nicht gebraucht wurde, und stattdessen Energiespeicher für schlechte Zeiten angelegt: Speckröllchen und Fettpolster statt straffer Muskulatur.

Dabei können Muskeln bis ins hohe Alter stark und leistungsfähig sein, wenn sie benutzt werden. Italienische Wissenschaftler zeigten 2007, wie wichtig Muskeln gerade in fortgeschrittenem Alter sind: Senioren in einem Pflegeheim sollten täglich 10 bis 15 Minuten mit kleinen Fitnessgeräten ihre Muskeln trainieren. Nach sechs Monaten geschah etwas zuvor nie Dagewesenes: Fast 15 Prozent der Heimbewohner wurden aufgund des Trainings so stark und mobil, dass sie das Heim verlassen und wieder ein selbstständiges Leben führen konnten!

DIE MUSKULATUR – EIN MULTITALENT

Muskeln sind nicht gleich Muskeln, denn jeder Muskel, jede Muskelgruppe hat unterschiedliche Aufgaben zu erfüllen. Wir unterscheiden zunächst einmal, nach ihrem Aussehen, zwischen glatten und quer gestreiften Muskeln. Das glatte Muskelgewebe können wir nicht bewusst aktivieren oder steuern. Es arbeitet unwillkürlich, macht also sozusagen, was es will. Ohne dass wir darauf Einfluss haben, funktioniert beispielsweise die Muskulatur im Magen-Darm-Trakt oder in den Blutgefäßen. Bei der quer gestreiften Muskulatur handelt es sich um Skelettmuskulatur, etwa um den Bizeps, (Armbeuger), oder den Musculus gluteus maximus (Gesäßmuskel), unseren größten Muskel.

DIE WELTREKORDE DER MUSKELN

Die 640 Muskeln unseres Körpers haben vielfältige wichtige Aufgaben wie etwa Stützen, Heben, Führen der Gliedmaßen … Hier einige der Superlative, die unsere Muskulatur zu bieten hat:

Längster Muskel	Schneidermuskel *Sartorius*	Ca. 40–50 cm lang, wickelt sich schraubenförmig um den Quadrizeps (Kniestrecker).
Größter Muskel	Gesäßmuskel *Gluteus maximus*	Größe variiert nach Geschecht und Aktivität.
Kleinster Muskel	Steigbügelmuskel im Ohr *Musculus stapedius*	Ca. 0,27 mm lang. Dämpft im Mittelohr die Schwingungen des Steigbügels.
Stärkster Muskel	Kaumuskel *Masseter*	Kann eine Beißkraft von 70 kg erzeugen.
Aktivste Muskeln	Augenmuskeln	Bewegen sich über 100 000-mal am Tag.

INFO

Quer gestreift und trotzdem unbewusst – der Herzmuskel

Eine Ausnahmeposition innerhalb der quer gestreiften Muskulatur nimmt der Herzmuskel ein. Er arbeitet weitgehend unabhängig vom Gehirn und kann von uns nicht beliebig gesteuert werden. Zum Glück, denn als zentrales Organ des Körpers, das im Verlauf eines Lebens rund drei bis vier Milliarden Pumpschläge ausführt, hätte schon ein kurzzeitiges Vernachlässigen dieser Aufgabe lebensbedrohliche Folgen. Nur durch die eigenständige Tätigkeit des Herzmuskels kann die konstante Pumpleistung und damit der stete Blutkreislauf aufrechterhalten werden.

Beide sind übrigens beim Heben des erwähnten Bierkastens beteiligt. Die quer gestreifte Muskulatur kann willkürlich aktiviert werden; wir können sie bewusst anspannen, steuern und aktiv beeinflussen. Deshalb sind die Skelettmuskeln einer der Schlüssel für ein gesundes Leben. Es lohnt sich, sie einmal genauer anzusehen: um zu verstehen, wie es zu Muskelschwund kommt und wie wir ihm am besten entgegenwirken. Damit wir auch in Zukunft das Bier kistenweise tragen können …

SKELETTMUSKELN UNTER DIE LUPE GENOMMEN

Innerhalb der quer gestreiften Skelettmuskulatur gibt es zähe und ausdauernde Muskeln, die uns einen langen Spaziergang oder einen Marathonlauf ermöglichen. Andere befähigen uns, große und schwere Lasten zu heben, und wieder andere ermöglichen es uns, kurzfristig schnell zu laufen und hoch zu springen. All das geht nur, weil die Muskeln aus unendlich vielen Muskelfasern bestehen, die sich deutlich nach zwei Typen voneinander unterscheiden lassen: den roten und den weißen Muskelfasern.

ROT ODER WEISS, AUSDAUER ODER KRAFT

So gibt es kleine, rote Muskelfasern (Typ I), die den ganzen Tag über arbeiten können, ohne zu ermüden. Sie sind ausdauernd, und mit ihrer Hilfe sind filigrane Tätigkeiten wie etwa das Schreiben möglich. Große Kraft können diese Muskelfasern dabei nicht entfalten.
Dafür gibt es die großen, weißen Fasern (Typ II). Sie entwickeln beim Tragen schwerer Lasten kurzzeitig viel Kraft und lassen uns schnell laufen. Außerdem stehen sie uns blitzschnell zur Verfügung, wenn wir beispielsweise stolpern oder springen. Diese Fasertypen ermüden dafür schneller, weil sie viel schlechter durchblutet sind, wenn sie arbeiten.
Beide Fasertypen kommen gemeinsam in den Skelettmuskeln vor. Wie groß der jeweilige Anteil ist, wird vor allem von unserem Erbgut bestimmt und kann nur begrenzt durch die Beanspruchung der Muskeln verändert werden. Der alte Spruch »Aus einem Brauereipferd wird nie ein Rennpferd« lässt sich auf uns Menschen also durchaus übertragen.

DIE KRAFTQUELLE DES MUSKELS: DAS SARKOMER

Muskeln können sich zusammenziehen und wieder nachgeben, also erschlaffen. Auf diese Weise halten sie den Körper aufrecht und setzen ihn in Bewegung. Dieses Wechselspiel der Muskulatur ist die Grundvoraussetzung für unser aktives Einwirken auf die Umwelt.

Doch wo entsteht die Muskelkraft, und wie kommt es zu ihrer Umsetzung in Bewegung? Von außen betrachtet erscheint der Muskel als Einheit. Dies liegt an der feinen Haut aus Bindegewebe (Faszie), die jeden Muskel umgibt. Die Muskelhaut geht an den Enden der Muskeln in die Sehnen über und ist damit an den Knochen befestigt.

Im Innern des Muskels

Von innen erinnert der Muskel an ein Kabel, das zusammengesetzt ist aus vielen Tausend einzelnen Leitungsbahnen, den Muskelfasern. Sie sind zu Bündeln zusammengefasst, welche von einer Bindegewebshülle mit Blutgefäßen und Nerven umgeben sind, und können über 40 cm lang werden (im Schneidermuskel des Oberschenkels).
Eine Muskelfaser besteht je nach Muskel aus hundert bis mehreren Tausend kleineren Funktionseinheiten, den sogenannten Muskelfibrillen oder Myofibrillen. Diese wiederum setzen sich aus Hunderten von hintereinander geschalteten Baueinheiten zusammen, in denen die Kraft entwickelt wird. Solch ein Kraftwerk des Muskels heißt Sarkomer.

WAS PASSIERT BEI BEWEGUNG IM SARKOMER?

Ein Sarkomer ist nur zweieinhalb Mikrometer lang und besteht aus den fadenförmigen Eiweißen Aktin und Myosin. Da die dünneren Aktinfäden in allen Sarkomeren über die Myosinmoleküle hinausragen, erhalten die Muskeln ein quer gestreiftes Aussehen.
Ausgelöst durch einen Nervenimpuls, hakt sich das Köpfchen des Myosins an das Aktin und bildet eine Brücke zwischen beiden: Die Muskelfaser zieht sich zusammen. Sobald Aktin und Myosin ihre Verbindung wieder lösen, entspannt sich der Muskel. Das Zusammenspiel von Aktin und Myosin führt zu einer Verkürzung des Sarkomers um einen Mikrometer, also einen tausendstel Millimeter. Diese winzige Veränderung eines Sarkomers ist mit dem bloßen Auge natürlich nicht erkennbar. Doch weil in einer Muskelfaser Hunderttausende von Sarkomeren blitzschnell aktiviert werden, entsteht eine sichtbare Bewegung.

UNSER GRÖSSTES STOFFWECHSELORGAN

Egal ob ein schwerer Bierkasten getragen oder nur ein Bindfaden eingefädelt wird: Für all ihre Aufgaben braucht die Muskulatur Energie. Diese wird von allen Muskeln in jeder einzelnen Zelle selbstständig produziert. Der Brennstoff für die Muskelarbeit ist das sogenannte Adenosintriphosphat (ATP). Das ATP bindet sich an den Myosinkopf und wird dort gespalten, wodurch Energie entsteht. Anschließend kippt der Myosinkopf um und hakt sich an seinen Partner, das Aktin. Wie viel Energie gebraucht und wie das ATP gewonnen wird, ist ab Seite 171 beschrieben.

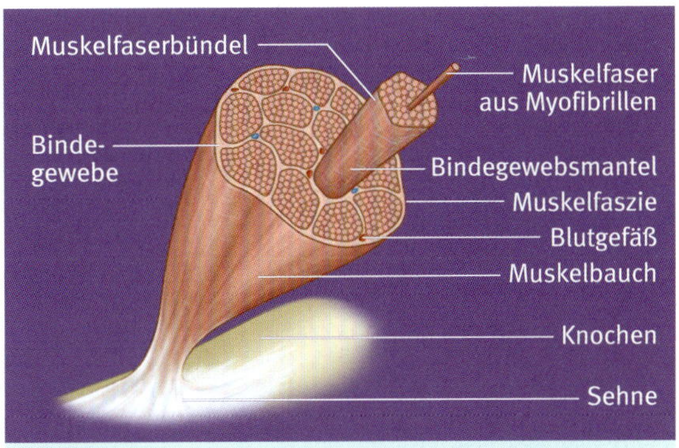

Der von der Faszie umhüllte Muskel ist über eine Sehne mit dem Knochen verbunden. Seine unzähligen Fasern sind aus winzigen Myofibrillen gebildet.

GUT ZU WISSEN

Muskeln federn problemlos 500 Tonnen Gewicht!

Wussten Sie, dass beim ganz normalen Gehen etwa das Zweifache des Körpergewichtes auf den Hüftgelenken lastet? Das haben Biomechaniker aus Münster berechnet. Im Klartext bedeutet es, dass Sie Ihre Hüftgelenke bei jedem Schritt mit weit mehr als 100 Kilogramm belasten. Ein kleiner Spaziergang am Abend von einer halben Stunde bringt demzufolge eine Gesamtbelastung von 300 bis 500 Tonnen mit sich. Ein kaum vorstellbar hoher Wert, denn der Körper übersteht solche Einwirkungen normalerweise völlig unbeschadet. Bei dieser Schwerstarbeit müssen die Muskeln helfen. Sie fangen einen Großteil der Belastungen ab. Damit sind Muskeln ein optimales Federungssystem – wenn sie gut trainiert sind. Wer hingegen zu wenig und dabei noch mangelhaft zusammenarbeitende Muskeln hat, bei dem geht die gesamte Belastung direkt auf die Knorpel und Knochen – und genau das zerstört diese auf lange Sicht.

Es dauert etwa ein bis zwei Minuten nach Beginn der Kontraktion, dann steigt die Durchblutung des Muskels deutlich an, damit mehr Sauerstoff zu den Muskelzellen transportiert wird. Bei dem Verbrauch von Energie entsteht natürlich auch Wärme. Beides können wir untrüglich an warmen Muskeln erkennen. Es werden sogar 70 Prozent der verbrauchten Energie in Wärme umgewandelt. Diese Wärme entsteht aber nicht nur dann, wenn der Muskel arbeitet, sondern ebenso, wenn er sich erholt. Denn auch die Erholung ist ein aktiver Prozess, der durch »Pumpen« und chemische Abläufe erledigt wird. Dadurch werden die Energiespeicher wieder aufgefüllt, und die Muskeln sind für die als Nächstes anstehenden Arbeiten gerüstet.

KOMMANDOZENTRALE DES SARKOMERS: DIE MOTORISCHE EINHEIT

Ein Sarkomer zieht sich aufgrund eines Nervenimpulses zusammen. Damit wir einen Bierkasten heben können, sich dafür mehrere Muskeln anspannen und eine Bewegung entsteht, läuft folgender Prozess ab: Bewegungen werden im Gehirn geplant, programmiert und durch elektrische Signale über das Rückenmark an die kleinste funktionelle Einheit weitergeleitet: die motorische Einheit. Sie sorgt dafür, dass die Muskelfaser sich nicht unkontrolliert zusammenzieht. Dieser Prozess geht rasend schnell; er dauert nur etwa eine hundertstel Sekunde.
Die motorische Einheit besteht aus motorischer Nervenzelle (Motoneuron), einer Nervenfaser (Axon) und einem Kollektiv an Muskelfasern. Dieser Kommandogeber befindet sich in den vorderen Abschnitten des Rückenmarks. Das Bewegungssignal muss also, je nachdem, ob die große Zehe oder der Mund bewegt werden soll, einen bis zu über 1,5 Meter langen Weg vom Gehirn zum Muskel zurücklegen. Das geht rasend schnell: Neurophysiologen berechneten Leitungsgeschwindigkeiten von bis zu 120 Metern pro Sekunde. Das entspricht 432 Kilometern pro Stunde!

Fein- und Grobmotorik

Eine Kutsche mit einem Pferd ist wendig und damit leichter zu steuern als ein Gespann mit vielen Pferden. Letzteres ist dafür in der Lage, deutlich mehr Kraft zu erzeugen als ein einzelnes Pferd. Wie sich die Kutsche steuern lässt, ist außerdem noch vom Temperament der einzelnen Tiere abhängig. Ganz ähnlich verhält es sich bei den motorischen Einheiten: Die Kraft und die Fähigkeit zur Kraftabstufung eines Muskels werden sowohl von der Anzahl der aktivierten motorischen Einheiten wie auch von ihren Eigenschaften bestimmt.

So erfordert die Bewegung der Augen eine sehr hohe Fähigkeit zur Präzision, denn der Augenmuskel muss kleinste Bewegungsänderungen mit großer Geschwindigkeit durchführen. Bei Muskeln, deren Aufgabe die feine, präzise Ausführung von Bewegungen ist, versorgt eine motorische Einheit nur 3 bis 15 Muskelfasern. Hingegen müssen Haltemuskeln oder Muskeln mit tragenden Bewegungsaufgaben wie der vordere große Oberschenkelmuskel *(M. quadrizeps femoris)* vor allem in der Lage sein, eine große Kraft zu entwickeln. Die Präzision der Bewegung spielt im Vergleich dazu eine untergeordnete Rolle, und die Bewegungen werden großräumiger durchgeführt. Dies liegt daran, dass bei dieser Art von Muskeln eine motorische Einheit bis zu 2000 Muskelfasern steuert.

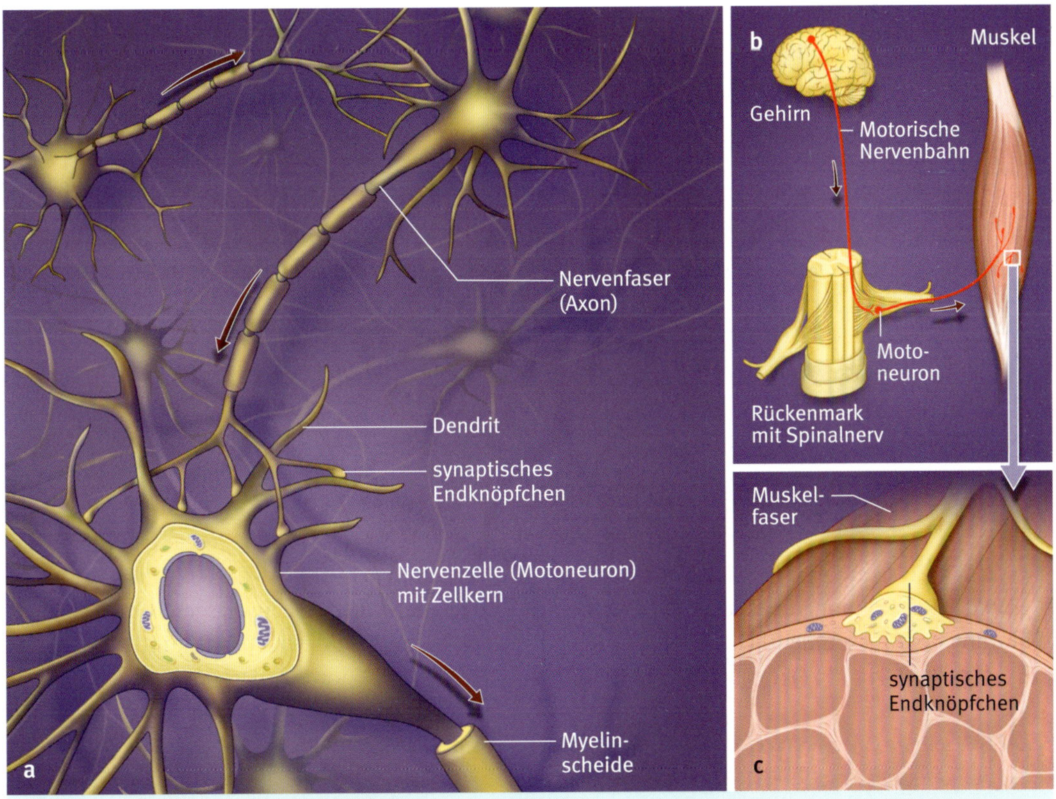

Die motorische Einheit: Muskeln erhalten den Nervenimpuls, sich zu kontrahieren oder zu entspannen, über die sogenannten Motoneuronen. Diese nähern sich dem Muskel meist in Form von Nervenfasern (Axone) und geben den Impuls über Dendriten und synaptisches Endknöpfchen an den Muskel weiter.

OHNE AKTIVITÄT GIBT ES KEINE MOTORISCHEN EINHEITEN

Die Leistungsfähigkeit der Muskeln hängt von der Zahl der aktivierten motorischen Einheiten ab. Diese Zahl und damit das Maß, in dem wir unsere Leistungsfähigkeit nutzen, ist von unserem Trainingszustand sowie von Willen und Motivation abhängig. Wie Studien der Deutschen Sporthochschule Köln zeigten, aktivieren Untrainierte von der absoluten Leistungsfähigkeit eines Muskels nur 45–60 Prozent. Das lässt sich durch stärkere alltägliche Beanspruchung oder gezieltes Training steigern. Durch intensives Training können Hochleistungssportler sogar bis zu 90 Prozent ihrer motorischen Einheiten nutzen. Die restlichen Prozente können lediglich durch eine zusätzliche Ausschüttung von Adrenalin und Noradrenalin aus dem Nebennierenmark genutzt werden. Diese Aktivierung erfolgt jedoch nur in äußersten Notfallsituationen oder bei Todesangst.
Um bis ins hohe Alter körperlich fit zu sein, ist es empfehlenswert, dauerhaft jeden Muskel täglich mit mehr als 50 Prozent seiner Kapazität zu nutzen. Tatsächlich schöpfen die meisten Menschen mit zunehmendem Alter die Möglichkeiten ihrer Muskeln noch weniger aus als die untrainierte Durchschnittsbevölkerung und fordern den Körper damit geradezu auf, überflüssige, da nicht genutzte Muskeln abzubauen.

MUSKELSCHWUND – WAS IST DAS EIGENTLICH?

Was Muskeln also gar nicht mögen, ist nichts zu tun zu haben. Inaktivität ist die häufigste Ursache für einen Verlust an motorischen Einheiten. Zahlreiche Studien haben gezeigt, dass kranke und untrainierte Muskeln insgesamt viel weniger motorische Einheiten aufweisen als gesunde. Weniger Kraft, schlechtere Koordination und Muskelschwund sind die Folge. Das alles führt zu geringerem Leistungsvermögen und zu vielen Problemen, die damit beginnen, dass wir den Bierkasten nicht mehr tragen können, und damit enden, dass wir Betreuung benötigen, weil wir auch Alltägliches wie Treppensteigen oder einen Topf aus dem Schrank zu nehmen nicht mehr bewältigen können.
Verliert der Muskel viele motorische Einheiten, dann büßen die zugehörigen Muskelfasern den Kontakt zum Nervensystem ein. Weniger motorische Einheiten leiten auch weniger Informationen an die Muskelfasern, sie werden seltener aktiviert, schwinden nach und nach.
Wer einmal einen Gips um Arm oder Bein hatte, kennt das Phänomen: Die Muskeln schrumpfen durch Inaktivität und fehlende Informationen aus der »Zentrale«. Dann sprechen wir von einer Muskelatrophie (= Muskelschwund. Das Gegenteil ist die Muskelhypertrophie = Muskelwachstum). Studien der Sporthochschule Köln belegen, dass bei sehr geringer Aktivität innerhalb von sechs Monaten ein Viertel der Muskelmasse abgebaut wird.

MUSKELATROPHIE – EIWEISSABBAU IN DEN SARKOMEREN

Die Muskelatrophie wird durch den Abbau der Eiweiße Myosin und Aktin hervorgerufen, aus denen das Sarkomer, die kleinste Einheit der Muskelfaser, aufgebaut ist. Die Sarkomere verlieren durch den Eiweißabbau an Volumen und verschwinden schließlich ganz. Die Muskelfaser wird dadurch dünner.
Besonders stark betroffen sind die weißen, großen Muskelfasern bei untrainierten, inaktiven Menschen jeden Alters. Diese Menschen nutzen ihre Muskeln in der Regel allein dadurch, dass sie ihren täglichen Verrichtungen nachgehen.

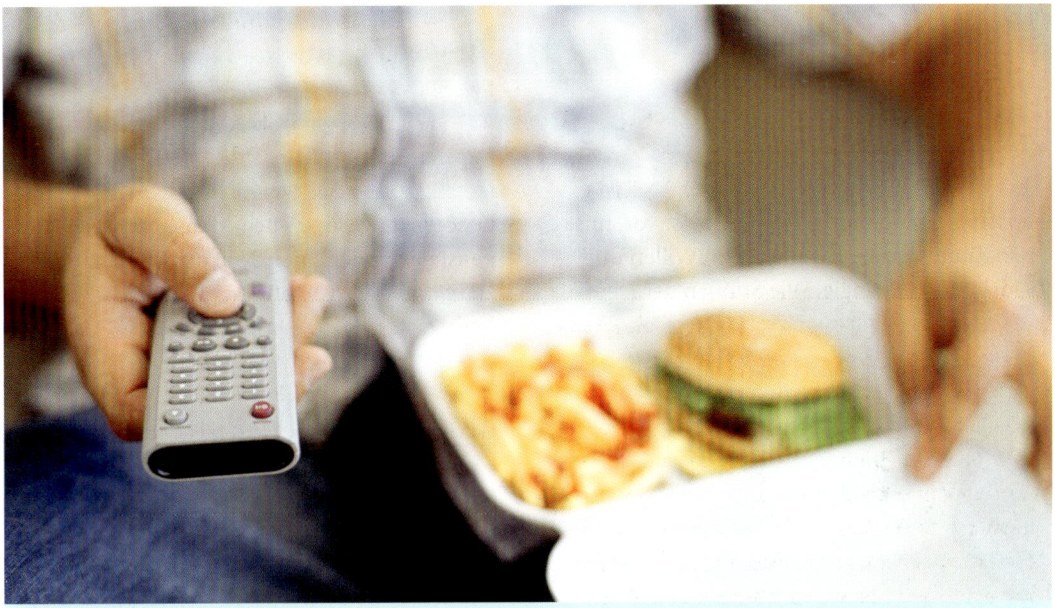

Wird der Fernseher angeschaltet, schalten die Mukeln ab, und Fett nimmt auf Dauer ihren Platz ein.

Der Reiz reicht zwar für die kleinen roten Muskelfasern aus, um zu überleben. Die großen, weißen Fasern mit ihren großen motorischen Einheiten brauchen jedoch stärkere Reize, vor allem viel Bewegung und Sport.
Die fortwährende körperliche Inaktivität eines Menschen ist das fatale Signal für seinen Organismus: Dieser Teil des Muskels kann abgebaut werden – mehr Platz für Energie, die gespeichert werden kann! Und so lagert der Körper unter anderem genau dort, wo früher einmal kräftige Muskeln waren, neue Fettpolster ein. Es entsteht eine Fettschicht, die nun den Platz der abgebauten Muskulatur einnimmt – man denke zum Beispiel an die schwächlichen Puddingarme beim Bierkastentragen. Der Muskelschwund tritt jedoch nicht offen zu Tage. Keiner bemerkt ihn zunächst, und genau das ist das Heimtückische an der Sache!

SARKOPENIE – DIE UNBEKANNTE VOLKSKRANKHEIT

So wie bei der Osteoporose das feste Knochengewebe nach und nach schwindet, werden bei der Sarkopenie die Muskelfasern weniger und damit die Muskeln kraftloser. Wörtlich übersetzt bedeutet Sarkopenie »Armut des Fleisches« und bezeichnet den Verlust an Muskelmasse, verbunden mit dem Verlust von Muskelkraft und einer gestörten neuronalen Zusammenarbeit der Muskeln. Während Atrophie ganz allgemein den Schwund von Gewebe bezeichnet und nicht nur die Muskeln, sondern auch andere Organe und Bereiche des Körpers betreffen kann, ist der Begriff Sarkopenie allein der Muskulatur vorbehalten. Denn hier geht der Abbauprozess noch weiter: Bei der Muskelatrophie bleiben die Grundstrukturen

INFO

Muskulatur als Fettspeicher

Unser Körper nutzt verschiedene Orte, um Fett zu speichern: unter der Haut an Oberschenkeln und Po (vor allem bei Frauen), an den Oberarmen und im hinteren oberen Schulterbereich, an den Organen im Bauch (vor allem bei Männern) und in den Muskeln. Dieses Muskelfett entdeckte die Wissenschaft erst um die Jahrtausendwende. Es liefert dem Organismus die notwendige Energie für Ausdauerleistungen, und sobald er die Fettdepots in der Muskulatur geleert hat, füllt er sie wieder auf, um jederzeit einsatzbereit zu sein. Wenn die Muskulatur weniger genutzt wird, werden zwar Muskelfasern und motorische Einheiten abgebaut, aber die Fettzellen bleiben.

der Muskeln erhalten, bei der Sarkopenie dagegen werden die motorischen Einheiten abgebaut. Sie sind aber für die Reizübertragung unerlässlich. Hat der Muskelschwund dieses Stadium erreicht, ist es sehr viel schwieriger, den Prozess umzukehren: Die reine Muskelatrophie lässt sich durch regelmäßiges leichtes Training gut zurückbilden, wie etwa nach einem Knochenbruch. Doch um die schnellen Muskelfasern mit ihren großen motorischen Einheiten neu zu bilden, sind starke Reize, also anstrengende Übungen, notwendig.

Unwissenheit ist teuer

Während die Osteoporose in aller Munde ist, spricht über die Sarkopenie kaum jemand. Doch ihre Relevanz wird spätestens dann deutlich, wenn man das Einsparpotenzial bei den Gesundheitsausgaben in den USA betrachtet: Berechnungen aus dem Jahr 2006 ergaben, dass etwa 1,1 Milliarden US-Dollar eingespart werden könnten, wenn das Auftreten der Sarkopenie um zehn Prozent gesenkt würde. Eine weitere amerikanische Studie von 2006 zeigte, dass etwa jeder zweite Amerikaner über 60 Jahren Symptome einer Sarkopenie aufweist. Bei uns in Deutschland gehen wir davon aus, dass mindestens 80 Prozent der über 40-Jährigen bereits erste Erscheinungen dieser »versteckten Krankheit« hat, also einen Verlust an Muskelmasse, einen Rückgang der Anzahl der motorischen Einheiten, Atrophie der großen Muskelfasern und Fetteinlagerungen in den Muskeln. Dabei zeigt der Muskel bei jedem einzelnen Betroffenen umfassende Veränderungen, die sich neben dem Kraft- und Masseverlust überall im Körper niederschlagen. Leider wird dies noch viel zu wenig beachtet, obgleich es gravierende Probleme nach sich zieht, wie Sie auf der nächsten Seite lesen können.

Keine echte Alterserkrankung

Noch etwas wird bei der Sarkopenie meist übersehen: Sie gilt bis jetzt als Alterskrankheit, die mit ungefähr 40 Jahren beginnt und ab etwa 50 sichtbar beziehungsweise spürbar ist. Doch grundsätzlich ist sie nicht primär vom Alter, sondern von der Lebensführung und dabei besonders von der Bewegung abhängig. Deshalb ist es sehr wahrscheinlich, dass sich Sarkopenie – ähnlich wie Diabetes – zu einer altersunabhängigen Erkrankung entwickelt und zunehmend auch bei Jugendlichen und jungen Erwachsenen auftritt. Vornehmlich bei jenen, die sich kaum bewegen und sich ungesund ernähren: Die Chips essenden Computerkids und -teens, bei denen zunehmend »Altersdiabetes« festgestellt wird, sind ebenso sarkopeniegefährdet wie ihre Eltern und Großeltern!

DIE FOLGEN VON SARKOPENIE SIND VIELFÄLTIG

Die Folgen der Sarkopenie sind vielschichtig. Neben oxidativem Stress (siehe Kapitel über freie Radikale ab Seite 166) und stoffwechselbedingten Dysfunktionen, die besonders die Kraftwerke der Zellen, die Mitochondrien, betreffen (siehe Stoffwechsel-Kapitel, ab Seite 50), kommt es durch den Verlust der motorischen Einheiten speziell zu Verschlechterungen im Zusammenspiel von Nerven und Muskulatur, also im neuromuskulären System, und damit vermindert sich unsere Leistungsfähigkeit.

Schlechtere Reaktionen

Studien der Universität Porto (Portugal) zeigten, dass sich bei einer Sarkopenie vor allem die Motoneurone als wichtigste Informationszentrale der motorischen Einheiten verändern. Die Geschwindigkeit der Informationsaufnahme und -vermittlung nimmt ab und die Reaktionszeiten des Menschen verlängern sich. Das Brot fällt dann öfter runter – natürlich weiterhin mit der Marmeladenseite nach unten.

Weniger Kraft

Aber nicht nur unsere Reaktionen werden langsamer. Durch den Verlust von motorischen Einheiten nimmt auch unsere Kraft deutlich ab. Denn die motorischen Einheiten aktivieren unter solchen Umständen auch das Kollektiv der zugehörigen Muskelfasern nicht mehr. Das nimmt wiederum der Organismus als Zeichen dafür, dass die inaktiven Muskelfasern nicht mehr gebraucht werden – und baut sie ab. Der Schwund der motorischen Einheiten hat besonders einen Verlust an Impulsen zu den weißen, großen, starken Typ-II-Muskelfasern zur Folge. Insgesamt wird die Muskelmasse immer geringer.

Schlechtere Koordination

Wenn wir weniger Muskelmasse haben, gibt es auch weniger motorische Einheiten, die das Zusammenspiel der Muskelfaserbündel koordinieren können. Die Bewegungen werden weniger geschmeidig und es fällt uns zunehmend schwerer, schwierige Bewegungen auszuführen.

Mehr Fettpolster

Amerikanische Wissenschaftler haben festgestellt, dass bei 50-jährigen Männern fast 50 Prozent des Volumens, das durch den Verlust von Muskelmasse verloren ging, durch Fett ersetzt wurde. Kein Wunder, dass sich die Leistungsfähigkeit der Männer schnell und kontinuierlich verschlechterte.
Meist merken wir erst nach einer Weile, dass wir beispielsweise keine schweren Lasten mehr heben können, weil unsere Muskelmasse abgenommen hat. Denn der Körper hat den Verlust mit anderen Materialien – überwiegend Fettzellen – ausgeglichen. Fettpolster sehen nicht nur unschön aus, sie sind auch ungesund, denn sie speichern Giftstoffe und sind hormon- und stoffwechselaktiv (siehe Seite 32).

Wenig Muskeln – mehr Gift im Körper

Einer der bekanntesten deutschen Immunologen, Prof. Dr. Gerd Uhlenbruck, hat bereits in den 1990er Jahren festgestellt, dass Fettansammlungen im Körper eine Abfalldeponie für Umweltgifte sind. Ganz besonders fettlösliche Gifte wie Pflanzenschutzmittel, Dioxin, Formaldehyd, Holzschutzmittel, DDT und andere lagern sich in den Fettspeichern ein. Und je größer das Fettdepot wird, umso größer wird auch die Menge der Umweltgifte. Das heißt für Sie: Je mehr Muskeln Sie verlieren, umso größer ist auch die Menge an Giftstoffen, die sich in den neu entstandenen Fettdepots sammelt. Die meisten von ihnen sind

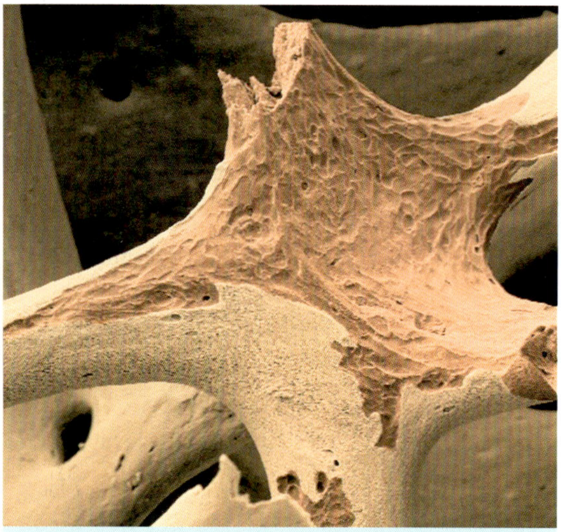

Bei Osteoporose baut der Knochen seine Netzstruktur im Innern ab und gibt Mineralien frei.

krebserregend und haben durchweg negative Wirkungen auf die Gesundheit. Die Muskeln zu erhalten und damit die Einlagerung von Fettzellen zu verhindern spielt daher mit zunehmendem Alter eine immer wichtigere Rolle.

Auch die Hormone sind betroffen

Jede einzelne Fettzelle – so weiß man seit geraumer Zeit – ist sehr stark hormonaktiv. So beeinflussen Fettzellen beispielsweise den Insulinabbau negativ und fördern die Entstehung von Diabetes (siehe ab Seite 58). Des Weiteren werden Stresshormone weniger schnell und effektiv abgebaut, dafür wird die Produktion von Sexualhormonen deutlich verringert. Die Muskelmasse beeinflusst aber auch direkt die Bildung der Wachstumshormone. Mindestens zwei spezielle Typen von Wachstumshormonen stammen direkt aus der Muskulatur und sind von ihr abhängig. Dabei ist vor allem der MGF (Mechano Growth Factor) zu nennen, der für den Wiederaufbau verantwortlich ist. Er ist unverzichtbar, wenn es darum geht, Schäden im Körper zu reparieren, die durch mechanische Belastung entstanden sind. Sind weniger Muskeln vorhanden, kann der Körper viele Reparaturen nicht mehr ausführen, weil die Hormone aus der Muskulatur fehlen. Er altert viel schneller, als es sein müsste.

Fehlende Muskeln schwächen den Stoffwechsel empfindlich

Wussten Sie, dass Ihr Körper pro Kilogramm Muskelmasse etwa 40 Kilokalorien täglich verbraucht, ohne dass Sie Ihre Muskeln dafür bewegen müssen? Wenn man das aufaddiert, ergibt es pro Kilogramm Muskelmasse pro Jahr einen Verbrauch von rund 15 000 Kilokalorien. Ihre Muskeln arbeiten also auch für Sie, wenn Sie auf der Couch sitzen. Natürlich können Sie Ihre Muskeln aber nur aufbauen und erhalten, wenn Sie ansonsten körperlich aktiv sind.
Das bedeutet wiederum: Kraftlose Muskeln führen irgendwann zu einem gestörten Stoffwechsel. Denn wenn keine Muskelfasern mehr da sind, kann die über die Nahrung zugeführte Energie nicht mehr verbrannt werden. In der Folge bleiben die Fette auf den Hüften, der Zucker verbleibt im Blut, und alle sonstigen Organe bis hin zum Darm arbeiten nur noch eingeschränkt. Die schwindende Muskelmasse bedeutet also den Verlust unseres größten Stoffwechselorgans.

Osteoporose

Ohne Aktivität fehlt sowohl der Zug der kleinen, tiefen Rückenmuskeln als auch der anderen großen und dicken Muskeln, wodurch es zu einer zu geringeren Belastung kommt. Der Knochen baut seine Netzstruktur im Innern ab und entmineralisiert. In der Folge wird er brüchig und anfällig gegen alle Belastungen, die ihn dann treffen. Ganz besonders schlimm wirkt sich dies auf die Wirbelsäule und speziell auf die Wirbelkörper aus. Wenn man sich einmal überlegt, dass etwa 150 Muskeln direkt auf die Wirbelsäule einwirken, wird auch klar, wie (lebens-)wichtig sie für diese sind.

Alzheimer und Demenz

Gehirnzellen brauchen fürs Überleben und Funktionieren Zucker, Wasser und viele Reize. Der besten Reiz für die Hirnzellen neben aktivem Denken und Forschen nach Lösungen heißt Bewegung. Denn sie durchblutet das Gehirn und erfrischt es dadurch. Wenn Sie den Zeigefinger bewegen, erhöht sich die Durchblutung in der zuständigen Gehirnregion um 20 Prozent. Wenn Sie Ihre Muskeln trainieren und beanspruchen, steigert sich die Durchblutung sogar um mehr als 100 Prozent. Muskeln gelten zu Recht als »Motor« für unser Gehirn, nicht nur bei Kindern, sondern gerade auch im fortgeschrittenen Alter. Ohne Muskeln fehlt der Bewegungsreiz fürs Gehirn, Zellen gehen zugrunde, der Hirnstoffwechsel verändert sich. Die Folge: Alzheimer und Demenz.

GUT ZU WISSEN

Warum Frauen leichter frieren

Kurz nach dem Hochsommer beginnt die Zeit, in der viele Frauen die Fenster schließen und die Heizung aufdrehen, während die Männer bei gleichen Temperaturbedingungen häufig noch über die Hitze stöhnen. Der Grund für das unterschiedliche Kälteempfinden der Geschlechter liegt vor allem an der tendenziell geringeren Muskelmasse der Frauen im Vergleich zu den Männern. Die Muskulatur produziert aufgrund der guten Durchblutung und der Energieverbrennung auch im Ruhezustand Wärme. Da der Muskelanteil von Männern im Durchschnitt bei etwa 40 Prozent liegt gegenüber nur rund 25 Prozent bei Frauen, unterscheidet sich auch das Kälteempfinden.

Auf die Muskulatur bezogen gibt es sonst kaum Unterschiede zwischen den Geschlechtern. Die Zusammensetzung der unterschiedlichen Muskelfasertypen (siehe Seite 24) ist nicht geschlechtsspezifisch, sondern genetisch festgelegt. Lediglich der Aufbau von Muskelmasse ist bei den Männern aufgrund des hohen Testosteronspiegels in einem größeren Maße möglich als bei den Frauen. Denn das Hormon Testosteron wirkt muskelaufbauend. In welchem Maße diese geschlechtsspezifischen Unterschiede aber durch Training beeinflusst, ausgeglichen und sogar ins Gegenteil umgekehrt werden können, sehen wir beispielsweise bei Sprinterinnen oder Bodybuilderinnen. Denn trotz des niedrigeren Testosteron-Spiegels und der entsprechend geringeren eiweißaufbauenden Effekte ist auch bei den Frauen der Aufbau von Muskelmasse in größerem Umfang möglich. Für Frauen gibt es zwar aufgrund der physiologischen Grenzen limitierte Möglichkeiten im Vergleich zu den Männern. Allerdings werden wir – gleich welchen Geschlechts – nicht an sie stoßen, denn das gelingt nur den nach Plan trainierenden Spitzenathleten.

Das Erreichen maximal großer oder kräftiger Muskelmasse spielt für unsere Gesunderhaltung auch keine Rolle. Unsere Muskulatur muss so beansprucht werden, dass wir unsere täglichen Herausforderungen meistern können und mobil bleiben bis ins hohe Alter.

Wenn Sie nicht gerade Bodybuilder und sich daher Ihrer Muskelkraft bewusst sind, ist die Frage gar nicht so leicht zu beantworten, wie es um die Leistungsfähigkeit Ihrer Muskeln bestellt ist und ob bei Ihnen schon erste Anzeichen von Muskelschwund sichtbar werden. Dieser Test soll Ihnen dazu einen Anhaltspunkt geben. Außerdem können Sie die Testaufgaben hervorragend in Ihr Training integrieren und damit Ihre Leistungsentwicklung überprüfen.
Versuchen Sie, die folgenden Übungen nach einer kurzen Erwärmung (zum Beispiel 5 Minuten in mittlerem Tempo auf der Stelle laufen) bestmöglich durchzuführen, und notieren Sie nach jeder Übung den Buchstaben Ihrer Antwort.

1 Get up, get down!

Stellen Sie Ihre Füße etwa schulterbreit auseinander und setzen Sie sich auf die vordere Kante eines Stuhls. Der Winkel zwischen Ober- und Unterschenkel beträgt etwa 90 Grad, die Arme hängen locker herunter.
Wie oft können Sie hintereinander aufstehen, ohne mit den Armen Schwung zu holen?

A Frauen: weniger als 12-mal; Männer: weniger als 15-mal

B Frauen: 12- bis 17-mal; Männer: 15- bis 20-mal

C Frauen: mehr als 17-mal; Männer: mehr als 20-mal

2 Sechserpack

Legen Sie sich auf den Rücken. Stellen Sie Ihre Füße mit der gesamten Sohle auf, sodass Sie Ihr Kniegelenk im 90-Grad-Winkel beugen. Richten Sie nun Ihren Oberkörper mit nach vorn gestreckten Armen so weit auf, dass Ihre Fingerspitzen die Knie berühren.
Wie viele Wiederholungen schaffen Sie in 40 Sekunden, ohne dass Ihre Schulterblätter den Boden berühren?

A Frauen: unter 10 Wiederholungen; Männer: unter 15 Wiederholungen

B Frauen: 10–15 Wiederholungen; Männer: 15–20 Wiederholungen

C Frauen: mehr als 15 Wiederholungen; Männer: mehr als 20 Wiederholungen

3 Segelflieger

Legen Sie sich auf den Bauch. Die Zehenspitzen stehen auf dem Boden auf. Richten Sie Ihren Blick während der gesamten Aufgabe auf den Boden. Legen Sie nun die Hände auf den Hinterkopf und richten Ihren Rumpf auf. Die Beine bleiben dabei am Boden.
Wie lange können Sie diese Position halten, ohne dass Ihre Muskulatur anfängt zu brennen oder zittrig zu werden?

A Frauen: unter 5 Sekunden; Männer: unter 10 Sekunden

B Frauen: 5–10 Sekunden; Männer: 10–15 Sekunden

C Frauen: mehr als 10 Sekunden; Männer: mehr als 15 Sekunden

4 Nähmaschine

Setzen Sie sich auf einen Stuhl und markieren Sie (z. B. mit Kreide, Klebeband oder einem Lineal) senkrecht eine Linie auf dem Boden. Tippen Sie so schnell wie möglich mit beiden Beinen innerhalb von 15 Sekunden von Seite zu Seite.
Wie viele Kontakte schaffen Sie, ohne die Linie zu berühren?

A Frauen: unter 20 Kontakte; Männer: unter 25 Kontakte

B Frauen: 20–30 Kontakte; Männer: 25–35 Kontakte

C Frauen: mehr als 30 Kontakte; Männer: mehr als 35 Kontakte

5 Liegestütz

Legen Sie sich auf den Bauch. Platzieren Sie die Hände parallel neben den Schultern auf der Matte. Die Fußspitzen sind hüftbreit aufgestellt. Atmen Sie ein und drücken Sie sich mit der Ausatmung hoch, bis der gesamte Körper in der Luft eine gerade Linie bildet. Während der Bewegung halten Sie den Kopf in Verlängerung der Wirbelsäule (Blick zum Boden), spannen Ihr Gesäß und Ihre Bauchmuskulatur aktiv an. Beugen Sie nun die Arme im Ellenbogengelenk so weit ab, bis sich der gesamte gestreckte Körper knapp über dem Boden befindet. Strecken Sie sich aus der unteren Position mit dem nächsten Ausatmen aus den Armen wieder nach oben bis in die Ausgangsposition, ohne die Körperspannung zu verlieren. Als vereinfachte Variation stellen Frauen und »Anfänger« anstelle der Fußspitzen die Knie auf. Hierbei sollte darauf geachtet werden, dass das Gesäß mit in Richtung Boden abgesenkt wird. Atmen Sie während der Übung bitte gleichmäßig weiter.

Wie viele Wiederholungen schaffen Sie? (Aufgrund der geschlechtsspezifischen Unterscheidung bei der Durchführung gelten für Männer und Frauen die gleichen Richtwerte.)

A unter 10 Wiederholungen

B 10–20 Wiederholungen

C mehr als 20 Wiederholungen

6 Brücke

Legen Sie sich in Bauchlage. Stützen Sie Ihre Unterarme im rechten Winkel zu den Oberarmen auf. Ihre Zehenspitzen stehen auf dem Boden. Ihr Blick bleibt zum Boden gerichtet. Heben Sie Ihren Oberkörper und Ihre Hüften an, sodass Ihr ganzer Körper eine gerade Linie bildet.

Wie lange können Sie Ihren Körper bei gleichmäßiger Atmung anheben?

A Frauen: weniger als 12 Sekunden;
Männer: weniger als 15 Sekunden

B Frauen: 12–25 Sekunden;
Männer: 15–30 Sekunden

C Frauen: mehr als 25 Sekunden;
Männer: mehr als 30 Sekunden

7 Waage

Nehmen Sie zwei 1,5–2 Kilogramm schwere Hanteln (wahlweise auch zwei entsprechend schwere Wasserflaschen) und stellen Sie sich aufrecht hin. Spreizen Sie ihre Arme nun gestreckt seitlich in die Waagerechte.

Wie lange können Sie die Position bei gleichmäßiger Atmung halten?

A Frauen: unter 8 Sekunden;
Männer: unter 10 Sekunden

B Frauen: 8–15 Sekunden;
Männer: 10–20 Sekunden

C Frauen: mehr als 15 Sekunden;
Männer: mehr als 20 Sekunden

AUSWERTUNG

Frage	1			2			3			4			5			6			7			
Antwort	A	B	C	A	B	C	A	B	C	A	B	C	A	B	C	A	B	C	A	B	C	Gesamt
Punkte	0	1	2	0	1	2	0	1	2	0	1	2	0	1	2	0	1	2	0	1	2	

Mehr als elf Punkte

Etwa 45 Prozent unseres Körpers sind Muskeln. Der Mensch ist dazu geboren, diese zu bewegen. Sie wissen das und verhalten sich dementsprechend. Ihre Muskulatur ist deshalb in einem sehr guten Zustand. Bleiben Sie so aktiv! Dann nutzen Sie jeden Muskel mit all seinen Strukturen in ausreichendem Maße und schützen sich vor der versteckten Gefahr des Muskelschwunds. Trainieren Sie aber auch weiterhin alle übrigen Komponenten für eine gute Fitness. Dazu gehören neben Muskeltraining auch Ausdauer, Koordination und Beweglichkeit.

Zehn bis acht Punkte

Bewegung, Sport und Aktivität gehören bereits zu Ihrem Leben. Sie sind muskulär in einer guten Verfassung, auch wenn es bei Ihnen etwas mehr sein könnte und der innere Schweinehund manchmal die Oberhand gewinnt. Achten Sie darauf, dass Ihre Aktivität besonders mit fortschreitendem Alter nicht weniger wird. Arbeiten Sie dem entgegen, indem Sie beispielsweise eine Trainingseinheit pro Woche mehr einlegen. Durch ein gezieltes und variables Muskeltraining können Sie systematisch Schwächen angehen, die Sie bei diesem Test entdeckt haben.

Unter acht Punkte

Für Ihre Fitness und besonders für Ihre Muskeln tun Sie zu wenig. Denn die Folgen eines Verlusts von Muskelmasse und den zugehörigen motorischen Einheiten spiegeln sich bereits in Ihrem Testergebnis wieder. Die moderne Lebensweise bringt es leider mit sich, dass die Muskulatur im Alltag nicht so beansprucht wird, wie das von der Natur eigentlich vorgesehen ist. Deshalb wird es Zeit, dass Sie wieder aktiv werden und etwas für Ihre Gesundheit tun. Am besten mit Aktivität und Bewegung. Durch ein variables Muskeltraining können Sie gezielt Schwächen angehen, die Sie hier entdeckt haben. Ihre motorischen Einheiten werden dann wieder genutzt, Muskulatur wird aufgebaut und Sie werden sich bald sehr viel besser fühlen. Als »Nebeneffekt« verbessert sich auch noch Ihr Aussehen. Sind das nicht herrliche Aussichten? Starten Sie am besten jetzt gleich mithilfe der auf den nächsten Seiten folgenden Übungen.

AKTIV DEM MUSKELSCHWUND ENTGEGENWIRKEN

Eigentlich wartet jeder Ihrer 640 Muskeln täglich darauf, genutzt zu werden! Denn Muskeln können sich nur entwickeln, wenn sie bewegt werden – ansonsten verkümmern sie, bis sie schließlich abgebaut werden. Und das hätte schlimme gesundheitliche Konsequenzen, die über Probleme beim Getränkekastentragen weit hinausgehen, wie Sie auf den vorigen Seiten gesehen haben. Doch unangenehme Beschwerden oder schmerzhafte Erkrankungen müssen nicht sein. Sie können aktiv etwas dagegen tun!

IN DREI STUFEN ZU JUNGEN MUSKELN

Natürlich ist gegen das Altern selbst kein Kraut gewachsen, weil es bekanntlich mit der Geburt beginnt. Doch älter zu werden, heißt nicht zwangsläufig, dass mit den Jahren auch die Muskeln schwinden müssen. Denn wie bereits erwähnt, unterliegen Muskeln keiner biologischen Uhr. Zahlreiche wissenschaftliche Studien belegen die Effektivität des Krafttrainings als sinnvolle Maßnahme gegen Muskelverlust. Eine Studie der Deutschen Sporthochschule Köln zeigte, dass selbst untrainierte Muskeln ihre Kraft in zwölf Monaten mehr als verdoppeln können. Das sind doch gute Aussichten! Aber keine Sorge, Sie müssen mit unserem Programm nicht zum Leistungssportler oder gar zum Muskelprotz werden. Vielmehr geht es im nachfolgenden Aktiv-Teil darum, Ihrem Körper – wieder – ein stützendes und tragendes Muskelkorsett zu verpassen, sodass die neuen Muskeln die Fettdepots verdrängen. Dass Sie damit gleichzeitig den Stoffwechsel aktivieren und Ihren Organismus gegen die gefürchteten Prozesse des Alterns und damit gegen viele Krankheiten schützen, kommt als Extra-Benefit noch hinzu. Damit Ihnen all das auf jeden Fall gelingt, haben wir ein 3-Stufen-Programm entwickelt, das ...

- den Muskelstoffwechsel fördert und konsequent Muskelmasse aufbaut,
- die großen Muskelfasern ganz gezielt trainiert und die motorischen Einheiten aktiviert,
- die Muskeln durch Proteine (Eiweiß) aus der Nahrung beim Aufbau unterstützt.

Damit Sie auf einen Blick erkennen, wie wenig Zeit es täglich erfordert, dem Muskelschwund aktiv entgegenzuwirken, haben wir die einzelnen Trainingseinheiten für die Woche in jeweils einer Tabelle für Anfänger und Fortgeschrittene zusammengestellt. Die Tabellen sollen aber lediglich als grobe Orientierung zur Gestaltung und Organisation der Trainingswochen dienen. Sie können mit Blick auf den individuellen Tagesablauf ruhig auch entsprechend abgeändert werden. Sie sollten dabei aber unbedingt die wechselnde Beanspruchung beachten und ausreichend Zeit für die Erholung Ihrer Muskulatur einplanen. Nach spätestens vier Wochen ist es Anfängern zu raten, den Umfang und die Intensität des Trainings zu steigern.

STUFE 1: MUSKELSTOFFWECHSEL STEIGERN UND MUSKELMASSE AUFBAUEN

Natürlich ist ein gut ausgebildetes Muskelkorsett bereits die »halbe Miete«, wenn es darum geht, dem Muskelschwund entgegenzuarbeiten. Aber eben tatsächlich nur die halbe Miete. Um sich gut entwickeln zu können, müssen die Muskeln die Energie, die ihnen durch die Ernährung zur Verfügung gestellt wird, in optimaler Weise nutzen und verbrennen können. Außerdem müssen die bei den Stoffwechselprozessen entstehenden Abfallprodukte auch noch schnell und effektiv entsorgt werden.

Wochentag	Fitness-Variation	Muskel-Anti-Aging Programm	Step-Programm	Ausdauertraining*
... für Anfänger				
Montag	15–20 Minuten			20–30 Minuten
Dienstag			25–30 Minuten	
Mittwoch	15–20 Minuten			
Donnerstag	20–25 Minuten			
Freitag	15–20 Minuten	10–15 Minuten		
Samstag	Tag der Alltagsaktivität (z. B. Radtour o. Ä.) 30 Minuten			
Sonntag			25–30 Minuten	
... für Fortgeschrittene				
Montag	20–25 Minuten			
Dienstag			25–30 Minuten	25–30 Minuten
Mittwoch	20–25 Minuten			
Donnerstag	20–25 Minuten		20–25 Minuten	20–25 Minuten
Freitag	15–20 Minuten	15–20 Minuten		
Samstag	Tag der Alltagsaktivität (z. B. Radtour o. Ä.) 60 Minuten			
Sonntag		15–20 Minuten	25–30 Minuten	25–30 Minuten

* siehe zu Ausdauer auch Kapitel »Das entgleiste Immunsystem«, ab seite 156

Um hierfür gute Voraussetzungen zu schaffen, müssen vor allem zwei Dinge verbessert werden:

1 Die Transportwege – in diesem Fall die Blutbahnen – müssen »gesäubert« und neue Wege müssen erschlossen werden.
2 Es muss gelingen, die Zahl der Brennöfen in den Zellen, die Mitochondrien, zu erhöhen.

Beides erreichen Sie, indem Sie die Ausdauer der einzelnen Muskelgruppen trainieren. Denn dadurch werden die Muskeln angeregt, neue Blutbahnen zu bauen oder »trockenliegende« zu fluten. So verbessert sich der Stoffwechsel – Energie und Sauerstoff gelangen schneller bis in den letzten Winkel Ihrer Muskeln und können optimal genutzt werden. Zusätzlich bereiten Sie Ihre Muskulatur und Ihr Herz-Kreislauf-System auf steigende Beanspruchungen vor.

UND SO GEHT'S

Keine Sorge, für die nachfolgenden Übungen sind weder martialisch anmutende Geräte noch Unmengen von Zeit notwendig. Wichtig ist, dass Sie zunächst eine niedrige Belastung wählen. Starten Sie mit den Fitness-Variationen: Die Intensität dieser Übungen ist niedrig, sodass Sie ohne größere Probleme 20 bis 30 Wiederholungen schaffen. Wenn Sie sich dem Ende nähern, sollten Sie ein leichtes Brennen des trainierten Muskels spüren, nicht mehr. Bei Anfängern reicht dazu eine Serie pro Trainingstag, während Fortgeschrittene je nach Erfahrung und Ziel bis zu drei Serien durchführen können. Da die Belastung so niedrig gewählt ist, können Sie die Übungen ruhig

TIPP

Fitness-Basics

Als **Wiederholung** wird in diesem Buch die einmalige Durchführung einer Übung bezeichnet. Bei sehr intensiven Übungen kann schon eine einzige Durchführung, also eine Wiederholung, ausreichend sein, bei weniger intensiven Übungen schließt man dagegen mehrere Wiederholungen an.

Als **Serie** wird eine bestimmte Zahl an Wiederholungen bezeichnet. Sie wird auch Satz genannt. Mehrere Serien einer Übung werden hintereinander durchgeführt – mit einer Pause dazwischen. Erst dann nimmt man die nächste Übung in Angriff, um so nach und nach die gesamte Muskulatur des Körpers zu trainieren.

zwei- bis viermal pro Woche in Ihren Tagesablauf einbauen – am besten morgens nach dem Aufstehen. Damit bringen Sie Ihren Muskelstoffwechsel ordentlich in Fahrt.

Zu Beginn des Trainings sollten Sie zusätzlich zur Fitness-Variation einmal wöchentlich eine Serie der Muskel-Anti-Aging-Variation einfügen. Es handelt sich im Prinzip um die gleichen Übungen, doch die Belastung ist etwas höher, um die Steigerung der Muskelmasse zu fördern. Nach drei bis vier Wochen können Sie diese Variationen ruhig zwei- bis dreimal wöchentlich einbauen und mit der Stufe 2, dem Training der großen Muskelfasern, verbinden (siehe »Stufe 2: Gezielt die großen Muskelfasern trainieren«, Seite 41).

Bevor Sie mit den Übungen beginnen, wärmen Sie Ihre Muskulatur immer gut auf – durch vier bis fünf Minuten zügiges Gehen (wenn es nicht anders geht, auch durch Gehen auf der Stelle) mit schwingenden, gebeugten Armen. Nach den Übungen lassen Sie die Trainingseinheit am besten mit einem Cool-down ausklingen. Dazu gehen Sie vier bis fünf Minuten mit abnehmender Geschwindigkeit – erst recht zügig, dann immer langsamer werdend.

Frühaufsteher – Fitness-Variation

Mit dieser Übung trainieren Sie Ihre Oberschenkel- und Gesäßmuskeln.

› Stellen Sie einen Stuhl an die Wand. Nehmen Sie vor der Sitzfläche einen sicheren Stand ein (mit dem Rücken zum Stuhl) und stellen Sie die Füße etwas mehr als hüftbreit auf, die Fußspitzen zeigen leicht nach außen. Halten Sie den Rücken gerade und neigen Sie ihn im Becken etwas nach vorn. Ihre Hände können Sie auf den Oberschenkeln abstützen.

› Senken Sie nun langsam Ihr Becken mit dem Po voran nach hinten unten, so als wollten Sie sich auf den Stuhl setzen. Beugen Sie die Knie aber nur so weit, bis die Oberschenkel maximal parallel zum Boden verlaufen – Sie sollten nicht mit dem Gesäß den Stuhl berühren.

› Richten Sie sich in einer fließenden Bewegung ohne Schwung wieder auf, ohne dabei die Knie am höchsten Punkt ganz durchzustrecken.

Wiederholungen: 20–30 (Fortgeschrittene bis zu drei Serien).

Wichtig: Achten Sie darauf, dass Sie auch bei gebeugten Knien immer Ihre Fußspitzen sehen können, da sonst ein für die Kniegelenke ungünstiger Winkel entsteht.

Frühaufsteher – Muskel-Anti-Aging-Variation

› Führen Sie die Bewegung genauso wie in der Fitness-Variation durch, jedoch ohne den Stuhl und in einem deutlich langsameren Tempo.

› Senken Sie den Po so weit ab, dass ein rechter Winkel zwischen Ober- und Unterschenkel entsteht.

› Halten Sie in der tiefsten Position jeweils für 3–5 Sekunden inne. 1

Wiederholungen: 10–15 (Fortgeschrittene zwei Serien).

Wichtig: Achten Sie auch während der statischen Phase des Innehaltens auf eine gleichmäßige und ruhige Atmung.

Sixpack – Fitness-Variation

Mit dieser Übung trainieren Sie Ihre Bauchmuskeln.

› Legen Sie sich mit auf den Fersen aufgestellten Füßen auf den Rücken. Legen Sie Ihre Handflächen mit verschränkten Fingern oder offen an den Hinterkopf.

› Heben Sie nun ohne Schwung Kopf und Schulterblätter in einer Rollbewegung an, sodass Ihr Oberkörper bis zu den Schulterblättern vom Boden abhebt. 2

› Kehren Sie nach dem Anheben der Schulterblätter nicht wieder ganz in die Ausgangsstellung zurück (der Kopf wird nicht abgelegt).

Wiederholungen: 20–30 (Fortgeschrittene bis zu drei Serien).

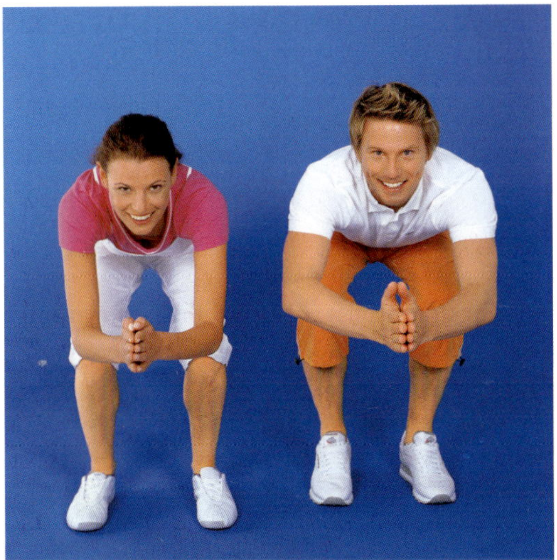

1 FRÜHAUFSTEHER

Wichtig: Halten Sie während der gesamten Übung den Kopf immer in Verlängerung der Wirbelsäule, indem Sie den Blick nach oben zur Decke richten, sodass sich der Abstand zwischen Brust und Kinn nicht ändert. Außerdem sollten Sie darauf achten, den unteren Rücken stets fest auf den Boden zu drücken, um ein Hohlkreuz zu vermeiden. Atmen Sie jeweils während der Aufrollbewegung aus, während der Abrollbewegung atmen Sie ein.

Sixpack – Muskel-Anti-Aging-Variation

› Führen Sie die Bewegung genauso wie in der Fitness-Variation durch, jedoch in einem deutlich langsameren Tempo.

› Heben Sie nun zusätzlich beide Beine so weit an, bis sich die Unterschenkel parallel zum Boden mit einem Kniewinkel von etwa 90 Grad befinden. Legen Sie den Kopf und die Schulterblätter während der Übung nicht ab. Halten Sie in der tiefsten Position kurz die Spannung der Bauchmuskeln und richten Sie den Oberkörper danach erneut auf.

Wiederholungen: 10–15 (Fortgeschrittene zwei Serien).

Wichtig: Vergessen Sie – vor allem während des Innehaltens in der tiefsten Position – nicht, regelmäßig weiter ein- und auszuatmen.

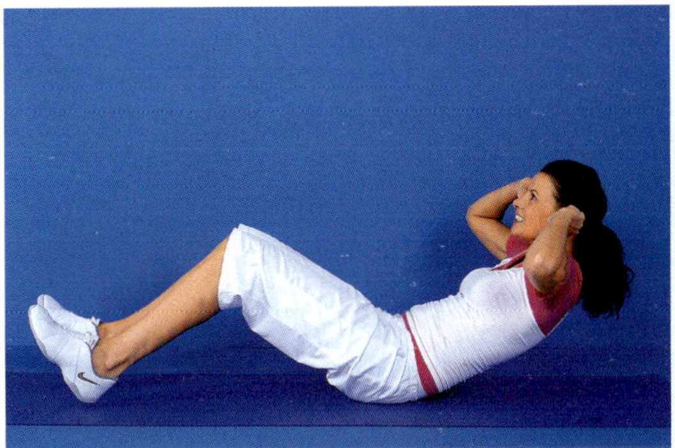

2 SIXPACK

U-Turn – Fitness-Variation

Mit dieser Übung trainieren Sie Ihre gesamte Rückenmuskulatur sanft, aber trotzdem sehr intensiv.

- Legen Sie sich auf einer Übungsmatte auf den Bauch und stabilisieren Sie Ihr Becken, indem Sie sich ein flaches Kissen unter den Bauch legen. Ziehen Sie Ihre Zehenspitzen zu sich heran und stellen Sie die Zehen etwa schulterbreit auf. Wenn Sie sich kräftig genug fühlen, nehmen Sie in jede Hand eine Hantel.
- Bilden Sie mit den Armen ein U, indem Sie die Arme nach vorn nehmen und zwischen Körper und Oberarm sowie zwischen Ober- und Unterarm jeweils einen rechten Winkel bilden.
- Nähern Sie Ihre Schulterblätter einander an, während Sie Arme und Kopf etwas vom Boden abheben. Verharren Sie 2–3 Sekunden in dieser Position. Ihr Blick bleibt zum Boden gerichtet. 1
- Kehren Sie nun langsam und kontrolliert wieder in die Ausgangsposition zurück.

Wiederholungen: 20–30 (Fortgeschrittene bis zu drei Serien).

Wichtig: Heben Sie den Kopf immer nur so hoch, dass Ihre Nasenspitze weiterhin in Richtung Boden zeigt. Das Anheben des Oberkörpers ist nur eine ganz kleine, aber sehr effektive Bewegung! Achten Sie dabei besonders auf eine gleichmäßige, ruhige Atmung.

U-Turn – Muskel-Anti-Aging-Variation

- Führen Sie die Bewegung genauso wie in der Fitness-Variation durch, jedoch in einem deutlich langsameren Tempo.
- Ziehen Sie wie in der Fitness-Variation die Schulterblätter zusammen. Nun führen Sie mit den Armen langsame, kreisende Bewegungen aus. Wechseln Sie dabei immer wieder von kleinen zu großen Kreisen, so als würden Sie eine Fensterscheibe putzen.

Wiederholungen: 10–15 (Fortgeschrittene zwei Serien).

Wichtig: Die Bewegung erfolgt stets aus den Schultern heraus, nicht etwa aus den Hand- oder Ellbogengelenken.

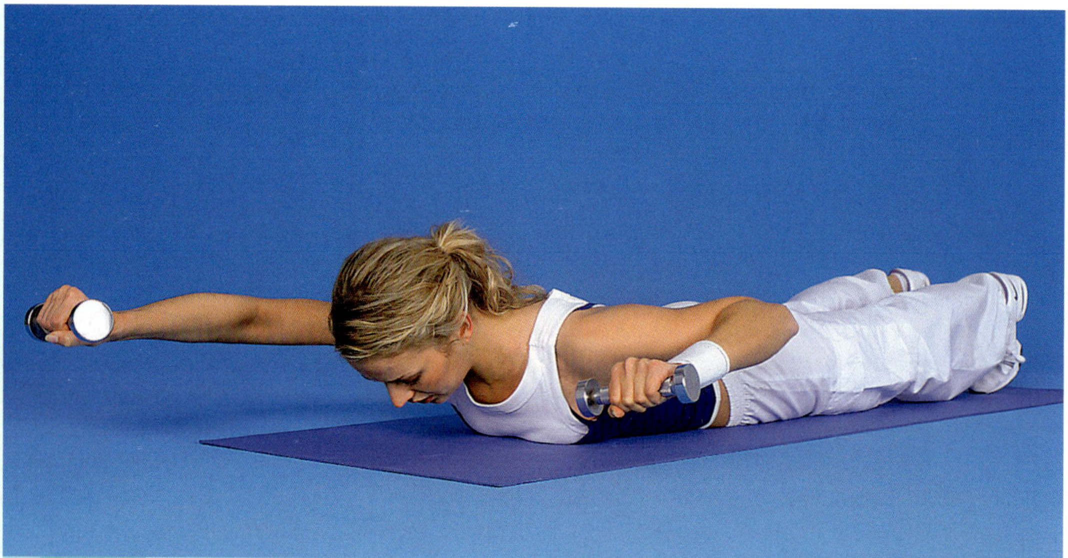

1 U-TURN

STUFE 2:
GEZIELT DIE GROSSEN MUSKEL-FASERN TRAINIEREN

Wie Sie auf Seite 24 bereits gelesen haben, unterscheidet die Wissenschaft grundsätzlich zwei Typen von Muskelfasern, nämlich die roten und die weißen. Dabei sind Letztere bei sehr schnellen und hochintensiven Beanspruchungen aktiv. Mit den roten Fasern dagegen schreiben, gehen, sitzen und lachen wir; sie werden also im täglichen Leben ständig gebraucht. Die weißen Fasern kommen im Alltag eher selten zum Einsatz – etwa dann, wenn Sie Getränkekästen für die nächste Party schleppen oder in letzter Minute zur Bushaltestelle sprinten.

Aus genau diesem Grund verschwinden die weißen Fasern so leicht – und zunächst merkt niemand etwas davon. Wenn nicht rechtzeitig gegengesteuert wird, ist oft Sarkopenie die Folge, der gefürchtete Muskelschwund aufgrund eines Verlustes von motorischen Einheiten und ihrer zugehörigen Motoneuronen (siehe Kapitel »Sarkopenie – die unbekannte Volkskrankheit«, Seite 29).

Doch es gibt eine gute Nachricht: Sie können etwas dagegen tun! Denn die weißen Muskelfasern sind leicht und ohne viel Aufwand zu trainieren. Das können Sie sich nicht vorstellen? Dann sehen Sie sich die folgenden Übungen an. Alles was Sie dafür benötigen ist ein Step. Es muss aber nicht unbedingt ein teures Sportgerät sein: Eine etwa 15–20 cm hohe Stufe, die breit und tief genug ist (optimal: 90 cm x 35 cm), oder ein kleiner, stabiler Hocker auf rutschfester Unterlage reichen aus.

Zusätzlich zum Aufbau der schnellen Muskelfasern wird besonders durch die Stufe 2 eine neuromuskuläre Anpassung ausgelöst. Das bedeutet, das Zusammenspiel der unterschiedlichen Muskeln (intermuskuläre Koordination) verbessert sich und es werden möglichst viele motorische Einheiten innerhalb des gleichen Muskels aktiviert (intramuskuläre Koordination). Werden in einem Muskel mehr motorische Einheiten zur Bewältigung der Aufgabe aktiviert, so kann eine höhere Last bewegt werden. Im Alltag macht sich das ganz besonders in extremeren Situationen bemerkbar: Es ist ein Unterschied, ob Sie bei einem Umzug ein Möbelstück mit Mühe und Not heben, ein paar Meter tragen und dann fast fallen lassen, oder ob Sie Omas kostbares Nachtschränkchen vorsichtig und präzise an seinem Bestimmungsort absetzen können.

TIPP

Step-Kurse

Wenn Sie merken, dass Ihnen dieses Step-Training Spaß macht, informieren Sie sich in einem Fitnessstudio über Step- bzw. Step-Aerobic-Kurse. Fragen Sie dort auch nach gesundheitsorientiertem Gerätetraining, um das hier vorgestellte Training zu ergänzen.

DAS STEP-PROGRAMM FÜR FITTE MUSKELN

Zwei- bis dreimal pro Woche können Sie mit den folgenden Step-Übungen aktiv werden. Wenn es Ihre Motivation steigert, hören Sie dabei Musik. Wählen Sie eine, deren Tempo Sie nicht überfordert. Ohnehin gilt hier für Ihr Übungstempo: Es sollte stets so sein, dass Sie sich noch gut unterhalten könn(t)en.

Vor dem Start sollten Sie etwa 4–5 Minuten auf der Stelle marschieren, um Ihre Muskulatur und Ihr Herz-Kreislauf-System vorzubereiten. Prüfen Sie gegebenenfalls jedes Mal vor dem Beginn der Übungen die Standfestigkeit des Steps und die Rutschfestigkeit des Bodens. Außerdem sollten Sie darauf achten, immer mit dem ganzen Fuß auf den Step zu steigen. Nach den Übungen lassen Sie das Training drei bis vier Minuten lang in einem Cool-down ausklingen. Dazu marschieren Sie langsam auf der Stelle und steigen dabei nach jeweils acht Schritten einmal auf den Step.

Aufsteiger

- Beginnen Sie, auf der Stelle zu marschieren. Beugen Sie dabei jeweils den entgegengesetzten Arm bis zum rechten Winkel an.
- Steigern Sie sich nun, indem Sie Ihre Knie beim Gehen bis auf Hüfthöhe anheben. 1

Dauer: 2–3 Minuten.

Wichtig: Beim Abstellen des Fußes immer von den Zehenspitzen zu den Fersen abrollen.

Für Fortgeschrittene: Sie können die Übung variieren, indem Sie auf einen Step hoch und runter steigen. Nehmen Sie die Arme aktiv mit und achten Sie auch hierbei auf eine elastische Landung. Bei der Landung soll die Bewegung von den Zehenspitzen aktiv abgefangen werden.

Himmelsleiter

- Das Gehen aus den vorherigen Übungen wird nun durch leichtes Springen ersetzt. Öffnen Sie dafür Ihre Beine etwa hüftbreit.
- Winkeln Sie Ihre Arme an und springen Sie im Wechsel leicht federnd nach rechts und links. Dafür drücken Sie sich mit dem rechten Bein ab und springen nach links und umgekehrt. Springen Sie etwa so weit, wie Ihre Schultern sind. 2

Dauer: 3–4 Minuten.

Wichtig: Achten Sie stets auf eine weiche Landung.

Für Fortgeschrittene: Sie können die Übung

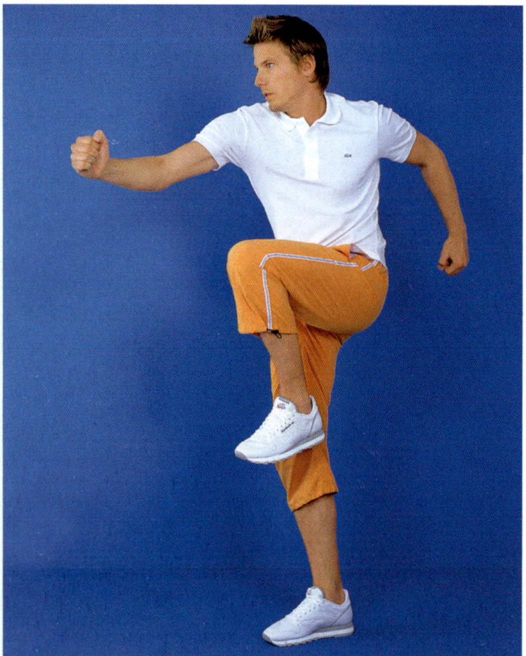

1 AUFSTEIGER

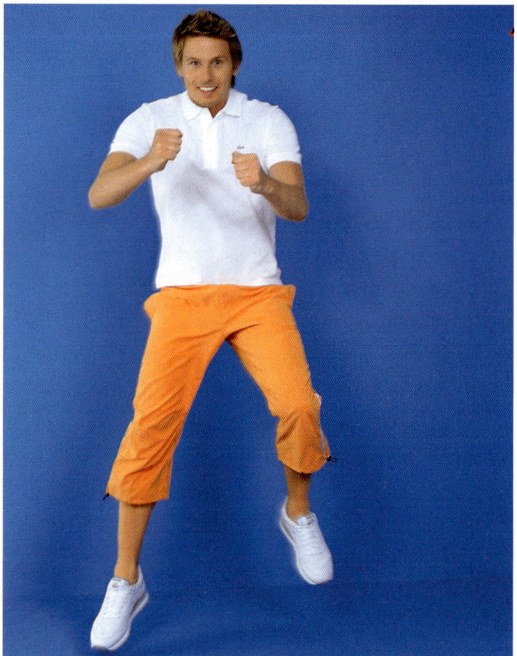

2 HIMMELSLEITER

erschweren, indem Sie einen Step seitlich (mit der Längsseite) neben sich stellen und mit nur einem Fuß auf den Step springen; der andere Fuß landet wie in der Grundübung beschrieben auf dem Boden. Wechseln Sie nach der Hälfte der Zeit die Seite.

Wichtig: Springen Sie immer mit dem ganzen Fuß „sauber", das heißt mit der ganzen Sohle, auf den Step und wieder herunter.

Tip-Trick

- Begeben Sie sich in eine leichte bis mitteltiefe Kniebeuge (max. rechter Winkel im Kniegelenk).
- Verlagern Sie nun Ihr Gewicht auf Ihr rechtes Bein, sodass Sie das linke Bein vom Boden lösen könnten.
- Belasten Sie im Wechsel die Ferse und die Fußspitze Ihres linkes Fußes, aber bleiben Sie dabei weiterhin in der Kniebeuge. Begleiten Sie die Bewegung mit aktivem Armeinsatz. 3
- Wechseln Sie nun die Seiten: Das linke Bein wird zum Standbein, das rechte zum Spielbein.

Dauer: 3–4 Minuten.

Wichtig: Teilen Sie diese Übung in zwei Hälften (je ca. 2 Minuten) auf, und starten Sie einmal mit dem linken, einmal mit dem rechten Bein.

Für Fortgeschrittene: Benutzen Sie zusätzlich einen Step und stellen Sie diesen seitlich mit der Längsseite neben sich. Der rechte Fuß wird nun auf den Step gestellt, der linke bleibt am Boden. Führen Sie die Bewegung wie in der Grundübung beschrieben aus und behalten Sie unbedingt die tiefe Kniebeuge bei. Nach der Hälfte der Zeit wechseln Sie auch hier die Seite.

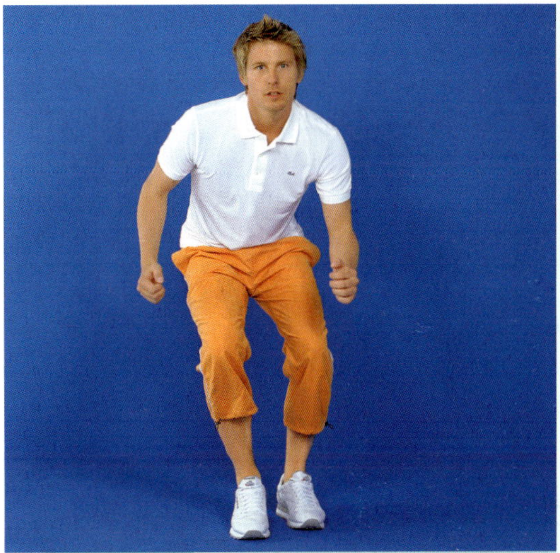

3 TIP-TRICK

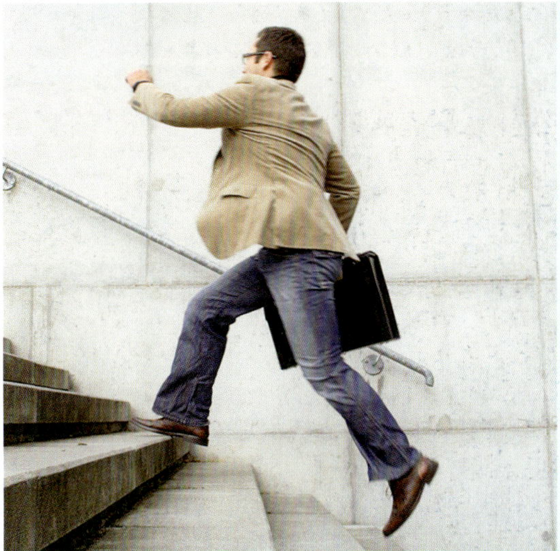

4 ALLTAGSHÜPFEN

Alltagshüpfen

Springen oder hüpfen Sie doch auch gelegentlich im Alltag, indem Sie ein Hindernis springend überwinden oder einfach nur von der letzten Treppenstufe hüpfen – wie Sie es früher als Kind taten. So trainieren Sie Ihre weißen Muskelfasern nebenbei.

Wiederholungen: Gerne können es auch ein paar Hüpfer und Sprünge mehr sein. 40 Alltagshüpfer über den Tag verteilt verleihen ungeahnte Kräfte, regen den Kreislauf an und versorgen das Gehirn mit Sauerstoff. Das beste Trainingsgerät dafür gibt's alle paar Meter: Treppen. 4

DIE BELIEBTESTEN SPORTARTEN UNTER DIE LUPE GENOMMEN

Welche Sportart baut welche Muskeln auf oder erhält sie? Für welches Alter eignen sich die Sportarten? Und wie oft muss man sie betreiben, um gesund zu bleiben? Hier werden diese Fragen kurz und übersichtlich beantwortet.

Bis 30 Jahre (a)

Im Vordergrund sollten bei Ihnen Leistungsaufbau und die muskuläre Leistungsfähigkeit stehen. Eine Wettkampforientierung fördert besonders in diesem Alter die Motivation zur regelmäßigen Aktivität. Achten Sie besonders bei Sportarten mit einseitigen Belastungen (wie z. B. Tennis, Badminton, Squash, Fußball) auf eine ausgewogene muskuläre Kräftigung der beiden Körperseiten.

Bis 40 Jahre (b)

Knappe zeitliche Ressourcen und der innere Schweinehund führen in diesem Alter häufig gemeinsam zu einem starken Rückgang der sportlichen Betätigung. Fest im Kalender vermerkte Trainingszeiten und/oder das Trainieren in einer Gruppe sind geeignete Methoden, um die Erhaltung der Muskeln zu sichern.

Bis 50 Jahre (c)

In diesem Lebensabschnitt werden häufig kleine Sünden sichtbar, etwa als Fettpölsterchen oder muskuläre und konditionelle Schwächen, z. B. beim Treppensteigen. Gerade wenn Sie solche Schwächen bei sich erkennen, ist es wichtig, aktiv(er) zu werden, denn auch sie lassen sich durch geeignetes Training bekämpfen. Besonders nach einer längeren eher inaktiven Phase oder vor Beginn neuer Belastungen ist ein ärztlicher Check-up zu empfehlen, um gesundheitliche Risiken auszuschließen.

Bis 65 Jahre (d)

Die hormonelle Umstellung macht sich besonders zwischen dem 50. und dem 65. Lebensjahr bemerkbar. Der weibliche Körper produziert nach den Wechseljahren erheblich weniger Östrogen. Damit geht eine verringerte Fähigkeit einher, Protein (Eiweiß) aus der Nahrung in den Muskeln zu speichern. Um weiterhin Muskulatur aufzubauen, ist es besonders für Frauen wichtig, auf eine ausreichende Eiweißzufuhr zu achten. Gemeinsam mit regelmäßiger körperlicher Betätigung kann dies die Leistungsfähigkeit erhalten bzw. noch steigern. Ähnliches gilt auch für die Männer, die nun mit dem Rückgang von Testosteron und seinen Folgen zu kämpfen haben. Generell können auch in diesem Alter alle Sportarten durchgeführt werden, solange die Belastung dem eigenen Trainingszustand angepasst wird.

Ab 65 Jahre (e)

Eine Unterforderung des Bewegungsapparats hat in diesem Alter oftmals Folgen, welche die Lebensqualität erheblich beeinflussen. Ein ausgewogenes Training, welches Ausdauer-, Koordinations- und Kraftkomponenten enthält, kann dem eindrucksvoll entgegenwirken. Die neue Freiheit, die man im Rentenalter genießt, sollte man auch dazu nutzen, vermehrt körperlich aktiv zu werden.

Bei Neueinsteigern ist gerade in diesem Alter ein behutsamer Beginn wichtig, um die Gelenke und andere empfindliche Strukturen des Körpers nicht durch plötzliche Beanspruchung überzustrapazieren. Sportspiele und intensive Fitnesssportarten sind nur dann zu empfehlen, wenn sie mit ärztlicher Absprache und altersangepasst (zum Beispiel mit begrenzter körperlicher Beanspruchung) durchgeführt werden, damit Herz-Kreislauf-System und Skelett nicht überfordert werden.

Die Tabelle gibt einen Überblick zu beliebten Sportarten, welche die Muskulatur ganz gezielt aufbauen oder sie allgemein wirkungsvoll kräftigen können. Schon beim ersten Hinsehen werden Sie bemerken, dass viele der hier aufgeführten Sportarten auch für die Altersgruppe ab 65 Jahre zu empfehlen sind. Wichtig ist es in jedem Alter, die Trainingshäufigkeit und -intensität ganz allmählich zu steigern.

Sportart	Muskelaufbau Oberkörper	Muskelaufbau Unterkörper	Muskelerhalt Oberkörper	Muskelerhalt Unterkörper	Altersgruppen	Trainingseinheiten pro Woche
Sportspiele						
Badminton	(X)e	X	(X)e	X	a b c d	2–4
Basketball	–	X	–	X	a b c d	2–4
Fußball	–	X	–	X	a b c d	2–4
Hockey	(X)	X	(X)e	X	a b c d	2–4
Squash	(X)	X	(X)e	X	a b c	1–3
Tennis	(X)	X	(X)e	X	a b c d	2–4
Volleyball	(X)	X	(X)	X	a b c d	2–4
Fitnesssport						
Aerobic (High/Low)	–	X	–	X	a b c d	2–4
Aquajogging	–	–	X	X	a b c d e	3–5
Aquapower	(X)	X	(X)	X	a b c d	1–3
Gymnastik	X	X	X	X	a b c d e	2–4
Fitness-Gerätetraining	X	X	X	X	a b c d e	1–3
Spinning		X	–	X	a b c d	2–4
Jazzdance		X		X	a b c d	2–4
Pump	X	X	X	X	a b c	1–3
Step-Aerobic	–	X	–	X	a b c d e	1–3
Tae Bo	X	X	X	X	a b c	1–3
Rückentraining	X		X		a b c d e	2–4
Erlebnis-/Gesundheitssport						
Inlineskating		X	(X)	X	a b c d e	2–4
Jogging/Laufen		X	–	X	a b c d e	2–7
Walking/Nordic Walking		X		X	a b c d e	4–7
Klettern	X	X	X	X	a b c d e	1–3
Mountainbiken		X	–	X	a b c d e	1–3
Radfahren		X	–	X	a b c d e	3–5
Schwimmen	X	X	X	X	a b c d e	3–5
Skilanglauf	X	X	X	X	a b c d e	3–5
Wandern/Spazierengehen (mind. 30. Min.)	–	–	–	X	a b c d e	3–7

Legende:
X = Ja
(X) = bedingt
(X)e = einseitiger Effekt
– = kein Effekt

Altersgruppen
a bis 30 Jahre
b bis 40 Jahre
c bis 50 Jahre
d bis 64 Jahre
e ab 65 Jahre

STUFE 3: MUSKELN DURCH EIWEISS AUS DER NAHRUNG

Wer seine Muskeln trainiert, braucht Aufbaustoffe, um neue Muskelfasern bilden zu können. Eiweiß ist für die Muskelbildung von besonderer Bedeutung. Ohne Eiweiß – und das ist die Gefahr bei unausgewogenen Diäten – baut der Körper in der Abnehmphase sogar Muskeln ab, um mit den dort noch vorhandenen, aber immer knapper werdenden Baustoffen an anderer Stelle zu reparieren und zu bauen. Schließlich müssen jeden Tag alte Zellen und verschlissenes Gewebe ausgetauscht werden, weil wir nur so gesund und »jung« bleiben. Das bedeutet: Genügend Eiweiß ist die Grundvoraussetzung für fitte und frische Zellen sowie für kräftige und leistungsstarke Muskeln.

RUND UMS EIWEISS

Proteine (Eiweiße) sind aus Aminosäuren aufgebaut. Von den insgesamt zwanzig Aminosäuren sind acht Aminosäuren für den menschlichen Körper essenziell, also unentbehrlich.

TIPP

Eiweiß und Trainingszeiten

Grundsätzlich ist wichtig, vor statt nach dem Essen zu trainieren und ein bis zwei Stunden nach dem Training die Energiedepots mit Eiweiß aufzufüllen. Da unser Körper all seine organischen Strukturen über Nacht neu aufbaut, ist es insgesamt empfehlenswert, das Training der Muskulatur in die Nachmittags- oder Abendstunden zu verlegen.

Der Körper kann sie nicht wie die entbehrlichen Aminosäuren bei ausreichender Energieversorgung einfach selbst bilden. Führen wir unserem Körper diese fehlenden Eiweiße nicht über die Nahrung zu, kann es zu Funktionsausfällen kommen. Das Schwinden der Muskeln wird dann ebenfalls forciert. Deshalb sollte Eiweiß täglich auf jedem Speiseplan stehen! Bauen Sie es am besten abends in Ihre Mahlzeit ein, denn der Körper kann den Nährstoff dann nachts für »Reparaturen« nutzen.

Was Eiweiß alles kann

Vitamine schützen vor Herz-Kreislauf-Krankheiten sowie vor Krebs – dies ist allgemein bekannt. Doch welche Fähigkeiten hat Eiweiß? Hier sind die wichtigsten aufgelistet:

- Eiweiß schützt das Herz.
- Eiweiß reguliert den Blutzuckerspiegel und hält das Insulin in Schach.
- Eiweiß verhindert Muskelabbau (besonders bei Diäten) und fördert den Muskelaufbau.
- Eiweiß macht satt und beugt Heißhunger-Attacken vor.
- Eiweiß stärkt das Immunsystem – insbesondere durch die Aminosäuren Arginin, Glutamin, Glycin und RNS-Nukleotide.

WIE VIEL EIWEISS BRAUCHEN WIR?

Die Deutsche Gesellschaft für Ernährung (DGE, Bonn) empfiehlt, dass die täglich aufgenommenen Nährstoffe zu 10–15 Prozent aus hochwertigem Eiweiß bestehen sollten. Das erreichen Sie, indem Sie pro Kilogramm Körpergewicht 0,8 Gramm Eiweiß zu sich nehmen. (Schwangere, stillende Mütter, Babys und Kinder bis 15 Jahre hingegen benötigen mehr Eiweiß – und zwar je jünger, desto mehr.) Diese Menge entspricht 56 Gramm Eiweiß pro Tag für einen 70 Kilo schweren

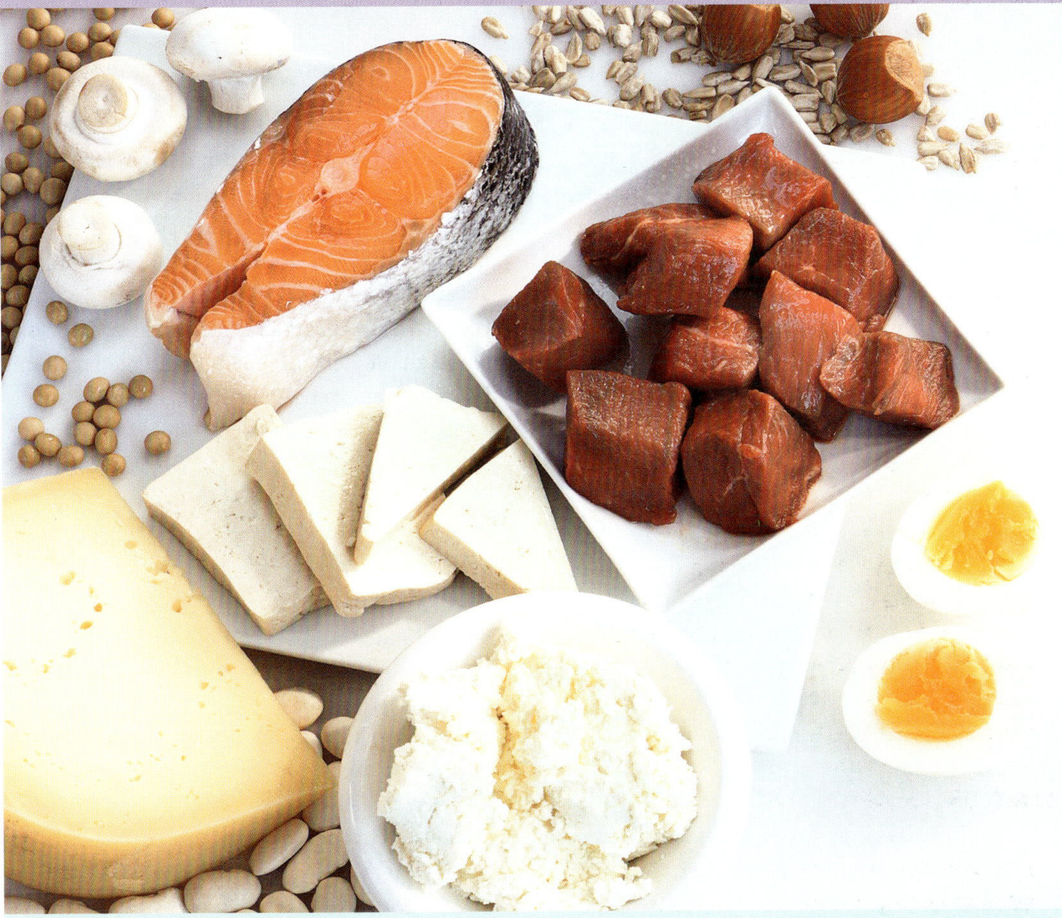

Eiweiß müssen wir dem Körper stets in ausreichender Menge über die Nahrung zuführen. Das Eiweiß aus pflanzlichen Nahrungsmitteln kann der Körper noch besser verwerten als das aus tierischen.

Menschen. Das ist gar nicht so viel und kann auch ohne tierische Lebensmittel erreicht werden, wenn die Speisen sorgfältig zusammengestellt sind (siehe Seite 48). Die in vielen Fitnessbüchern und auch von einigen Wissenschaftlern vertretene These, dass eine dreimal so hohe Proteinaufnahme den Muskelaufbau und die Leistungsfähigkeit steigere, konnte selbst bei einem stark belastendem Training nicht nachgewiesen werden. Eiweißpulver sind demnach auch für Freizeitsportler, die im unteren und mittleren Niveau trainieren, überflüssig.

Zu viel Eiweiß schadet nur

Wer permanent sehr viel Eiweiß über die Nahrung oder über Pülverchen und Co. zu sich nimmt, der belastet seine Nieren ganz erheblich. Denn gleichzeitig mit der verstärkten Verarbeitung des Eiweißes produziert der Körper dann vermehrt Harnstoff (ein Abfallprodukt des Stoffwechsels). Um diesen so schnell wie möglich wieder aus dem Körper zu bekommen, erhöhen die Nieren ihre Ausscheidungstätigkeit. Sie leiten aber nicht nur den Harnstoff aus dem Organismus, sondern mit ihm

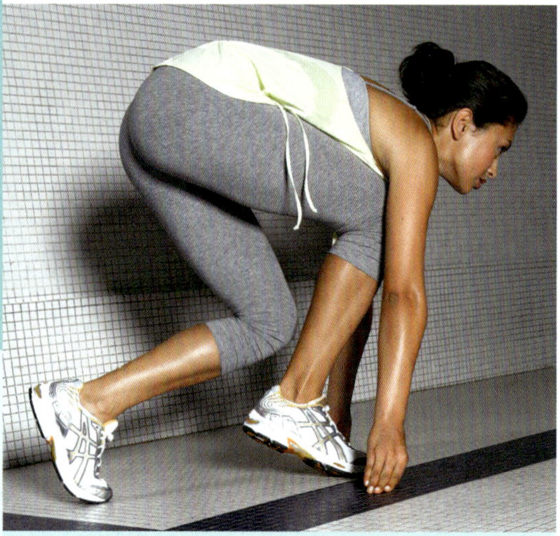

Das Zusammenspiel von durchdachtem Training und ausgewogener Nahrung garantiert den Erfolg.

werden auch eine ganze Reihe nützlicher Mineralien ausgeschieden. Wenn Sie feststellen, dass Sie mehr Urin ausscheiden als üblich, kann es sein, dass Ihre Körperzellen zu wenig von diesen Mineralien bekommen und sogar ihre Funktion einstellen müssen.

Checken Sie Ihren Eiweißpegel

Sie sind unsicher, wie es mit dem Eiweißpegel in Ihrem Blut aussieht? Dann kann Ihnen Ihr Arzt mit einem einfachen Bluttest weiterhelfen. Wenn sich dabei ein Anteil von 10–80 g/dl Eiweiß im Blut ergibt, ist alles im grünen Bereich. Ein Wert unter 9 g/dl wäre jedoch zu niedrig. Wahrscheinlich fühlen Sie sich dann auch abgespannt und schlapp. In diesem Fall sollten Sie ganz gezielt darauf achten, Ihren Speiseplan mit mehr eiweißhaltigen Nahrungsmitteln aufzupeppen. Auf dieser Doppelseite finden Sie viele hilfreiche Tipps und Informationen dazu.

Lernen Sie zu portionieren

Verteilen Sie Ihre Eiweißportion auf den ganzen Tag, allerdings mit einem Schwerpunkt am Abend. Würden Sie alles Eiweiß auf einmal aufnehmen, könnte der Körper die Proteine gar nicht richtig verarbeiten. Denn er kann nur geringe Eiweißmengen (zwischen 100 und 200 Gramm) speichern.

Doch eine große Portion Eiweiß am Abend sollte auf jeden Fall sein. Denn in der Nacht regeneriert der Körper und nutzt die Ruhe, um seine Zellen und das Gewebe neu aufzubauen. Und so ein abendlicher »Eiweißstoß« lässt – nach einem vorausgegangenen Training – auch die Muskelmasse über Nacht »wachsen« und wenn mehr Masse da ist, bilden sich auch bald mehr motorische Einheiten.

TIERISCH ODER PFLANZLICH?

Sie sollten pflanzliches Eiweiß dem tierischen vorziehen, weil es eine sehr viel bessere Bio-Wertigkeit aufweist. Das bedeutet, dass diese Proteine mehr essenzielle Aminosäuren aufweisen. Dementsprechend sollten Gemüse, Sojaprodukte, Hülsenfrüchte und Nüsse häufiger auf dem Teller liegen: mindestens zwei- bis dreimal so oft wie Fleisch, Fisch, Eier & Co.

Der Eiweiß-Mix

Mit diesem Mix sind keine Eiweißshakes gemeint, sondern die Mischung Ihrer eiweißhaltigen Mahlzeiten. Am besten sind Sie versorgt, wenn Sie sich nicht auf einige wenige Eiweißlieferanten festlegen, sondern immer wieder neue ausprobieren und kombinieren. So können Sie sicher sein, dass Sie alle essenziellen Aminosäuren auf den Teller bekommen, und zwar mit einer hohen biologischen Wertigkeit. Wenn Sie weiterhin aktiv bleiben, dürfte Ihrem Muskelaufbau nichts mehr im Wege stehen.

Um je 20 g Eiweiß zu sich zu nehmen, müssten Sie folgende Mengen der Lebensmittel essen:

Menge	Lebensmittel
Fleisch und Wurst	
80 g	Hühnerbrust
100 g	Kalbsfilet
90 g	Kotelett (mager)
75 g	Lammfilet
120 g	Magere Geflügelwurst
75 g	Putenbrust
100 g	Rinderfilet
90 g	Roastbeef
70 g	Schinken (gekocht)
90 g	Schinken (roh)
70 g	Schweinefleisch
Fisch und Meeresfrüchte	
230 g	Austern
90 g	Forelle
105 g	Garnele
100 g	Heilbutt
110 g	Hummer
120 g	Kabeljau
110 g	Lachs
110 g	Makrele
105 g	Sardine
120 g	Scholle
115 g	Seehecht
120 g	Seezunge
120 g	Steinbutt
100 g	Thunfisch
130 g	Tintenfisch
Eier und Milchprodukte	
600 ml	Buttermilch
550 ml	Dickmilch
3 Stück	Eier (mittelgroß)
550 ml	Kefir
600 ml	Milch (1,5% und 3,5%)

Menge	Lebensmittel
Eier und Milchprodukte *(Fortsetzung)*	
110 g	Mozzarella
600 g	Naturjoghurt
55 g	Parmesan
90 g	Schnittkäse
115 g	Speisequark (Magerstufe)
Getreide, Nudeln und Reis	
135 g	Amaranth
170 g	Haferflocken
190 g	Knäckebrot
260 g	Naturreis
130 g	Quinoa
140 g	Vollkornteigwaren
160 g	Wildreis
Nüsse und Samen	
115 g	Cashewnüsse
80 g	Erdnüsse
110 g	Mandeln
115 g	Pistazien
75 g	Sonnenblumenkerne
Hülsenfrüchte, Obst, Gemüse	
30 g	Algen
1050 g	Avocado
800 g	Bananen (getrocknet)
100 g	Bohnen (getrocknet)
315 g	Erbsen (grün, roh)
400 g	Grünkohl
250 g	Mais
800 g	Maracuja
55 g	Sojabohnen
800 g	Spinat
800 g	Sultaninen/Rosinen

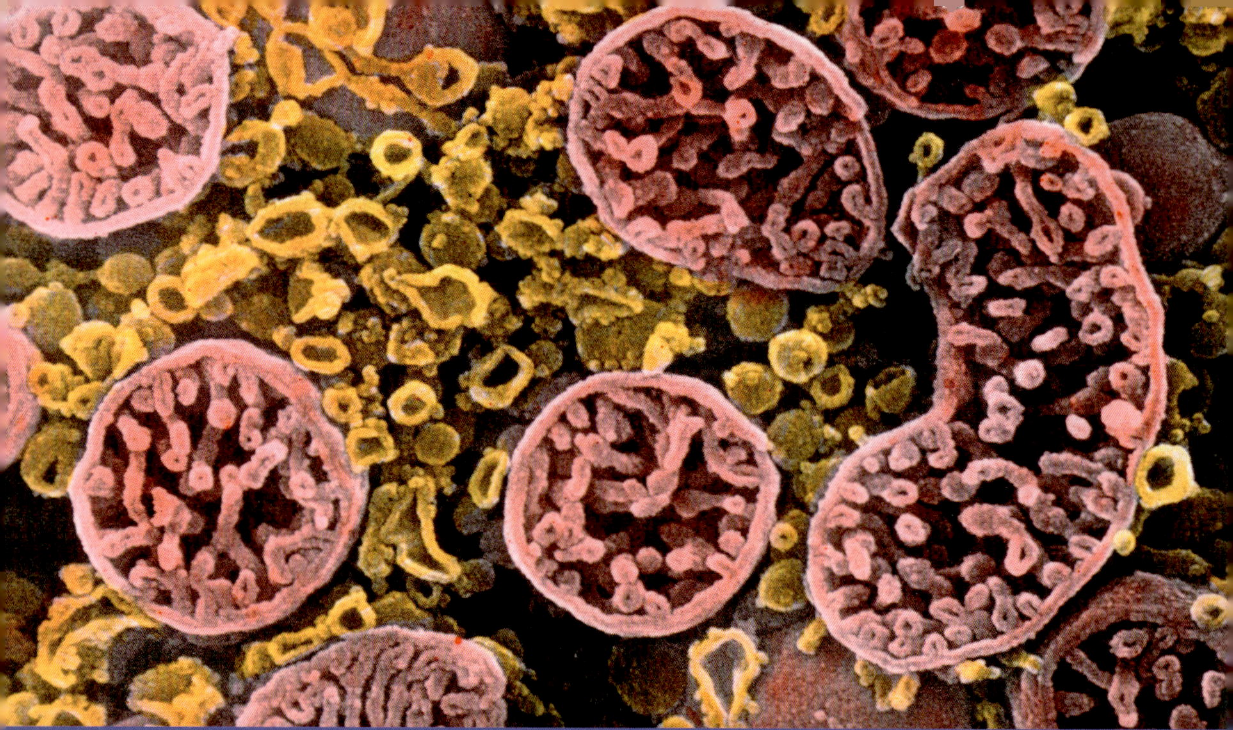

Der gestörte Stoffwechsel

OHNE STOFFWECHSEL KEIN LEBEN – ohne Leben kein Stoffwechsel. Denn ohne ihn könnten wir nicht atmen und nicht denken. Leber, Herz und Nieren würden nicht funktionieren, und unsere Muskeln könnten wir auch nicht bewegen. Woran das liegt? Die Erklärung dafür ist einfach: Alles, was wir tun – leben, lieben, lachen, denken und bewegen – verbraucht Energie. Genau diese wird mithilfe des Stoffwechsels erzeugt und anschließend genau an die Stellen transportiert, wo sie benötigt wird. Und nicht nur das: Der Stoffwechsel sorgt außerdem für den Abtransport dessen, was von der verbrauchten Energie übrig bleibt. Er ist also zugleich das Kraftwerk und die Müllabfuhr unseres Körpers.

Wenn dieses System nicht richtig funktioniert, entstehen ernsthafte Probleme. Sie betreffen jede einzelne Zelle ebenso wie Muskeln, Leber, Nieren oder Gehirn. Statistiken belegen, dass in Deutschland bei nahezu jedem dritten Erwachsenen der Stoffwechsel gestört ist.

STOFFWECHSEL – WAS IST DAS?

Wie das Wort schon sagt, geht es darum, dass »Stoffe wechseln«: das Kalzium aus dem Käse bis in die Knochen, das Jod aus dem Meeresfisch zur Schilddrüse oder die Kohlenhydrate aus den Nudeln zur Verbrennung in die Muskeln. Alles, was wir essen oder trinken, wird vom Körper verarbeitet, und aus den Einzeltei-

links: Blick in eine stoffwechselaktive Zelle mit vielen Mitochondrien (rosa), den Zellkraftwerken.

len »bastelt« er sich alles, was er braucht: neue Zellen, Hormone, feste Knochen, rote Blutkörperchen, Haare und auch alle Abwehrzellen. Das, was er nicht benötigt, schickt er wieder nach draußen. Der Stoffwechsel umfasst also die Aufnahme, den Transport und die chemische Umwandlung von Stoffen. Diese Vorgänge dienen dem Aufbau und der Erhaltung der Substanz des Körpers und aller seiner Zellen, der Energiegewinnung und der Reinigung. Dies ist ein unglaublich komplexer Vorgang.

EIN AUSGEFEILTER DAUERMECHANISMUS

Die chemische Zusammensetzung einer Zelle ist zwar meist mehr oder weniger konstant. Die dazugehörigen Moleküle werden jedoch ständig erneuert, abgebaut und umgewandelt. Im Stoffwechsel herrscht ein ständiger Material- und Energiefluss, ein sogenanntes dynamisches Fließgleichgewicht. Und das lässt uns leben – Tag und Nacht.

Um diese Balance dauerhaft aufrecht zu erhalten, benötigen Zellen *ständig* organische und anorganische Stoffe sowie Energie. Denn in jeder Zelle laufen hunderte von chemischen Reaktionen ab, deren Gesamtheit man als Metabolismus bezeichnet – so der wissenschaftliche Begriff für den Stoffwechsel. Die daran beteiligten Substanzen werden entsprechend Metabolite genannt.

Die geordnete Abfolge und Regelung dieser chemischen Reaktionen wird erst durch die Existenz spezifischer Hormone und Enzyme möglich: Sie sind die Beschleuniger und Katalysatoren des Stoffwechsels, die alles steuern – selbst die Geschwindigkeit des Stoffwechsels.

Wir Menschen sind auf die Zufuhr einer Vielzahl von Substanzen über die Nahrung angewiesen. Die meisten Nährstoffe kann der Organismus jedoch nicht direkt verwerten. Sie werden zunächst über abbauende (katabole) Stoffwechselwege in kleinere Bruchstücke zerlegt. Die dabei entstehenden Metabolite werden danach entweder über weitere Umwandlungen im Energiestoffwechsel zur Energieerzeugung herangezogen oder durch aufbauende (anabole) Stoffwechselwege wieder zu komplexeren Molekülen zusammengesetzt.

MITOCHONDRIEN – DIE KRAFTWERKE DER ZELLE

Die wichtigste Instanz beim Knacken der Nährstoffe in kleinste für den Körper verwertbare Bausteine sind die Mitochondrien in den Zellen. Sie sind die Kraftwerke, die in den Zellen »leben« und für die Vitalität ihrer Zellen verant-

INFO

Enzyme – unverzichtbare Helfer

Der Auf- und Abbau der Metabolite wird in unseren Zellen vor allem durch die Aktivität von Enzymen gesteuert. Enzyme sind Biokatalysatoren, das heißt, sie machen chemische Reaktionen im Stoffwechsel erst möglich, lenken und beschleunigen sie. Stoffwechselprozesse können nur ablaufen, weil jede Zelle über eine festgelegte Enzymausstattung verfügt. Auf diese Weise werden lebende Zellen zu winzigen chemischen Maschinen, die sich selbst regulieren und pausenlos für eine größtmögliche Wirtschaftlichkeit im Stoffwechsel sorgen.

wortlich sind. Mitochondrien haben einen bestimmten Aufbau und eine besondere Funktion im Mini-Organismus Zelle und heißen daher Organellen, also »Mini-Organe«. Jede Zelle enthält mehrere Mitochondrien, die durch eine eigene Membran von den anderen Zellteilen getrennt sind. Sie können sich bei Bedarf sogar selbst vermehren. Nähere Informationen zu den kleinen Kraftwerken finden Sie im Kapitel zu den freien Radikalen, Seite 166.

DER STOFFWECHSEL IST EIN GIGANTISCHES REGELWERK

Mit unserer Ernährung bieten wir unserem Körper verschiedenste Nährstoffe an, die er mithilfe des Stoffwechsels unterschiedlich verwertet, sodass wir am Ende genügend Energie für unser tägliches Leben haben.

PROTEINSTOFFWECHSEL – EIWEISS FÜR DEN ZELLAUFBAU

Proteine sind wichtige Nährstoffe für unseren Körper: Ohne diese Eiweißstrukturen könnten wir keine Zellen aufbauen und unser Gewebe nicht reparieren. So beeinflussen Eiweiße in Form von Enzymen unseren gesamten Stoffwechsel, machen als Muskelbausteine Bewegung erst möglich und halten uns mit Antikörpern gesund. Da ist es nicht verwunderlich, dass ein Mensch zu etwa einem Fünftel aus Proteinen besteht. Sie werden aus zwanzig Eiweißbausteinen, den sogenannten Aminosäuren, aufgebaut. Wir müssen unseren Körper täglich mit diesen Nährstoffen füttern, weil die neun sogenannten essenziellen Aminosäuren nicht vom Körper selbst gebildet werden können. Fehlt nur eine einzige Aminosäure, werden die zugehörigen Aufbau- und Umbauprozesse verlangsamt oder kommen ganz zum Stillstand!

Dann läuft der Eiweißstoffwechsel nicht mehr rund, sondern fehlerhaft. Erste Anzeichen für Probleme mit dem Stoffwechsel können Müdigkeit, Abgeschlagenheit oder Erschöpfung sein, schwerwiegende Folgen sind eine gestörte Zellregeneration, schnelleres Altern, Nierenerkrankungen oder sogar Alzheimer.
Damit das nicht passiert, sollte Eiweiß auf Ihrem täglichen Speiseplan nicht fehlen.
Gute Tipps dazu finden Sie im Kapitel zum Muskelschwund unter »Muskeln durch Eiweiß aus der Nahrung«, Seite 46).

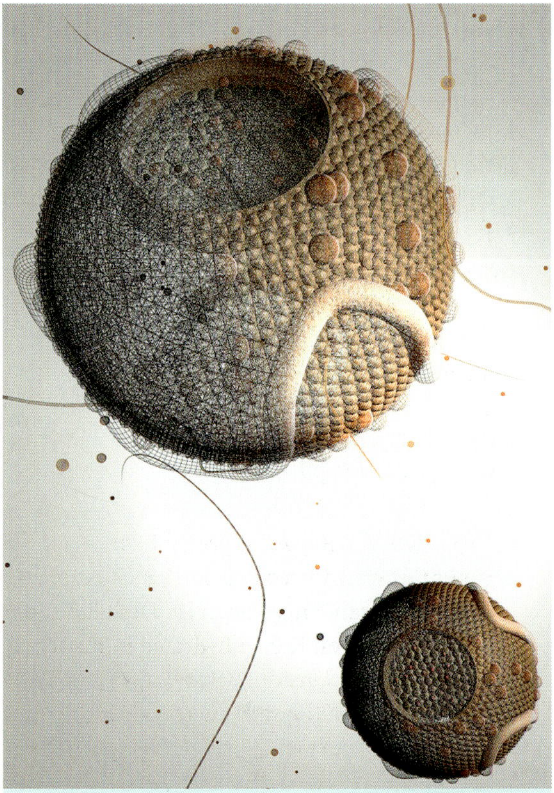

Lipoproteine transportieren Cholesterin aus dem Gewebe zurück zur Leber. Hier das »gute« HDL-Cholesterin, das vor Arteriosklerose schützt.

FETTSTOFFWECHSEL – DAS UNBEGRENZTE ENERGIERESERVOIR

Fette sind als wichtige Energiequelle und Strukturbaustein der zellulären Membran unverzichtbar für unseren Körper. Da Fette jedoch nicht wasserlöslich sind, verändert unser Verdauungssystem die Struktur der Fette so, dass sie am Ende der Umwandlung wasserlöslich sind und als sogenannte Mizellen über die Lympfbahnen in den Blutkreislauf gelangen können. Dort werden sie von Lipoproteinen transportiert, insbesondere in die Zellen des Fettgewebes.

Fette sind nahezu unbegrenzt speicherbar und aufgrund ihres hohen Brennwerts das wichtigste Energiereservoir unseres Organismus. Diese für Notzeiten gedachte Rücklage des Körpers stellt für uns in der Wohlstandsgesellschaft zunehmend ein Problem dar, weil wir viel mehr Energie über die Nahrung aufnehmen, als wir verbrauchen, und große Fettpolster der Gesundheit schaden. Es gilt also darauf zu achten, nicht zu viel Fett mit der täglichen Ernährung aufzunehmen.

KOHLENHYDRATSTOFFWECHSEL – DER SCHNELLE BRENNSTOFF

Besonders abhängig von Kohlenhydraten ist unser Gehirnstoffwechsel, der auf Glukose als Energielieferant angewiesen ist. Deshalb ist die Verteufelung von Kohlenhydraten in manchen Diäten blanker Unsinn. Besonders morgens, wenn wir unser Tagwerk noch vor uns haben, benötigen Körper und Gehirn viele (!) Kohlenhydrate in Form von Brot oder Müsli. Zur Aufnahme über den Darm werden die Kohlenhydrate zu Monosacchariden wie Glukose umgebaut. Als wasserlöslicher Nährstoff kann Glukose direkt aus dem Darm in den Blutkreislauf eintreten, wo sie als schneller und einfacher Energielieferant immer vorhanden ist. Ein Überschuss an Kohlenhydraten wird als Glykogen in der Leber deponiert oder zu den ungeliebten Fettpolstern umgebaut.

GUT ZU WISSEN

Glukose – der wichtigste Zucker

Zucker ist – in angemessenen, eher geringen Mengen genossen – ein Lebenselixier: Die Glukose ist der wichtigste Einfachzucker (Monosaccharid), der im menschlichen Organismus vorkommt. Zwischen 0,7 und 1 Gramm pro Liter sind im Blut eines Erwachsenen gelöst – sie können als Blutzucker gemessen werden – und stehen den Zellen als schnelle Energielieferanten zur Verfügung. In Früchten, Fruchtsäften und Honig ist Glukose enthalten, aber auch in allen anderen Kohlenhydraten, denn es handelt sich um komplexe Zuckermoleküle, die der Körper erst aufspalten muss. Der Glukosestoffwechsel als Teil des Kohlenhydratstoffwechsels wird vor allem durch die Hormone Insulin, Adrenalin und Glukagon gesteuert.

DIE HORMONE ALS STEUERSYSTEM

Die Hormone – oft auch endokrines System genannt – sind neben den Nervenbahnen das wichtigste Kommunikationssystem des menschlichen Körpers. Es steuert in sehr komplexen Reaktionen das bereits erwähnte dynamische Fließgleichgewicht in unserem Körper. Ein genauerer Blick darauf lohnt sich, um besser verstehen zu können, was den Stoffwechsel stört und wo wir ihn beeinflussen können.

INFO

Was bei Störungen des Stoffwechsels passieren kann

Ob Stoffwechselprozesse beschleunigt oder verlangsamt sind, hängt davon ab, von welchen Hormonen zu viel oder zu wenig ausgeschüttet wird. Da nahezu alle Organe des Körpers von Störungen des Stoffwechsels betroffen sein können, sind die Folgen sehr vielfältig.

Kohlenhydratstoffwechsel

- Beschleunigung/Verlangsamung der Aufnahme von Kohlenhydraten im Darm.
- Steigerung/Verminderung der Glukoneogenese, also der Glukoseneubildung aus anderen Stoffen als Kohlenhydraten.
- Steigerung/Verminderung des Abbaus von Kohlenhydraten.

Insulin

- Der Insulinbedarf insgesamt steigt/sinkt.

Proteinstoffwechsel

- Vermehrter/verringerter Eiweißabbau.

Fettstoffwechsel

- Steigerung/Verminderung der Bereitstellung von Fettsäuren zur Energiegewinnung aus den Fettzellen.
- Abbau/Aufbau von Speicherfett.
- Abfall/Erhöhung des Cholesterinspiegels.

Herz-Kreislauf-System

- Steigerung/Verminderung der Kontraktilität des Myokards, also der Kontraktionskraft und Koordination des Herzmuskels.
- Steigerung/Verminderung des Schlagvolumens, also des Blutvolumen-Ausstoßes des Herzens pro Schlag.
- Steigerung/Abnahme der Herzfrequenz, also der Schlaghäufigkeit des Herzens pro Minute.
- Vergößerung/Verkleinerung der Blutdruckamplitude, das ist die Differenz zwischen dem Spitzenwert und dem unteren Wert bei der Blutdruckmessung.

WAS SIND EIGENTLICH HORMONE?

Hormone sind körpereigene, chemische Informationsübermittler. Mindestens dreißig von ihnen werden in unseren Drüsen gebildet und anschließend ins Blut abgegeben. Dann gelangen sie – wie kleine Schiffe in den Hafen – zu Zellen mit extra für sie reservierten Andockplätzen, sogenannten Rezeptoren, wo ihre Information gelesen werden kann. Auf diese Nachricht hin erhalten die hormonproduzierenden Drüsen eine Antwort. Durch diese Rückmeldung wird die Hormonausschüttung entweder weitergeführt oder gestoppt. Wenn Ihr Körper beispielsweise im Sommer Flüssigkeit braucht, melden Hormone: »Durst«, und veranlassen Sie, etwas zu trinken. Ist der Durst gestillt, melden die Hormone: »genug Flüssigkeit«, und Sie schenken sich nichts mehr nach.

STÖRUNGEN DES REGELSYSTEMS

Hormone informieren den Organismus also darüber, ob aufbauende oder abbauende Stoffwechselabläufe nötig sind, und Enzyme setzen diese Reaktionen in Gang. Stoffwechselstörungen entstehen folglich immer aus einer Fehlinformation durch zu viele oder zu wenige Hormone oder aus einer enzymatisch schlecht oder gar nicht mehr ablaufenden Reaktion.

Chemische Reaktionen verlaufen im Körper dann nicht mehr so, wie sie sollten, und können dazu führen, dass manche Stoffe aus diesen Prozessen sich im Körper anhäufen für andere Stoffe ein Mangel entsteht oder schädliche Substanzen nicht mehr um- und abgebaut werden können.

So können Störungen im Fettstoffwechsel zu einer Erhöhung der Blutfettwerte führen, im Eiweißstoffwechsel essenzielle Aminosäuren fehlen, durch Störungen im Kohlenhydratstoffwechsel kann eine Zuckerkrankheit entstehen und im Mineralstoffwechsel ein Phosphatmangel eintreten, um nur einzelne Beispiele zu nennen.

Da es sich beim Stoffwechsel um ein kompliziertes System handelt, in dem viele Reaktionen ablaufen, die sich gegenseitig bedingen, kann eine Diagnose von Störungen sehr schwierig und aufwendig sein. Außerdem ist unser Körper immer bestrebt, Fehlfunktionen einzelner Stoffwechselvorgänge mithilfe anderer Prozesse auszugleichen. Dies führt dazu, dass krankhafte Veränderungen erst dann diagnostiziert werden, wenn der betroffene Mensch das erste Mal ausgeprägte Symptome hat. Nutzen Sie deshalb die Vorsorgeuntersuchungen, zum Beispiel die in unserem Praxisteil vorgeschlagenen Blutuntersuchungen.

DIE DRÜSEN – PRODUKTIONSORT DER HORMONE

Damit die Kommunikation der Organe mittels Hormone immer und sofort funktioniert, hat sich im menschlichen Körper ein streng hierarchisch aufgebautes Drüsensystem entwickelt. Oberste Instanz ist der Hypothalamus im Gehirn. Auf zwei dieser endokrinen Drüsen, die Schilddrüse und die Bauchspeicheldrüse, wollen wir hier näher eingehen.

SCHILDDRÜSE – DIE ENERGIEZENTRALE DES STOFFWECHSELS

Die Schilddrüse *(Glandula thyroidea)* ist ein kleines 10–60 g schweres, schmetterlingsförmiges Organ, das unterhalb des Schildknorpels vor der Luftröhre liegt. Sie bildet in Verbindung mit Jod die beiden Schilddrüsenhormone T3 und T4. Diese Schilddrüsenhormone stimulieren den gesamten Stoffwechsel und wirken auf praktisch alle Organe:

- Sie steigern den Energieumsatz sowie die Wärmeproduktion des Körpers und erhöhen den Sauerstoffbedarf.
- Sie regen den Ab- und Umbau von Fetten und Glykogen an.
- Sie beeinflussen das Wachstum und die Reifung des zentralen Nervensystems und des Gehirns.
- Sie erhöhen die Aktivität des Nervensystems.
- Sie steigern die Fähigkeit des Herzens, sich zusammenzuziehen, ebenso wie die Geschwindigkeit der Pumpsignale (Erregungsleitung) des Herzens.

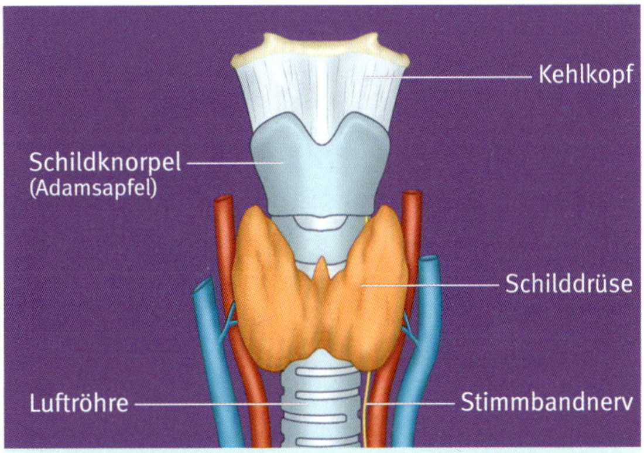

Die Schilddrüse liegt vor der Luftröhre unter dem Adamsapfel. Ihre beiden Flügel produzieren Hormone, die den Energiehaushalt regulieren.

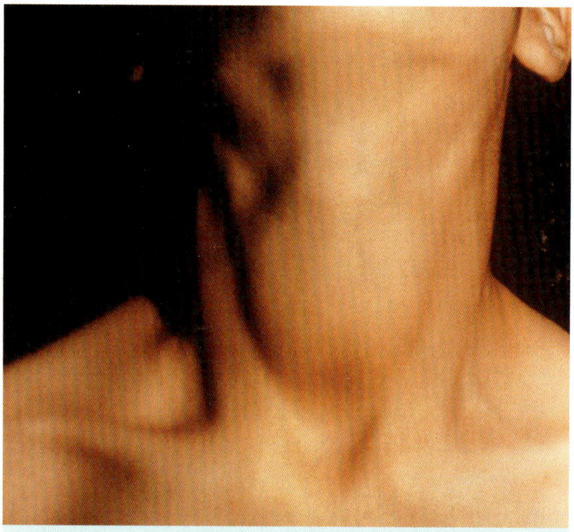

Die Schilddrüse braucht Jod für ihre Hormonproduktion. Fehlt es, wächst das Schilddrüsengewebe, um den Mangel auszugleichen.

Bei so vielen Aufgaben benötigen Sie nicht viel Fantasie, um sich vorzustellen, dass sich Störungen in diesem Bereich nachhaltig auf den ganzen Körper auswirken.

Schilddrüsenerkrankungen sind Stoffwechselstörungen

Die Schilddrüse ist die zentrale Energieverwaltung in unserem Körper. Wenn sie nicht mehr richtig arbeitet, bringt uns das völlig aus dem Takt – physisch und psychisch. Nach neuesten Studien der Deutschen Gesellschaft für Endokrinologie mit fast 100 000 Versuchspersonen sind Funktionsstörungen sehr häufig:

- Jeder dritte erwachsene Bundesbürger hat krankhafte Veränderungen an der Schilddrüse, von denen er bisher nichts wusste.
- Jeder vierte erwachsene Bundesbürger hat Knoten in der Schilddrüse.
- Jeder zweite erwachsene Bundesbürger über 45 ist bereits an der Schilddrüse erkrankt.
- Frauen und Männer sind gleich betroffen.

Wenn eine gestörte Schilddrüse zu wenige oder zu viele Hormone produziert, hat das immer Konsequenzen für den Stoffwechsel.

Hektisch oder antriebsarm

Bei einer Schilddrüsenunterfunktion (Hypothyreose) schüttet die Schilddrüse zu wenig Hormone aus. Die Symptome sind so unspezifisch, dass sie häufig übersehen werden. Der Stoffwechsel arbeitet deutlich langsamer. Dadurch frieren Sie schneller, werden dick und antriebslos bis hin zu einer depressiven Grundstimmung. Auch die Muskulatur kann betroffen sein: Die Muskeln werden größer, aber sehr hart, und schmerzen unter Belastung. Da dieser Hormonmangel auch den Fettstoffwechsel beeinträchtigt und dadurch wiederum mehr Fett an den Wänden der Arterien abgelagert wird, leidet auf die Dauer auch das Herz-Kreislauf-System darunter.

Produziert die Schilddrüse zu viele Hormone, sprechen Ärzte von Schilddrüsenüberfunktion (Hyperthyreose). Sie ist leichter zu erkennen, weil sie oft mit einer Vergrößerung der Schilddrüse einhergeht. Das neue, gutartige Schilddrüsengewebe wird nicht vom Gehirn gesteuert, sondern produziert völlig selbstständig Hormone und überschüttet den Körper geradezu damit. Dadurch läuft der Stoffwechsel ständig auf Hochtouren, und das sieht man Ihnen an: Trotz Appetitsteigerung werden Sie dünner, weil der Grundumsatz stark erhöht ist. Deshalb schlafen Sie auch schlechter, schwitzen eher, sind nervös und schneller gereizt. Auch die Herztätigkeit ist beschleunigt und verändert. Es kann zu Extrasystolen und Vorhofflimmern kommen. Zudem kann sich der Blutzucker erhöhen (Hyperglykämie), weil der überaktive Stoffwechsel mehr Fett- und Glykogenreserven anzapft als nötig.

Warum die Schilddrüse Probleme bereitet

Es ist noch nicht vollständig geklärt, warum es zu einer Über- oder Unterfunktion der Schilddrüse kommt. Sehr häufig ist ein Mangel an Jod die Ursache von Schilddrüsenerkrankungen, insbesondere bei einer Schilddrüsenvergrößerung. Dem können Sie leicht vorbeugen, indem Sie jodiertes Speisesalz benutzen und regelmäßig Seefisch essen.
Eine Ursache für die Unterfunktion kann eine Autoimmunerkrankung sein. Dabei bildet der Organismus Antikörper, die unsere Schilddrüse direkt angreifen. Doch warum und wie es zu diesem Autoimmunprozess kommt, ist noch nicht erforscht. Was wir jedoch wissen ist, dass Frauen sehr viel häufiger davon betroffen sind als Männer. Doch egal ob Mann oder Frau: Tatsache ist, dass eine Fehlfunktion der Schilddrüse den Stoffwechsel empfindlich stört und die Gesundheit auf jeden Fall beeinträchtigt.

DIE BAUCHSPEICHELDRÜSE

Die Bauchspeicheldrüse, auch Pankreas genannt, ist 15–20 cm lang und liegt hinter dem Magen. Sie stellt in vielen kleinen Drüsen den Bauchspeichel her, der die Verdauungsenzyme enthält. Zwischen diesen Drüsen liegen ein bis zwei Millionen nach ihrem Entdecker benannte Langerhans-Inseln. Sie machen etwa 28 Prozent der gesamten Bauchspeicheldrüse aus und bilden die Hormone Insulin und Glukagon. Deren Aufgabe ist es, den Blutzuckerspiegel zwischen 60 und 110 mg/dl konstant zu halten. Ist die Ausschüttung dieser Hormone gestört, kommt es zunächst zu Symptomen wie Durchfall, Fettstuhl, Vitaminmangel oder bestimmten Verdauungsstörungen (Malabsorption). Steuern Sie nicht durch eine gezielte Ernährungsumstellung rechtzeitig dagegen, manifestiert sich diese Stoffwechselstörung und führt zu Diabetes.

Insulin und Glukagon – zwei Gegenspieler

Insulin, das in den Langerhans-Inseln produziert wird, reguliert den Blutzucker, ist also ungemein wichtig für die Steuerung unseres Energiestoffwechsels. Folgende Prozesse lenkt das Hormon Insulin:

- Es fördert den Transport von Glukose hin zu allen Zellen des Körpers.
- Es aktiviert in der Leber und in den Muskelzellen Enzyme, die für die Verbrennung von Glukose und die Verarbeitung von Glukose in Glykogen verantwortlich sind.
- Es sorgt in den Fettzellen für die Aktivierung von Enzymen, die zur Umwandlung von Glukose in Fett notwendig sind.
- Es hemmt den Abbau von Fett.
- Es wirkt wachstumsfördernd.
- Es fördert die Bildung von Eiweißen, indem es die Aufnahme von Aminosäuren in die Zellen unterstützt.
- Es hemmt in der Bauchspeicheldrüse die Bildung von Glukagon.
- Es unterstützt die Versorgung der Zellen mit Mineralstoffen.

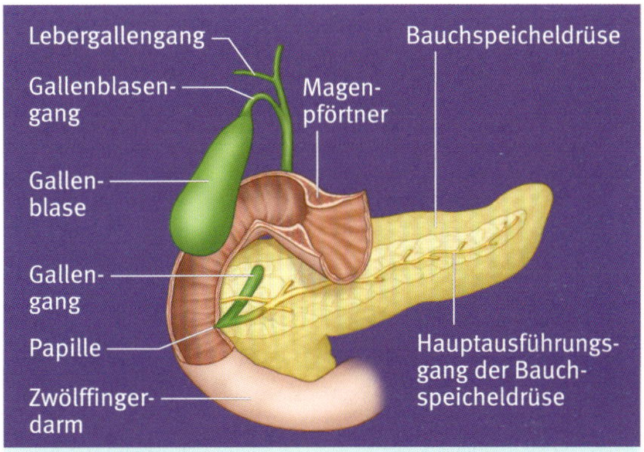

Die Bauchspeicheldrüse entlässt ihre Hormone ins Blut und ihre Verdauungsenzyme in den Zwölffingerdarm, wo auch der Magen mündet.

Dagegen regt Glukagon den Glykogenabbau in der Leber an. Es wird ebenfalls von den Zellen der Langerhans-Inseln produziert und wirkt dem Insulin entgegen – sie werden deshalb Gegenspieler genannt. Dieser Botenstoff wird dann ausgeschüttet, wenn der Blutzuckerspiegel den Normbereich unterschreitet. Dadurch wird die Leber angeregt, Glukose auszuschütten. Außerdem fördert Glukagon den Abbau von Eiweißen und Fetten.

DIE BLUTZUCKERREGULATION

Wenn der Blutzuckerspiegel zu hoch ist, wird vermehrt Insulin aus den Langerhans-Inseln ausgeschüttet. Es bewirkt, dass die Körperzellen den überschüssigen Zucker aufnehmen müssen. Im Falle eines zu niedrigen Blutzuckerspiegels veranlasst umgekehrt das Glukagon die Leber, Glykogen abzubauen und den freiwerdenden Zucker ans Blut abzugeben.
Aber es gibt noch weitere Hormone, die den Blutzuckerspiegel regulieren. Zum einen fördert Adrenalin die Mobilisierung von Glukose bei akutem Glukosemangel. Glukokortikoide verringern den Zuckerverbrauch, fördern die Abgabe von Zucker aus den Muskeln und die Zuckersynthese. Das Wachstumshormon Somatotropin hat eine aufbauende Wirkung: Bei Bedarf erhöht es den Blutzuckerspiegel und sorgt für Energie aus den Fettzellen. Und das Schilddrüsenhormon Thyroxin kurbelt den gesamten Stoffwechsel an, was ebenfalls den Zuckerbedarf erhöht.

Patient Bauchspeicheldrüse

Wenn mit der Bauchspeicheldrüse etwas nicht in Ordnung ist, dann zeigt sich das deutlich nur bei einer massiven Entzündung (chronische Pankreatitis). Leichte Funktionsdefizite sind dagegen schwierig zu erkennen. Fett im Stuhlgang, Gewichtsverlust, chronische Müdigkeit und Abgeschlagenheit, Infektanfälligkeit, Durchfallneigung und Migräne sind typische Phänomene, die aber auch auf andere Ursachen zutreffen. Sie werden daher selbst von Ärzten meist nicht der Bauchspeicheldrüse zugeordnet.
Wer sich immer wieder zu viel Alkohol und übermäßiges Essen gönnt, »züchtet« damit Bauchspeicheldrüsen-Probleme. Bei Menschen mit »empfindlichen Drüsen« reichen sogar

INFO

Das metabolische Syndrom – ein tödliches Quartett

Fettleibigkeit (Adipositas), Bluthochdruck, Fettstoffwechselstörung und Diabetes Typ 2 – diese vier Problemfelder bilden das metabolische Syndrom. Es führt meist mit – wörtlich zu nehmender – tödlicher Sicherheit zu Erkrankungen des Herz-Kreislauf-Systems wie Herzinfarkt und Schlaganfall.

Vom metabolischen Syndrom bedroht sind Männer mit einem Bauchumfang von mehr als 100 cm und Frauen mit mehr als 88 cm. Dazu müssen mindestens zwei der folgenden Bedingungen kommen:

- erhöhte Triglyceridwerte (> 150mg/dl);
- zu niedriges HDL-Cholesterin (Männer: < 40mg/dl, Frauen: < 50mg/dl);
- Bluthochdruck (> 85 Diastole, > 130 mmHg Systole);
- erhöhter Nüchtern-Blutglukosespiegel (> 100mg/dl oder > 5,6 mmol/l)

Wenn Sie den Verdacht haben, dass einiges davon auf Sie zutreffen könnte, sollten Sie sich unbedingt vom Arzt untersuchen lassen.

schon geringe Mengen Alkohol. Produziert sie etwa nicht mehr ausreichend Insulin, führt das nahezu zwangsläufig zu Diabetes; fehlen ihre Enzyme, führt das zu Verdauungsbeschwerden. Mit einer vielfältigen, nicht zu kalorienreichen Ernährung können Sie solchen Problemen vorbeugen. Dann verzeiht Ihnen Ihr Körper auch gelegentliche Ausschweifungen auf Festen oder an Feiertagen. Wie viel Energie der Stoffwechsel im Alltag braucht, steht auf Seite 60.

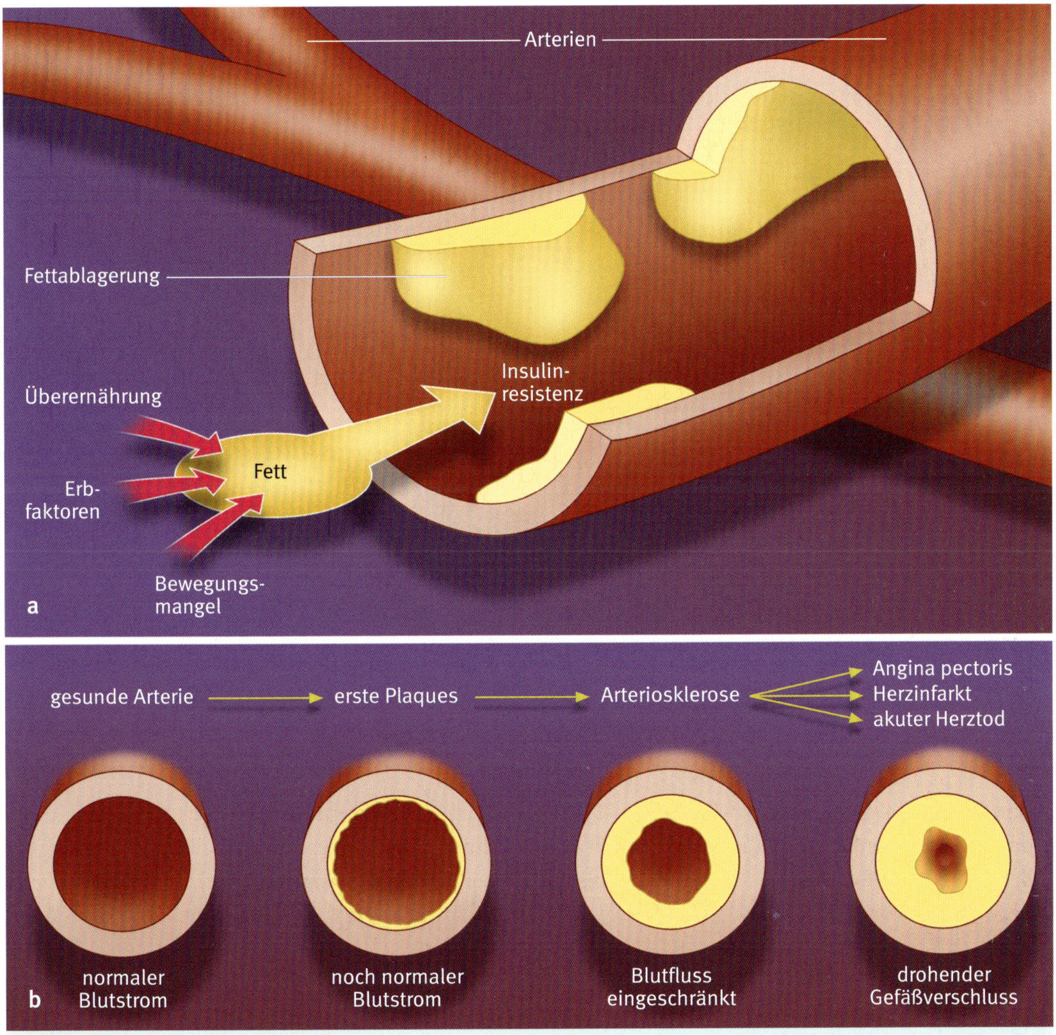

Zivilisationskrankheit Arteriosklerose: Lagern sich durch falsche Lebensweise die ersten Plaques an den Gefäßwänden ab (a), gesellen sich bald weitere Zellen dazu. Die Gefäßwand wird unbeweglich und immer enger, bis sie schließlich verstopft (b): Es drohen Herzinfakt und Schlaganfall.

ERNÄHRUNG UND STOFFWECHSEL

Bei den Erläuterungen rund um die Funktion des Stoffwechsels und seine Störungen fiel immer wieder das Stichwort Ernährung. Denn der Stoffwechsel verarbeitet die Nährstoffe, die wir ihm zuführen, und liefert damit die Grundlage für das Leben jeder einzelnen Zelle. Fehlt dabei aber eine Substanz, oder belasten wir den Stoffwechsel beispielsweise mit zu viel Fetten oder Zucker, dann läuft der Stoffwechsel aus dem Ruder. Es werden weniger Hormone, Enzyme oder Botenstoffe für die Nerven produziert und »geschädigte« Zellen nicht mehr einwandfrei repariert. Zunächst wird man träge und müde, dann nervöser oder energieloser, meist auch dicker – und dann krank.
Unser gesamtes System ist also davon abhängig, was und wie viel wir essen und ob wir unserem Stoffwechsel all die Stoffe geben, die er für seine einzelnen Funktionen benötigt. Wir haben es damit zu einem großen Teil selbst in der Hand, unseren Stoffwechsel mit einer ausgewogenen Ernährung positiv zu beeinflussen.

WIE VIEL ENERGIE BRAUCHT DER STOFFWECHSEL?

Wir müssen dem Körper immer mindestens so viel Nahrung geben, wie er für seine grundlegenden Prozesse benötigt, aber auch nicht mehr! Studien an der Deutschen Sporthochschule Köln haben gezeigt, dass der Körper ca. 1500 bis 2000 Kilokalorien pro Tag benötigt, um in absoluter Ruhe die Grundversorgung der Muskulatur, der Organe und des Gehirns zu gewährleisten. Je mehr wir uns bewegen, denken und aktiv sind, desto höher wird unser Bedarf an Nahrung. Das können Sie in der Tabelle zum Energieverbrauch in Alltagssituationen gut erkennen. Bei Tour-de-France-Fahrern kann er sogar 8000 Kilokalorien erreichen, während Schreibtischtäter und Couchpotatoes meist spätestens mit der Tüte Chips oder der Schokolade ihren Kalorienbedarf weit überschreiten. Was wir essen, darf also weder zu viel noch zu wenig und muss das Richtige sein.

ENERGIEVERBRENNUNG IM ALLTAG

Kalorienverbrauch in 20 Minuten	Mann (80 kg)	Frau (60 kg)
Bürotätigkeit	60 kcal	50 kcal
Putzen	90 kcal	70 kcal
Staubsaugen	90 kcal	70 kcal
Autowaschen	80 kcal	60 kcal
Bügeln	50 kcal	40 kcal
Treppensteigen	220 kcal	160 kcal
Rasenmähen	140 kcal	100 kcal
Spazierengehen (5 km/h)	120 kcal	90 kcal
Walken (7 km/h)	180 kcal	150 kcal
Jogging (10 km/h)	220 kcal	180 kcal
Radfahren (15 km/h)	160 kcal	120 kcal
Tanzen (ruhig)	100 kcal	80 kcal
Schwimmen (ruhig)	200 kcal	140 kcal

Hinweis: Je nach Konstitution können diese als Orientierungswerte zu verstehenden Angaben höher oder niedriger liegen!

DIE UHR DES STOFFWECHSELS IST DER BIORHYTHMUS

Die einen sprechen von der »inneren Uhr«, andere bezeichnen es als »Biorhythmus«: Unser Organismus arbeitet nach einem festen Schema und folgt dabei einem immer wiederkehrenden Rhythmus von Aktivität (Leistungsphase) und Schlaf (Regenerationsphase). Das gilt ganz besonders für den Stoffwechsel, der auf Kontinuität angewiesen ist, weil er sehr sensibel auf Veränderungen reagiert.

Haben wir etwa die Nacht mit Freunden durchzecht und kommen gegen Morgen nach Hause, fühlen wir uns todmüde. Trotzdem haben wir Schwierigkeiten, einzuschlafen. Warum das so ist? Sobald Tageslicht ins Auge und auf die Netzhaut fällt, werden elektrische Reize ans Gehirn, genauer gesagt an den Hypothalamus, geleitet. Dort werden die Reize mit den Informationen aus der Umwelt ständig abgeglichen. Und wenn am Morgen sowohl die Lichtverhältnisse als auch die Umwelt durch Geräusche das Signal für Aktivität geben, ist an Schlaf kaum noch zu denken. Andersherum wird am Abend, wenn es dunkel wird, vermehrt das Schlafhormon Melatonin gebildet. Dadurch wird der leistungsstarke Tages-Stoffwechsel auf Nachtbetrieb umgestellt, wir werden müde und können sanft einschlafen.

MIT FEHLENDEM RHYTHMUS STEIGT DER HUNGER

Heute weiß man, dass die innere Uhr für viel mehr verantwortlich ist als nur für den Schlaf-Wach-Rhythmus. Sie steuert über unseren Appetit, welche Nahrung und damit welche Nährstoffe wir vermehrt aufnehmen. Dutzende Verdauungsenzyme und verschiedene Botenstoffe ermöglichen die Kommunikation unter den Zellen, indem ihre Konzentration – je nach Tages- oder Nachtzeit – steigt oder fällt. Dadurch sind die Zellen stets informiert, welche Stunde ihnen geschlagen hat. Dies passiert absolut exakt und mit verblüffender Regelmäßigkeit. Wer dieses Gleichgewicht aus dem Rhythmus bringt, indem er zum Beispiel zu wenig schläft, greift entscheidend in den Stoffwechsel ein. Testpersonen, die nur vier Stunden pro Nacht schlafen durften, produzierten viel weniger Leptin, einen natürlichen Appetitzügler, und Insulin. Stattdessen fand man bei diesen Menschen mehr Appetit anregendes Ghrelin. Im Vergleich mit Vielschläfern fühlen sich Schlaflose deshalb meist hungriger, und ihre Zellen speichern mehr Nährstoffe. Mangelnder Schlaf stellt aber auch die gesamte Verdauung auf den Kopf. Ganz zu schweigen von der Nahrungsaufnahme zur »falschen« Zeit, die unsere innere Uhr vor große Herausforderungen stellt. Da muss schon kaum mehr erwähnt werden, dass unregelmäßige Mahlzeiten oder gar Nulldiäten für manche Zellen das Schlimmste sind, was ihnen passieren kann.

GUT ZU WISSEN

Der Stoffwechsel zeigt Nachtaktiven die Rote Karte

Leider beeinflusst mangelnder Schlaf das Gleichgewicht der Botenstoffe nicht nur kurzfristig, sondern hat auch auf lange Sicht deutliche gesundheitliche Nachteile: So sind Schichtarbeiter, Nachtaktive und Nachtschwärmer bewiesenermaßen häufiger übergewichtig und zuckerkrank, weisen schlechtere Blutfettwerte auf und leiden öfter unter Herz-Kreislauf-Erkrankungen als Menschen, die regelmäßig ausreichend schlafen. Auch das metabolische Syndrom als Zeichen einer umfassenden Stoffwechselstörung tritt dann häufiger auf, ebenso wie das Risiko, an Krebs zu erkranken.

Nacht- und Schichtarbeiter sollten daher ihre Mahlzeiten nicht nach ihrem Arbeitsrhythmus, sondern nach einem normalen Tag- und Nachtrhythmus essen. Insbesondere sollte man »Hauptmahlzeiten« mitten in der Nacht unbedingt vermeiden.

Sie wissen nun viel über die Funktionsweise des Stoffwechsels und wie gravierend sich Unregelmäßigkeiten auswirken können. Vielleicht haben Sie bei der einen oder anderen Beschreibung von Symptomen sogar gedacht: »Das hab ich auch!«, und fragen sich jetzt, ob Ihr Stoffwechsel gestört ist. Mit dem folgenden Test können Sie herausfinden, ob Ihr Stoffwechsel reibungslos funktioniert oder vielleicht in einzelnen Bereichen beeinträchtigt ist. Kreuzen Sie dafür nur die Antworten an, die auf Sie zutreffen.

1 Energieniveau

Sind Sie schnell angespannt, müde und völlig energielos?

A Ja, ich fühle mich richtig ausgelaugt, und immer bin ich müde, schlafe überall ein.

B Nein, ich habe genügend Energie für den Tag und bin morgens meist wieder frisch.

C Es geht so. An vielen Tagen der Woche bin ich richtig kaputt. Dann habe ich keine Lust mehr, etwas zu unternehmen. Aber dann habe ich auch Tage, an denen ich Bäume ausreißen könnte.

2 Gewichtsveränderung

Haben Sie in den letzten Monaten relativ viel für Ihre Verhältnisse zugenommen, ohne dass Sie mehr gegessen haben?

A Nein, mein Gewicht ist seit Jahren stabil und so bin ich auch zufrieden.

B In letzter Zeit muss ich schon mehr aufpassen als früher. Wenn ich einmal mehr esse, dann sehe ich das sofort auf der Waage.

C Ja, ich weiß auch nicht warum, aber in den letzten sechs Monaten habe ich ganz schön zugelegt (mind. fünf Kilogramm).

3 Body Mass Index (BMI)

Haben Sie einen erhöhten BMI? Hinweis: Je höher der Fettanteil im Körper ist, umso größer ist der Einfluss des Fetts auf die Hormon-Regulation. Fett ist nämlich keine »passive«, sondern eine »hochaktive« Substanz, ganz besonders das Speicherfett auf den Hüften und am Bauch.

A mehr als 30

B 25 bis 30

C unter 25

4 Diabetes und Cholesterin

Nehmen Sie Medikamente gegen Diabetes oder Cholesterin zu sich?

A Nein, bei mir ist alles okay, sagt mein Arzt.

B Ja, ich muss sie täglich nehmen.

C Bei den ärztlichen Untersuchungen liege ich im Grenzbereich. Mein Arzt riet mir schon, medikamentös vorzugehen, aber ich nehme noch nichts regelmäßig ein.

5 Biorhythmus

Leben Sie im Tag-Nacht-Rhythmus oder haben Sie sehr »unangenehme« Arbeitszeiten oder gar Wechselschichten?

A Ja, ich lebe im Tag-Nacht-Rhythmus, weil meine Arbeitszeiten klar geregelt sind.

B Ich bin Schichtdienstler und habe daher oft Arbeitszeiten in der Nacht und tagsüber versuche ich, zu schlafen.

C Meist geht bei mir alles sehr geregelt zu. Oft mache ich aber die Nacht zum Tag und bin dann viel unterwegs. Zwei- bis dreimal pro Woche komme ich erst am frühen Morgen ins Bett.

GUT ZU WISSEN

So errechnen Sie Ihren BMI:

BMI = Körpergewicht (in kg) geteilt durch Körpergröße (in m) im Quadrat:

$$\text{BMI} = \frac{\text{Körpergewicht in kg}}{\text{Körpergröße in m}^2}$$

Oder im Internet unter: www.bmi-rechner.net

Der Body Mass Index BMI ist ein international anerkannter Maßstab zur Bewertung des Körpergewichts. Ein BMI über 25 gilt bereits als Übergewicht.

6 Bewegung

Aktivieren Sie regelmäßig, mindestens drei bis vier Mal pro Woche Ihren Körper und gehen wenigstens 30 Minuten spazieren, fahren mit dem Rad oder treiben Sport?

A Nein, aktiv bin ich überhaupt nicht. Für mich gilt das Motto: No sports!

B Ja, ich bin schon ziemlich aktiv und fast täglich mache ich irgendetwas an Bewegung.

C Na ja, es könnte mehr sein, aber ich bemühe mich, mindestens dreimal pro Woche für 30 Minuten aktiv zu sein.

7 Schweißproduktion

Schwitzen Sie viel? Hinweis: Eine zu starke Schweißproduktion deutet auf einen überaktiven Stoffwechsel hin.

A Ja, ich schwitze richtig viel, auch wenn ich keinen Sport treibe. Bei der kleinsten Anstrengung steht mir der Schweiß auf der Stirn.

B Nein, bei mir ist da alles in Ordnung.

C Manchmal habe ich schon den Eindruck, dass ich zu viel schwitze.

AUSWERTUNG

Frage	1			2			3			4			5			6			7			
Antwort	A	B	C	A	B	C	A	B	C	A	B	C	A	B	C	A	B	C	A	B	C	Gesamt
Punkte	0	2	1	2	1	0	0	1	2	2	0	1	2	0	1	0	2	1	0	2	1	

Mehr als 10 Punkte
Eine Maschine, die laufen soll, muss regelmäßig gepflegt werden, denn dann funktioniert sie am besten. In Ihrem Körper scheint alles gut zu arbeiten. Viele Faktoren können ihn aus dem Konzept bringen, und dann ist es nicht immer einfach, von den Folgen auf die Ursache zu schließen. Falls es Bereiche gibt, bei denen Sie noch nicht so gut abschneiden, sollte dort nach den Ursachen gesucht werden.

10 bis 8 Punkte
Der Stoffwechsel sorgt dafür, dass alles, was Sie essen, verarbeitet, verbrannt und entsorgt wird. Es scheint so, als gäbe es bei Ihnen erste Anzeichen, dass dies nicht hundertprozentig rund läuft. Es ist noch nicht so gravierend, aber sorgen Sie dafür, dass es nicht zum Problem wird. Überprüfen Sie Ihre Essensgewohnheiten und vor allem aktivieren Sie Ihren Stoffwechsel. Denn nur ein aktiver Stoffwechsel ist ein guter Stoffwechsel.

Weniger als 8 Punkte
Es gibt verschiedene Anzeichen, dass mit Ihrem Stoffwechsel nicht alles in Ordnung ist. Da sollten Sie unbedingt ansetzen, denn ein unregelmäßiger Stoffwechsel weist auf Missverhältnisse hin, die im Sinne einer guten Gesundheit geändert werden müssen. Schlafen, Essen und Verdauen sind dabei zentrale Bestandteile, auf die geachtet werden sollte. Folgen Sie unserem Aktiv-Programm und Ihr Stoffwechsel wird wieder normale Drehzahlen aufnehmen. Wenn Sie nach einigen Wochen den Test wiederholen, erzielen Sie sicher ein besseres Ergebnis.

Wenn Sie genauer wissen möchten, wie es um Ihren Stoffwechsel bestellt ist, dann fragen Sie Ihren Arzt nach folgenden Laboruntersuchungen:

Untersuchung	Kosten
Leberwerte (GGT)	ca. 2,50 €
Blutzucker	ca. 2,50 €
Ferritin	ca. 15,00 €
Triglyceride	ca. 2,50 €
Cholesterin LDL	ca. 2,50 €
Cholesterin HDL	ca. 2,50 €
Schilddrüsenhormone:	
T3	ca. 15,00 €
T4	ca. 15,00 €

AKTIV STOFFWECHSEL-STÖRUNGEN VORBEUGEN

Probleme mit dem Stoffwechsel sind kein Schicksalsschlag, sondern das Ergebnis unseres Lebensstils. Sie können viel tun, um Ihren Stoffwechsel gesund zu erhalten oder um ihn wieder in normale Bahnen zurückzulenken. Bewegung und Ernährung sind die beiden großen Bereiche, die sich am nachhaltigsten auf den Stoffwechsel auswirken. Aber auch die Berücksichtigung des Biorhythmus und viele kleine Maßnahmen, die oft abwertend dem Wellness-Bereich zugeordnet werden, stärken die Stoffwechselfunktionen.

STOFFWECHSEL KRÄFTIGEN DURCH MEHR BEWEGUNG IM ALLTAG

Für Menschen ist es noch nicht eindeutig nachgewiesen, aber Versuche an schilddrüsengestörten Ratten zeigten, dass Ausdauertraining den Blutfluss in die Muskulatur steigerte und darüber eine verbesserte muskuläre Aktivität erreicht wurde. Dies hat insgesamt einen positiven Einfluss auf die Regulation und damit auf die Effektivität des Stoffwechsels. Wie Sie das Ausdauertraining richtig planen und durchführen, lesen Sie auf Seite 67.

Es muss aber nicht immer ein Training sein: Bewegung, und zwar so viel wie möglich im Alltag, stimuliert die Schilddrüse, mehr Hormone werden ausgeschüttet und im gesamten Organismus wird die Hormonsensibilität für die Schilddrüsenhormone gesteigert. Dies bedeutet, dass Ihr Stoffwechsel aktiviert wird und dadurch viel schneller und effektiver auf Hormonveränderungen reagieren kann. Sie verbrennen so nicht nur mehr Kalorien, sondern verlieren Kilos, weil der Turbo des Stoffwechsels gezündet wird.

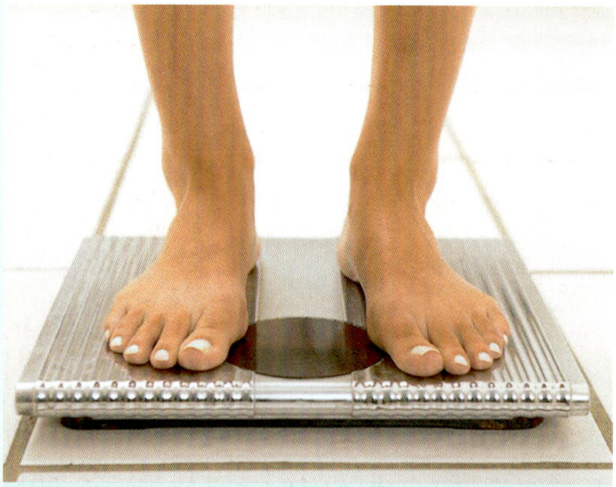

Haben Sie Ihren Stoffwechsel erst aktiviert, purzeln die Pfunde – beinahe – von selbst.

Aktiv in den Alltag

Wir hören es immer wieder: »Gestalten Sie Ihren Alltag aktiver, nehmen Sie die Treppe statt des Fahrstuhls, lassen Sie das Auto einmal stehen und gehen Sie zu Fuß. Mit all diesen kleinen Auflockerungen im Alltag können Sie etwas für Ihre Gesundheit tun«. Und das stimmt auch. Wussten Sie beispielsweise, dass alleine schon unsere beiden kleinen »Spielzeuge« wie das Handy und die Fernbedienungen von Musikanlage, Fernseher oder Lichtanlagen uns tagtäglich eine Wegstrecke von 400 Metern ersparen? Das ist nicht tragisch, wenn man einen Ausgleich dafür findet. Tut man dies aber nicht, haben Wissenschaftler aus Köln ausgerechnet, sorgen alleine diese beiden Utensilien für ein halbes Kilo mehr Körpergewicht pro Jahr auf unseren Rippen. Dagegen können kleine Aktivitäten zwischendrin, die uns einmal vom Arbeitsplatz aufstehen und ein paar Meter gehen lassen oder uns abends von der Couch holen, bereits einen positiven gesundheitlichen Einfluss ausüben.

Wie aktiv sollten Sie sein?

Das angesehene Robert-Koch-Institut in Berlin und auch das American College of Sports Medicine empfehlen, sich pro Tag mindestens 30 Minuten bei mäßiger Anstrengung zu bewegen. Diese dreißig Minuten sollen sich jedoch nicht auf dreißig kleine Minuteneinheiten verteilen, sondern es sollten immer mindestens zehn Minuten am Stück sein, sodass man sich täglich wenigstens (!) 3 x 10 Minuten bewegt! Diese Mindestperioden üben bereits einen positiven Einfluss auf den Stoffwechsel und das Herz-Kreislauf-System aus. Doch auch in den restlichen Stunden Ihres wachen Tages sollten Sie auf ein bisschen mehr an Bewegung achten.

Sitzen kann schädlich sein!

Allein das Stehen verbraucht doppelt so viele Kalorien wie das Sitzen, denn unsere Rumpf- und Beinmuskulatur muss arbeiten, um das Körpergewicht aufrecht zu halten, sodass dabei große Muskelgruppen aktiviert werden. Selbst der Fettverbrauch wird verdoppelt. So verbrennt ein normal proportionierter und trainierter Mann sitzend in einer Stunde etwa pro Kilogramm Körpergewicht 1,3 Gramm Fett – eine Stunde stehen dagegen verbraucht 3,5 Gramm Fett pro Kilogramm. Daher lohnt es sich durchaus, während des Telefonierens oder während Wartezeiten aufzustehen. Diese Ansicht vertritt ein Studie der Missouri Columbia Universität. Die Untersuchunge von 2008 deuten daraufhin, dass gerade die langen Zeiten der Unbeweglichkeit wie beim Sitzen am Schreibtisch einen negativen Einfluss auf den Fettstoffwechsel haben und Krankheiten sowie einen früheren Tod provozieren können. Hamiltons Arbeitsgruppe stellte an Mäusen und Ratten fest, dass während langer »Sitzzeiten« das Enzym für den Fettstoffwechsel in den Muskelzellen geradezu abschaltet und dadurch der Stoffwechsel beeinträchtigt wird. Aus diesem Grund erscheint es mehr als sinnvoll und notwendig, dass sich besonders »Schreibtischtäter« auch durch kurze Bewegungspausen oder Positionswechsel aktivieren.

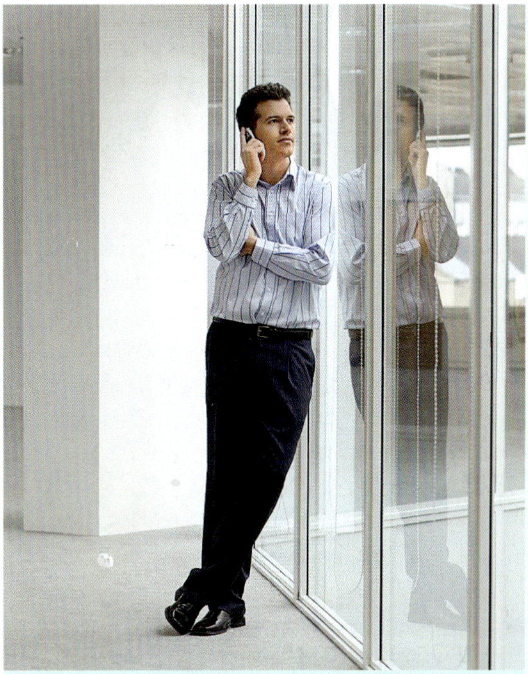

Wenn Sie im Stehen telefonieren, verbrauchen Sie doppelt so viel Energie wie im Sitzen.

Kleine Bewegungseinheiten für Zwischendurch

Sie haben sicher manches unter den nachfolgenden Tipps schon gehört, aber meist ignoriert. Nachdem Sie jetzt wissen, wie sehr Ihr Körper und Ihr Stoffwechsel davon profitieren werden, suchen Sie sich mindestens zwei bis drei Vorsätze heraus und versuchen Sie, Ihren Alltag aktiver zu gestalten:

- Benutzen Sie die Treppe statt des Fahrstuhls oder der Rolltreppe, denn durch die Bewegung können Sie aktiv Ihren Muskelstoffwechsel ankurbeln.
- Nutzen Sie das Tragen der Einkäufe als Muskeltraining – bereits eine bewusste Veränderung der Einstellung kann schon viel bewirken.
- Stehen Sie zum Telefonieren auf und nutzen Sie schnurlose Telefone, um ein wenig im Raum herumzuwandeln oder sogar im ganzen Haus. Schon langsames Gehen kann den Gehirnstoffwechsel ankurbeln und das Denken erleichtern.
- Haben Sie eine Handyflatrate? Dann nutzen Sie doch die Zeit des Telefonierens für einen Spaziergang an der frischen Luft und atmen Sie einmal richtig durch.
- Arbeiten Sie in einem Gebäude mit mehreren Stockwerken? Dann nutzen Sie den WC-Bereich im Stockwerk unter oder über Ihnen.

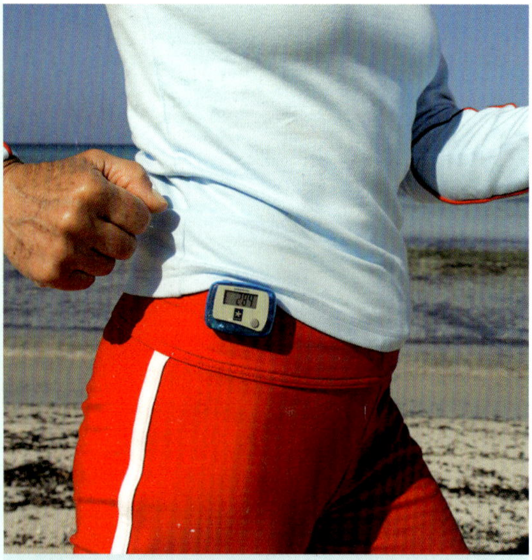

Täglich 3000 Schritte mehr steigern nicht nur die körperliche, sondern auch die geistige Fitness.

WIE AKTIV SIND SIE?

Aktivität	Schritte
1) Inaktiver Lebensstil	‹ 5000
2) Wenig aktiv	5000–7499
3) Etwas aktiv	7500–9999
4) Aktiv	10 000–12 499
5) Sehr aktiv	› 12 500

Quelle: Tudor & Bassett 2004

- Haben Sie die Straßenbahn oder den Bus gerade verpasst? Dann gehen Sie ein oder zwei Stationen in Ihre Richtung voraus, statt gelangweilt auf den nächsten Bus zu warten: Schon haben Sie die zehn oder fünfzehn Minuten perfekt genutzt.
- Treffen Sie sich mit Freunden und Bekannten zum Plaudern einfach für einen längeren Spaziergang – gemeinsam ist es doch netter.

Schrittzähler – ein motivierendes Hilfsmittel

Wenn Sie diese Ideen zwar gut finden, aber das Gefühl haben, dass Sie noch mehr Ansporn brauchen, dann kann ein Schrittzähler ein wunderbares Motivationsinstrument für mehr Bewegung sein und dabei eine gute Kontrolle. In den angelsächsischen Ländern sind Schrittzähler weit verbreitet und helfen vielen Menschen, ihren Alltag bewegungsreicher zu gestalten. Es gibt unterschiedliche Modelle von ganz einfachen Geräten, die man häufig auch als Werbegeschenk bekommt, bis hin zu professionelleren Geräten, die einen Datenspeicher haben und sogar per Computer auslesbar sind.

Das Ziel: 10 000 Schritte pro Tag

Als generelle Empfehlung gilt, täglich 10 000 Schritte zurückzulegen. Das klingt unglaublich viel und kaum machbar, aber bereits kleine Erhöhungen der Schrittzahl können eine Menge bewirken. Ein guter Anfang wäre, täglich

3000 Schritte mehr als sonst zu gehen, wie auch das Bundesministerium für Gesundheit empfiehlt. Das Kölner Zentrum für Gesundheit hat eine entsprechende 3000-Schritte-mehr-am-Tag-Studie durchgeführt und viele positive Ergebnisse feststellen können: eine Verbesserung der Ausdauer um mehr als 30 Prozent, die Verringerung von zu hohem Blutdruck, die Verbesserung von Cholesterinwerten und – was vielleicht am wichtigsten ist – die Teilnehmer haben sich am Ende der Studie wohler und zufriedener gefühlt!

DAS 3000-SCHRITTE-PROGRAMM

Sie können so eine kleine Studie auch wunderbar bei sich selbst durchführen, wenn Sie sich einen einfachen Schrittzähler besorgen. Und so funktioniert es:

Stellen Sie zunächst Ihr übliches Aktivitätsniveau fest. Dazu tragen Sie den Schrittzähler den ganzen Tag, bewegen sich wie gewohnt und notieren eine Woche lang jeden Abend, wie viele Schritte Sie gegangen sind. Nehmen Sie den Mittelwert der Woche und betrachten Sie dies als Ihr Basisniveau. Um Ihre Aktivität besser einzuschätzen, schauen Sie in der Tabelle links nach, wie aktiv Sie sind!

Gehören Sie schon der vierten oder fünften Gruppe an? Prima! Wenn nicht, laufen Sie doch ein wenig öfter! Addieren Sie zu Ihrem individuellen Basiswert 3000 Schritte hinzu, dies ist dann Ihre Zielmarke, die Sie anstreben. Ist 5458 Ihr Basiswert, dann sind Ihr Ziel 8458 Schritte pro Tag. Sie können sich natürlich auch langsam steigern, indem Sie in der ersten Woche 1000 Schritte mehr, der zweiten Woche 2000 Schritte und bis zur dritten Woche 3000 Schritte mehr gehen. 1000 Schritte bedeuten so ungefähr zehn Minuten zu Fuß unterwegs sein. Sie sehen: »Kleinvieh macht auch Mist!«

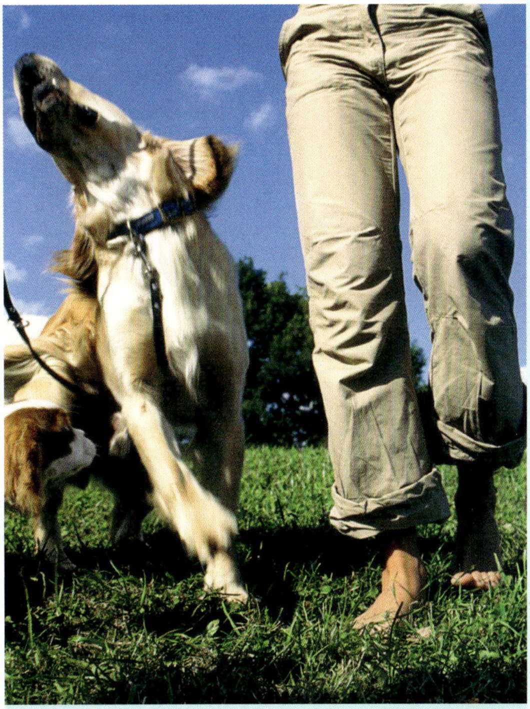

Eine Studie des Zentrums für Gesundheit hat gezeigt, dass große Hunde besonders gute Trainingspartner sind. Deren Besitzer gehen im Schnitt 190 Minuten pro Tag!

Bewegungstagebuch

Damit Sie sich etwas mehr motivieren und auch selber kontrollieren, kann es helfen, über die Aktivitäten Buch zu führen. Bewegungstagebücher sind ganz einfache Übersichten, in die Sie jeden Tag eintragen, wie viel Sie sich bewegt haben. Eine Vorlage, die Sie sich kopieren können, finden Sie auf Seite 69. Wenn Sie einen Schrittzähler benutzen, notieren Sie einfach die Anzahl der Schritte pro Tag. Und nun geht's los! Nutzen Sie den Effekt, den Spazierengehen auf den Stoffwechsel ausübt. Es lohnt sich auf jeden Fall!

Radfahren im Alltag

Vielleicht ist Gehen nicht die Fortbewegung Ihrer Wahl, weil Ihre Umgebung sich dafür nicht anbietet oder weil Sie es einfach nicht mögen? Sechzig Prozent der Deutschen geben nämlich an, dass Radfahren ihre »bevorzugte« sportliche Aktivität ist. Prima, denn Radfahren bietet wunderbare Möglichkeiten, etwas für die Gesundheit und Fitness zu tun, und dabei ist es auch noch praktisch, preiswert und energiesparend! Wie häufig ärgern Sie sich im Auto über rote Ampeln, Stau auf den Hauptverkehrsstraßen oder die nervende Parkplatzsuche? Mit dem Fahrrad kennen Sie diese Probleme nicht und sind in den meisten Fällen sogar schneller am Ziel. Das trifft natürlich nur für kürzere Wege zu, aber wie das Statistische Bundesamt in Wiesbaden meldet, sind fünfzig Prozent – also tatsächlich die Hälfte! – aller Autofahrten kürzer als fünf Kilometer.

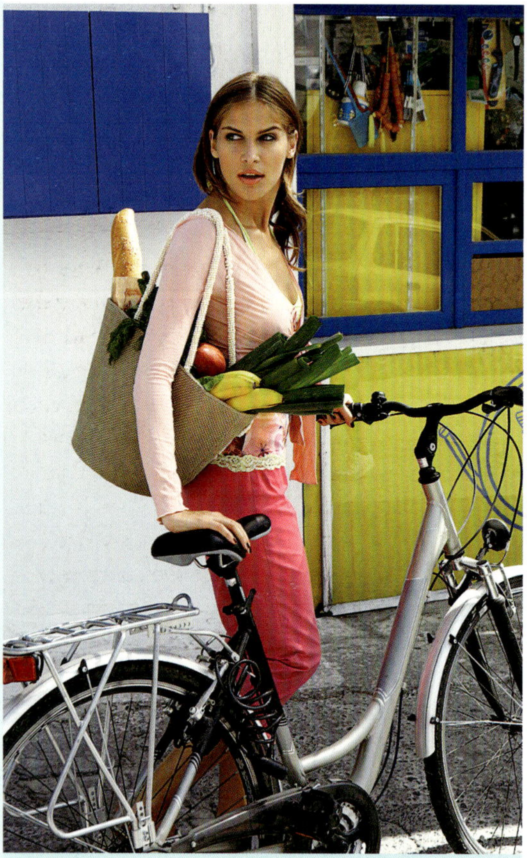

Es ist so einfach, mit dem Fahrrad ein bisschen mehr Bewegung in den Alltag zu integrieren.

Für mehr Aktivität in Ihrem Leben

Fünf Kilometer pro Tag zu radeln ist ein guter Einstieg in ein aktives und gesundes Leben: Bei einer Geschwindigkeit von 15 km/h entspricht dies zwanzig Minuten Radfahren. Mit diesem kleinen, aber effektiven Zusatz verbrauchen Sie ungefähr 120 kcal zusätzliche Energie. Das klingt erst einmal wenig, aber fahren Sie jeden Tag, sind dies immerhin schon 840 kcal pro Woche. Das ist ein guter Beginn.
Sicher merken Sie schnell, dass Radeln Ihnen gut tut, Sie entspannter an Ihrem Ziel ankommen, Geld sparen und dass es oft viel praktischer ist, als das Auto oder die öffentlichen Verkehrsmittel zu nutzen. Dann werden Sie vermutlich häufiger das Rad nehmen und noch aktiver werden. Wichtig ist einfach, den ersten Schritt – oder besser Tritt – in die Pedale zu tun. Schön ist es auch am Feierabend, noch eine kleine Fahrradtour mit dem Partner oder mit Freunden zu unternehmen oder am Wochenende eine kleine Radtour zu planen. Dabei darf ruhig am Ende ab und an der Biergarten als Belohnung stehen.

Kontrolle ist besser

Möchten Sie das Ganze ähnlich dokumentieren wie das Gehen oder möchten Sie vielleicht etwas sportlicher Rad fahren, ist ein Tachometer dafür die richtige Anschaffung und das Pendant zum Schrittzähler. Die nebenstehende

BEWEGUNGSTAGEBUCH

Name:

	Vorher	Nachher
Gewicht in kg:		
Bauchumfang in cm:		

Testwoche	Datum	Schritte
Tag 1		
Tag 2		
Tag 3		
Tag 4		
Tag 5		
Tag 6		
Tag 7		
Summe:		

Durchschnitt Testwoche	
Zielvorgabe pro Tag	+ 3000

Woche 1	Datum	Schritte
Tag 1		
Tag 2		
Tag 3		
Tag 4		
Tag 5		
Tag 6		
Tag 7		
Summe:		

Tabelle aus dem 3000-Schritte-Programm können Sie auch fürs Radfahren einsetzen, indem Sie einfach statt der Schritte die Kilometer aufschreiben.

IM EINKLANG MIT DEM BIORHYTHMUS

Leistungshoch und Leistungstief – das sind Erfahrungen, die wir täglich aufs Neue machen. Sie hängen ganz eng mit dem Stoffwechsel zusammen. Mal haben wir mehr Energie zur Verfügung und mal weniger, weil der Stoffwechsel immer wieder andere Aufgaben hat. Muss er etwa verstärkt für die Verdauung sorgen oder reparieren und regenerieren, sind wir weniger leistungsfähig. Der Stoffwechsel lebt also in einem recht starren Biorhythmus, den Sie kennen und schätzen lernen sollten.

Schlafen im Biorhythmus

Versuchen Sie, regelmäßig und ausreichend zu schlafen. Denn ihr Stoffwechsel braucht für die Reparatur Ihres Körpers Zeit. Geben Sie ihm diese und schlafen Sie pro Nacht mindestens sechs bis sieben Stunden. Denn die Folgen von Schlafmangel sind gravierend. So fanden Forscher der Universität in Chicago heraus, dass Menschen, die zu wenig oder schlecht schlafen ein erhöhtes Risiko haben, an Diabetes Typ 2 zu erkranken. Denn durch den Schlafmangel gerät der Blutzuckerstoffwechsel aus den Fugen. Er erhöhte sich bei den Wenigschläfern um 23 Prozent. Das Diabetes-Risiko stieg durch zu wenig Schlaf in einem Maß an, als hätten die Testpersonen 15 Kilogramm Körpergewicht zugelegt.

Essen im Biorhythmus

Billionen von Zellen benötigen im Verlauf eines Tages unterschiedliche Nährstoffe. Einmal sind es Fettsäuren, dann Eiweißbausteine,

GUT ZU WISSEN

Warum Zwischen- und Nachtmahlzeiten Gift für den Stoffwechsel sind

Unser genetischer Hungerrhythmus verläuft fast parallel zu den Tageszeiten. Dabei wird er von dem Sättigungshormon Leptin gesteuert. Das Hormon wird nach einer (ausreichenden) Mahlzeit ausgeschüttet und nach etwa fünf Stunden werden wir wieder hungrig. Wobei dies natürlich auch von den zugefügten Lebensmitteln abhängt.

Etwa vier bis sechs Stunden nach der letzten Mahlzeit ist der Magen wieder geleert. Der Darm beginnt dann, die Reste der Mahlzeiten weiter zu transportieren. Dazu setzen sogenannte »interdigestive« Bewegungen ein, die die Reste vorwärts befördern. Das stoppt aber sofort, wenn wieder Nahrung in den Magen gelangt, wie bei einer Zwischenmahlzeit. Selbst kleine Häppchen genügen und der Darm stellt seine Arbeit ein.

Noch schlimmer wird es, wenn wir nachts oder spät abends noch essen. Denn das schadet dem gesamten Stoffwechsel. Die Natur und unsere Gene sehen vor, dass wir tagsüber wach sind und nachts schlafen.

Kohlenhydrate oder Vitamine. Sobald die Zellen Bedarf haben, melden Sie dies und lösen ein Hungergefühl aus. Das Erstaunliche daran ist, dass diese Meldungen äußerst genau sind. Die Information lautet nicht nur: »Ich habe Hunger«, sondern es wird gezielt nach bestimmten Bau- und Energiestoffen gefragt. Deshalb bekommen Sie einmal plötzlich Heißhunger auf eine Torte, ein anderes Mal auf Fleisch oder auf einen Apfel.
Doch leider haben viele Menschen verlernt, die Sprache ihres Körpers zu hören und seine Informationen richtig zu verstehen: Sie essen viel zu oft, viel zu viel und oft das Falsche. Dabei ist es extrem wichtig, zum richtigen Zeitpunkt dem Körper, den Zellen und ihrem Stoffwechsel das Richtige zu geben. Essen im Biorhythmus heißt also gleichzeitig auch, die Signale zu erkennen und die Bedürfnisse des Organismus zu berücksichtigen.

Essen Sie im Biorhythmus

- Sie sollten sich dreimal am Tag satt essen und keine Zwischenmahlzeiten einschieben.
  Der Organismus braucht drei zentrale Zeitpunkte, um Energie und Nährstoffe zu bekommen. Ihn immer wieder zwischendurch zu »füttern«, verwirrt den Organismus und verändert sogar den normalen Biorhythmus. Deswegen sollten Sie sich zu den drei Mahlzeiten richtig satt essen. Dann benötigen Sie auch keine Zwischenmahlzeiten mehr.
- Sie sollten morgens auf jeden Fall frühstücken! Damit der Stoffwechsel auf Touren kommt und Sie leistungsfähig werden, benötigen Sie Energie. Ohne Frühstück aus dem Haus zu gehen, ist der größte Fehler, den Sie machen können. Essen Sie daher morgens viele Kohlenhydrate, und zwar am besten in Form von Vollkornprodukten als Brot oder Müsli sowie etwas Obst.
- Mittags können und sollten Sie Ihren Speiseplan variabel gestalten.
- Abends – und bitte nicht zu spät, am besten zwischen 18 und 20 Uhr – muss der Schwerpunkt der Ernährung auf Eiweiß liegen. Denn nachts repariert der Organismus, es regenerieren sich die Zellen, und dann benötigt der Stoffwechsel viele Proteine. Das sind die Baustoffe

für das neue Leben und für frische, intakte Zellen. Kombinieren Sie abends also eiweißhaltige Lebensmittel, wie Milch- und Käseprodukte, Fleisch oder Fisch, mit Salaten und Gemüse.

DEN STOFFWECHSEL UNTERSTÜTZEN DURCH DIE RICHTIGE ERNÄHRUNG

Zunächst sollten Sie negative Belastungen für den Stoffwechsel und seine Hormone durch Lebensmittel so weit wie möglich verringern.

Die Schilddrüse entlasten

Es gibt einige Nahrungsmittel, die nach Ansicht mancher Wissenschaftler eine Schilddrüsen-Fehlfunktion begünstigen. Dazu gehören Brokkolisorten und Kohl, die jedoch auch viele positive Nährstoffe beinhalten. Was also tun? Da es sehr von der individuellen Empfindlichkeit abhängt, ob die Schilddrüse irritiert ist, beobachten Sie am besten, wie Sie nach Mahlzeiten mit Brokkoli oder Kohl reagieren: Müdigkeit, Migräne und Abgeschlagenheit sollten Sie veranlassen, diese Nahrungsmittel von Ihrem Speiseplan zu nehmen. Ähnliches gilt für Tofu. Auch hier haben Forscher – allerdings bei Ratten – eine negative Beeinflussung der Schilddrüse feststellen können. Für den Menschen fehlt dieser Beweis bisher. Tipp: Seien Sie aufmerksam und beobachten Sie Ihre Reaktionen auf Tofu. Eindeutig ist der Zusammenhang für Gluten bewiesen, das ist das in fast allen Getreidesorten enthaltene Klebereiweiß. Gluten verlangsamt bei manchen Menschen den Stoffwechsel und bremst die Funktionen der Schilddrüse aus. Ob dieser Zusammenhang bei Ihnen vorhanden ist, sollten Sie zunächst selbst testen: Vermeiden Sie für vier Wochen Gluten in Ihrer Ernährung (dabei hilft Ihnen der Info-Kasten auf Seite 73). Verschwinden

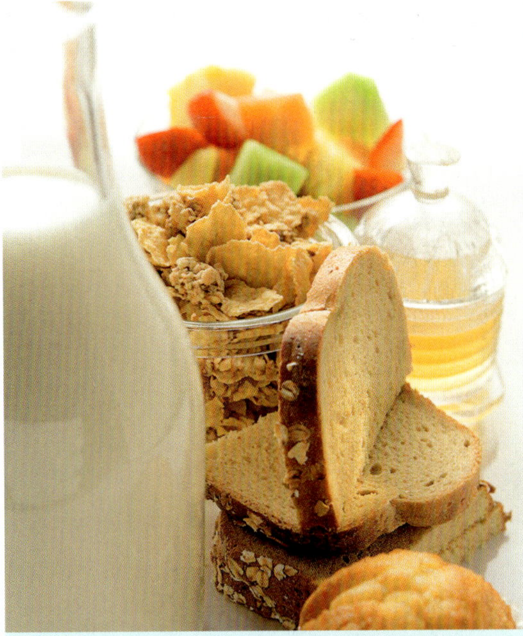

So sieht der ideale Start in den Tag aus: Vollkornbrot oder Müsli und etwas Obst.

Symptome wie Kopfschmerzen und Mattigkeit, dann ist das ein Hinweis, dass Gluten dafür verantwortlich war.

Jodmangel lässt sich leicht vermeiden

Viele Schilddrüsenprobleme gehen wie erwähnt auf einen Mangel an Jod in unserer Ernährung zurück. Täglich sollten wir davon 180 bis 200 Mikrogramm zu uns nehmen. Wenn Sie statt normalem Salz jodiertes Speisesalz verwenden, schaffen Sie das mühelos. Salz lässt übrigens den Blutdruck nicht bedeutsam ansteigen, wie vielfach immer noch behauptet wird. Falls Sie kein Salz mögen, kaufen Sie andere Lebensmittel, denen Jod zugesetzt wurde, wie Brot und Wurst. Fragen Sie einfach im Geschäft und lesen Sie die Zutatenliste auf den

Verpackungen. Dazu empfehlen sich regelmäßig Milch und Milchprodukte sowie zweimal in der Woche Fisch und Meerestiere. Damit sind Sie in puncto Jod im grünen Bereich. Lediglich schwangere und stillende Frauen haben einen höheren Bedarf an Jod. Den klären Sie am besten mit ihrem Arzt ab und nehmen entsprechend Jodtabletten ein.

Weniger Insulin durch die richtigen Getränke

Süße Getränke wie Limonaden, Colaprodukte, aber auch gesüßte Säfte sowie Kaffee und Tee mit Zucker sollten Sie zwischen den Mahlzeiten und auch abends nicht trinken. Dadurch vermeiden Sie nicht nur Zucker, der sich auf die Hüften legt, und eventuell Konservierungsstoffe, die auch nicht gesundheitsfördernd sind. Vor allem verhindern Sie, dass Ihre Bauchspeicheldrüse ständig Insulin ausschüttet. Denn das soll sie am besten nur zu den Mahlzeiten tun. Stattdessen trinken Sie Wasser – möglichst drei Liter am Tag und am besten ohne oder mit nur wenig Kohlensäure. Wenn Sie es pur nicht so gerne mögen, legen Sie ein Stück Zitrone, einige frische Minzeblättchen oder ein kleines Stück Ingwerwurzel in den Wasserkrug. Das schmeckt besonders im Sommer sehr erfrischend! Falls Sie keine Lust auf Wasser haben, dann können Sie alternativ auch ungesüßten Kräutertee trinken, aber möglichst keine Früchtetees, weil diese Fruchtzucker enthalten.

INFO

Fettes Essen stört den Rhythmus

Fettes Essen bringt die innere Uhr aus dem Takt, haben amerikanische Forscher aktuell entdeckt. Wer viel fettreiche Nahrung zu sich nimmt, der isst auch in den Phasen viel, in denen der Stoffwechsel normalerweise ruht. Kommt der Stoffwechsel aus dem Gleichgewicht, wirkt sich das auch auf das Sättigungshormon Leptin, den Blutzuckerspiegel, den Insulinspiegel und die Menge der Fettsäuren im Blut aus. Die Folge sind Übergewicht, Diabetes und Schlafstörungen.

DAS STOFFWECHSEL-TURBO-PROGRAMM

Egal ob Wurst- oder Käsestulle, Fisch mit Reis oder Rinderbraten mit Kartoffeln – meist verspeisen wir Kohlenhydrate in Kombination mit tierischem Eiweiß. Das stört jedoch Ihren Stoffwechsel – zumindest, wenn Sie es ständig machen. Denn genau durch diese Kombination wird die Bauchspeicheldrüse angeregt, möglichst viel Insulin auszuschütten. Und diese hohe Insulinantwort hindert den Organismus daran, die Nährstoffe optimal zu verbrauchen – stattdessen speichert er Fett.
Deshalb ist die richtige Mischung so entscheidend für einen funktionierenden Stoffwechsel. Alles essen lautet das Motto, aber eben zur richtigen Zeit und in der richtigen Kombination – für positive gesundheitliche Effekte.

Der Stoffwechsel-Turbo auf einen Blick

Die wichtigsten Merkmale des Stoffwechsel-Turbo-Programms sind:

- **Viel Wasser** trinken, denn ohne Wasser läuft nichts.
- **Fette** sind nicht verboten, aber bitte auf Qualität achten: etwa 50 Prozent einfach ungesättigte Fettsäuren (Oliven-, Rapsöl), 25 Prozent mehrfach ungesättigte Fettsäuren (Keim- oder Nussöle mit Omega-6-Fettsäuren; Lachs, Hering oder Thunfisch mit Omega-3-Fettsäuren) und nur 25 Prozent gesättigte Fettsäuren

> **GUT ZU WISSEN**
>
> **Wo ist Gluten enthalten?**
>
> Da Gluten aus Sicht der Lebensmittelindustrie viele positive Eigenschaften hat, ist es längst nicht nur in den meisten Getreidesorten und allen daraus hergestellten Produkten wie Brot, Kuchen, Nudeln, Pizza und Bier enthalten, sondern kann auch in folgenden Lebensmitteln enthalten sein: Wurst und Würstchen, Milchprodukte mit Fruchtaroma, Schokolade, Nussnougatcreme, Eis, Gewürzmischungen, Chips, Flips, Kroketten, Pommes Frites, Senf, Ketchup, Fertiggerichte, Soßen, Puddings ...
>
> Gluten muss auf allen Verpackungen, die nach 2005 hergestellt wurden, in der Zutatenliste aufgeführt sein. Aber zum einen können ältere Konserven noch lange im Handel sein, zum anderen ist Gluten nicht immer mit dieser Bezeichnung aufgeführt, sondern kann sich auch hinter den Begriffen Bindemittel, Stabilisator oder Emulgator verbergen. Denn in allen diesen Bereichen wird Gluten eingesetzt.

(häufig in Lebensmitteln wie Fleisch und Wurst und in allen Süßigkeiten zu finden).

- **Eiweiß** müssen Sie täglich essen, um die so wichtigen essenziellen Aminosäuren aufzunehmen. 125 ml fettarme Milch, 3 Scheiben Käse oder ein Naturjoghurt sollten es täglich schon sein, das meiste davon abends.
- **Kohlenhydrate** sind ein Muss, um den Körper und vor allem das Gehirn besonders morgens mit Energie zu versorgen. Sie machen auch nicht dick, wenn es sich um hochwertige Kohlenhydrate aus Vollkornprodukten und Kartoffeln handelt, weil ihre Aufspaltung in verwertbare Nährstoffe dem Stoffwechsel viel mehr Arbeit macht als etwa bei Weißmehl.
- **Keine Zwischenmahlzeiten,** dafür können und sollten Sie sich aber dreimal am Tag richtig satt essen. Dann wer auf Snacks und Zwischenmahlzeiten verzichtet, der spart Kalorien.
- **Fünf Stunden Pause** zwischen den Mahlzeiten sollten Sie einhalten, mindestens aber vier Stunden, und zwar strikt. Denn schon ein einzelnes Bonbon oder Fruchtzucker im Apfel oder Joghurt lösen bei der Bauchspeicheldrüse eine Insulinantwort aus. Wenn also ein Apfel oder ein Schokoriegel sein soll, dann als Nachtisch direkt im Anschluss an die Mahlzeit. Das gilt auch für andere Obstsorten, Süßigkeiten und die sonst üblichen Pausensnacks.
- **Süßes** gehört natürlich auch zu einem normalen Tag. Aber nicht zwischendurch, sondern am Besten als Brotaufstrich am Morgen oder als Dessert am Mittag. Abends ist es jedoch tabu. Nur dann bleibt der Insulinspiegel abends und vor allem nachts niedrig und gibt dem Nacht-Stoffwechsel eine Chance.

Das erscheint Ihnen anfänglich sicher ungewohnt, aber nicht nur der Stoffwechsel wird es Ihnen danken, sondern auch Ihre Figur wird davon profitieren.

Ihr Stoffwechsel-Turbo-Tag

Damit Sie sehen, dass das alles gar nicht kompliziert ist, zeigen wir Ihnen, wie so ein Stoffwechseltag aussehen könnte.

Frühstück

Beginnen Sie den Tag mit einem reichhaltigen Frühstück. Vollkornbrot oder Müsli und etwas Obst gehören dazu. Sie sind das ideale Starterpaket für den Tag und versorgen den Organismus mit den notwendigen Kohlenhydraten. Reduzieren Sie den Anteil an Eiweißprodukten,

INFO

Zwei Arten zu schwitzen

Bei Stoffwechselaktivitäten und besonders bei jenen, die Energie produzieren und verbrennen, entsteht Wärme. Diese Wärme leitet der Körper durch Schwitzen nach außen ab. Bei der Sauna dagegen wird der Körper angeregt durch die von außen eindringende Hitze, den Körper zu kühlen, und die Hitze regt als Reiz den Stoffwechsel an. Das Schwitzen beruht also auf völlig unterschiedliche Mechanismen und Reaktionen. Somit ist starkes Schwitzen kein Ersatz für die reinigende Wirkung der Sauna!

denn Protein benötigt der Körper morgens noch nicht. Die Kohlenhydrate schließt der Stoffwechsel langsam den Vormittag über auf, sodass Ihnen für Ihr Tagwerk immer Energie zur Verfügung steht.

Mittagessen
Essen Sie mittags, worauf Sie Hunger haben. Nur möglichst kein Fastfood. Vollwertige Mischkost mit Kohlenhydraten, Fetten und Eiweißen ist um diese Tageszeit das Richtige. Es sollte nur nicht zu »schwer«, also zu fetthaltig, sein, damit der Verdauungsprozess Sie nicht für den Nachmittag lahmlegt. Eine »gesunde« Mischung von Allem ist der beste Weg, auch den Nachmittag noch fit zu bleiben.

Abendessen
Der Schwerpunkt sollte abends auf eiweißreichen Produkten wie Geflügel, magerem Fleisch oder Fisch liegen. Das kombinieren Sie mit einer großen Portion (250 Gramm) Gemüse. Verzichten Sie abends auf Kohlenhydrate und vor allem auf Brot und süße Getränke. So verhindern Sie, dass zu viel Insulin die Freisetzung von Fetten in der Nacht behindert. Denn das wäre doch schade und ist auch ungesund, weil es die Entwicklung von Diabetes fördert. Und denken Sie immer daran, beim Kochen jodiertes Salz für eine gesunde Schilddrüse zu verwenden.

WELLNESS FÜR DEN STOFFWECHSEL

Sie haben das ganze Kapitel über den Stoffwechsel gelesen und finden unsere Tipps zur Vorbeugung zu aufwendig? Für viele Menschen bedeuten sie tatsächlich eine komplette Umstellung ihres Lebens, und dieser Gedanke bereitet zunächst Unbehagen. Fangen Sie einfach klein an: Suchen Sie sich aus den Tipps die heraus, die Ihnen wenig Mühe oder sogar Spaß machen. Wenn Sie merken, dass es Ihnen damit besser geht, tasten Sie sich bestimmt auch gern an die anderen heran. Denn kleine Schritte sind besser als gar keine!
Zum Abschluss des Kapitels zeigen wir Ihnen noch einige ganz einfache Maßnahmen, mit denen Sie etwas für Ihren Stoffwechsel und Ihr Wohlbefinden tun können. Dabei dürfen Sie in erster Linie eins: genießen!

Sauna

Sauna, in welcher Form auch immer, regt den Stoffwechsel an. Gifte, zum Beispiel Säuren, Ammoniak oder auch Stoffwechselabfallprodukte, die unsere Schilddrüse belasten, werden ausgeschwemmt, Körper und Geist werden entspannt und die Hormonproduktion wird angekurbelt. Nutzen Sie also die Sauna Ihrer Schilddrüse zu Liebe. Wie Sie das am besten machen, lesen Sie auf Seite 151 im Praxisteil des Kapitels zum Immunsystem.

Massagen

Massagen regen die Durchblutung an, unterstützen das Lymphsystem bei der Entgiftung und säubern damit das Gewebe. Neue Nährstoffe gelangen dadurch viel besser und schneller dorthin, wo sie benötigt werden. Auch die Abfallprodukte des Stoffwechsels werden schneller und umfassender entsorgt, denn alles fließt wieder besser. Die Anspannung der Muskeln wird gelockert, sodass auch dadurch die Durchblutung und damit der Stoffwechsel weniger behindert wird.

Wie Sie den Fluss der Lymphe unterstützen können, lesen Sie im Kapitel zur Entgiftung auf Seite 125. Darüber hinaus regen auch Wechselduschen und Kneippbäder die Durchblutung an und fördern so den Stoffwechsel. Tipps dazu finden Sie ab Seite 155.

Entspannung

Vermeiden Sie jede Art von Stress, denn Stress beeinflusst Ihre Schilddrüse nachhaltig negativ. Stress reduziert die T3-Hormonwerte direkt und schädigt damit Ihren Stoffwechsel. Ein guter Tipp: Lernen Sie eine Entspannungstechnik, die Sie regelmäßig in Ihren Alltag integrieren können, wie Yoga, Tai Chi oder Autogenes Training – auch zum Schutz Ihrer Schilddrüse. Mehr Informationen dazu finden Sie in der großen Übersichtstabelle im Kapitel über Stress ab Seite 208.

TIPP

Abnehmen mit dem Stoffwechsel-Turbo

So können Sie sich satt essen und trotzdem langsam aber sicher abnehmen: Verzichten Sie nicht nur abends konsequent auf Kohlenhydrate, sondern lassen Sie auch morgens möglichst eiweißhaltige Lebensmittel weg.

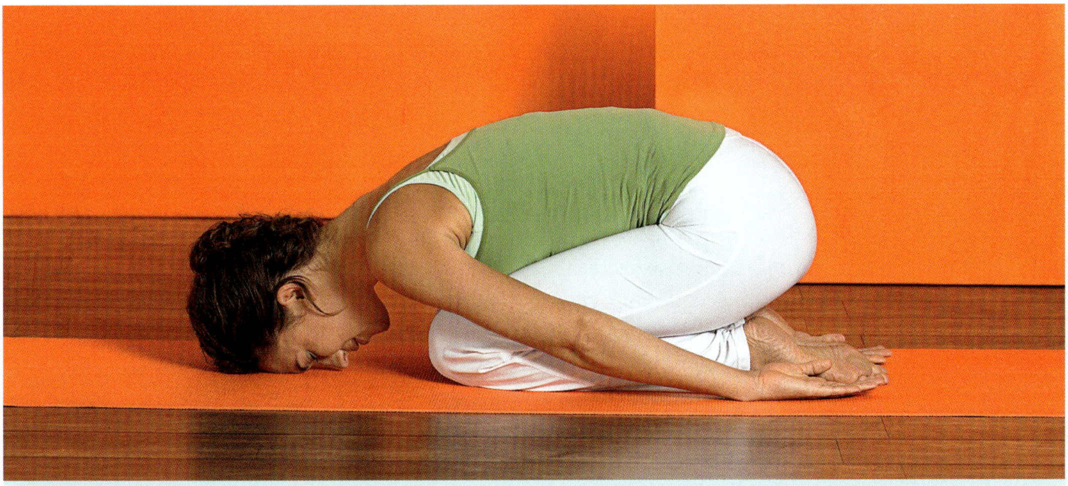

Entspannungstechniken wie Yoga wirken sich positiv auf Ihren gesamten Körper aus: Die Atmung wird tiefer, das Herz schlägt ruhiger, die Muskeln werden beweglicher und Sie selbst ausgeglichener.

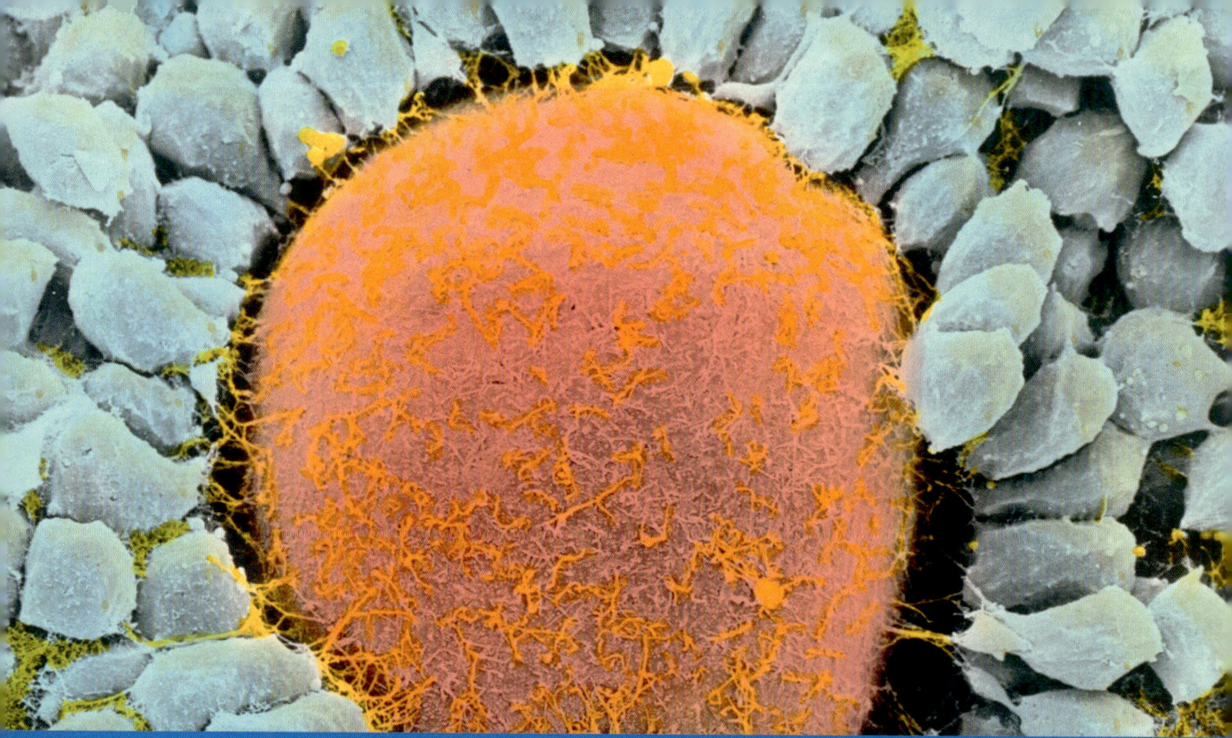

Die unterernährten Körperzellen

IMMER MEHR ESSEN, immer dicker werden und trotzdem mangelernährt sein – das klingt zunächst einmal widersinnig. Es ist aber genau das, was eine große niederländische Studie im Jahr 2008 über die Bevölkerung des Landes herausgefunden hat. Denn die Niederländer nehmen zwar viel Nahrung auf, jedoch enthält ihr Essen viel zu wenig Nährstoffe, sodass ihre Körperzellen tatsächlich mit manchen lebensnotwendigen Substanzen unterversorgt sind. Masse statt Klasse also – ein Phänomen, das sich mit großer Wahrscheinlichkeit in ganz ähnlicher Weise wie in den Niederlanden auch für die Deutschen und die US-Amerikaner sowie für den Großteil der Bürger aller Wohlstandsländer feststellen ließe.

Das Fatale daran ist, dass gerade unser Wohlstand die Hauptursache ist: Nahrungsmittel stehen uns heute rund um die Uhr und in zuvor nie dagewesener Menge und Vielfalt zur Verfügung. Wir müssen nur zugreifen und tun das auch gern und oft – und zwar möglichst zu solchen Lebensmitteln, die uns nicht viel Arbeit machen und trotzdem viel Geschmack haben. Das sind vor allem Süßigkeiten, Snacks, Fertiggerichte und Fastfood – also viele Kalorien mit wenig Vitalstoffen. Wenn jedoch die Zellen unseres Organismus zu wenig Mineralstoffe, Vitamine, Spurenelemente, Enzyme und sekundäre Pflanzenstoffe bekommen, haben wir sie fehl- oder unterernährt: Als Folge altern unsere Zellen viel schneller und werden krank.

links: Alle Körperzellen brauchen Nahrung, um ihre Aufgaben zu erfüllen. So auch die Eizelle (rot), umgeben von Hilfszellen im Eierstock.

Wir merken es normalerweise viel zu spät, nämlich erst dann, wenn sich eine Krankheit wie Osteoporose oder Anämie in konkreten Beschwerden äußert. Unsere ständige Müdigkeit oder die schlechte Laune, die wir schon lange vor einer Erkrankung hatten, führen wir nur selten auf falsche Ernährung zurück. Doch das war bereits der Anfang …

Um zu begreifen, warum die richtige Ernährung solch weitreichende Auswirkungen auf unser Wohlbefinden und unsere Gesundheit hat, lohnt es sich, einen Blick auf die Zellen, diese kleinen Wunderwerke in unserem Körper, zu werfen und der Frage nachzugehen, wie eigentlich die Nährstoffe da hineinkommen. Denn dann verstehen wir sehr schnell, warum es durch Fastfood und Co. zu Beschwerden wie Verstopfung, Reizdarm und letztlich zum Zelltod kommt. Im Praxisteil können Sie zunächst selbst testen, wie es um Ihre Zellernährung bestellt ist, und erfahren, wie Sie diese verbessern können – denn das ist gar nicht schwierig.

DIE ZELLE – EIN WUNDERWERK

Als erwachsener Mensch bestehen Sie aus mehr als 100 000 Milliarden Zellen! Aber nur die wenigsten dieser einzelnen Zellen begleiten Sie ein Leben lang. Pro Sekunde werden etwa 50 000 neue Zellen gebildet, und gleichzeitig gehen auch ebenso viele von ihnen zugrunde. Daher sind selbst die Muskelzellen von Hundertjährigen maximal 15 Jahre alt! Der Organismus erneuert sich ständig – aber nur, wenn es den Zellen auch wirklich gut geht. Der Austausch des gesamten Knochensystems dauert nur zehn Jahre, dann ist alles runderneuert. Die Hautzellen erneuern sich sogar alle zwei bis drei Wochen – die alten, abgeschilferten vom Kopf sehen Sie gelegentlich als ungeliebte Schuppen auf Ihrer Kleidung.

Es gibt aber leider auch Zellen, die einen viel langsameren Biorhythmus und Erneuerungszeitraum haben. So sind die Zellen des Herzens meist fast so alt wie Sie selbst. Auch im Gehirn gibt es einige Stellen und Areale, die sehr, sehr langsame Regenerationsprozesse durchlaufen. Umso wichtiger ist es gerade für diese Zellen, dass sie gehegt und gepflegt werden. Das bedeutet neben regelmäßiger, jedoch nicht übermäßiger Belastung vor allem die stetige Zufuhr von lebenswichtigen Vitalstoffen in ausreichender Menge.

WELCHE NÄHRSTOFFE BRAUCHT DIE ZELLE?

Über die Grund- oder Makronährstoffe Eiweiß, Fett und Kohlenhydrate sowie über ihre Bedeutung für unsere Gesundheit haben Sie bereits ab Seite 52 beim Thema Stoffwechsel vieles erfahren. Doch diese drei Stoffe sind längst nicht alles, was unser Körper benötigt, um reibungslos funktionieren zu können. Neben den sogenannten Makronährstoffen, von denen wir recht viel essen müssen, brauchen wir auch noch Mikronährstoffe. Von ihnen reichen zwar deutlich kleinere Mengen, aber sie sind deshalb nicht weniger wichtig: Für die chemischen Abläufe in unseren Zellen sind Vitamine, Mineralstoffe, Spurenelemente und Enzyme unverzichtbar.

Vitamine müssen sein

Vitamine sind organische Verbindungen, die unser Körper unbedingt benötigt, aber in der Regel nicht selbst herstellen kann. Deshalb müssen wir sie in ausreichender Menge beim Essen aufnehmen. Jedes Vitamin hat seine

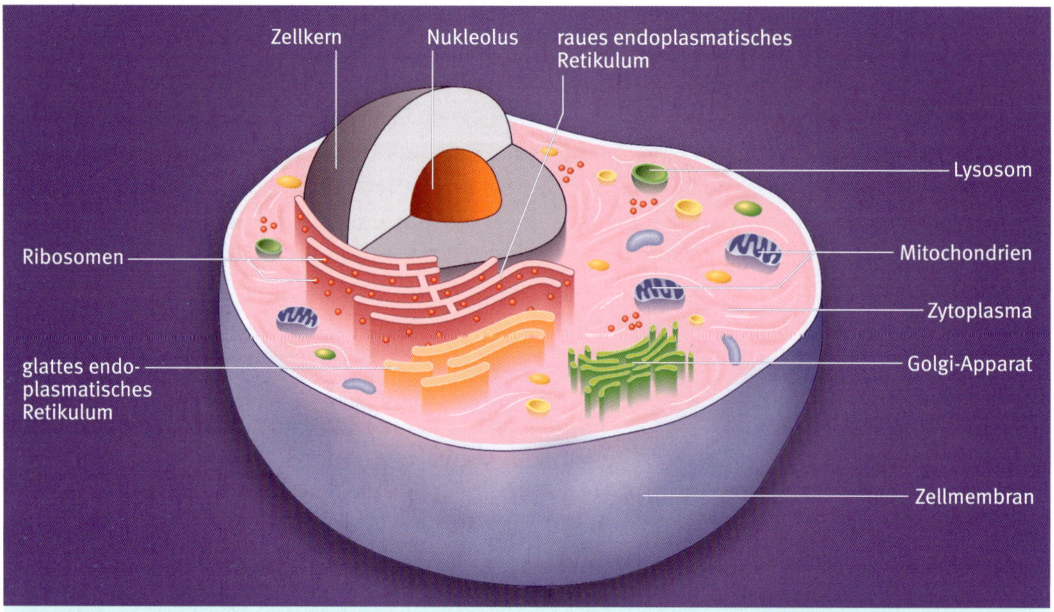

Je nach Funktion sehen Zellen anders aus, doch die Bausteine gleichen sich: Zellkern mit Erbgut und Eiweißfabrik (Nukleolus), Zellflüssigkeit (Zytoplasma) mit eiweißbildenden Ribosomen, Kraftwerke (Mitochondrien), Klärwerke (Lysosomen), Ausscheidungsorgan (Golgi-Apparat) und Kanalsysteme (Retikulum).

eigene Funktion und tritt mit anderen Vitaminen in so lebenswichtige Wechselwirkungen, dass im Organismus keines fehlen darf. So verdanken wir etwa dem fettlöslichen Vitamin E, dass es unsere fetthaltigen Zellwände schützt und freie Radikale von ihnen fernhält.

Wie viel der Organismus von jedem Vitamin wirklich benötigt, wird nach wie vor kontrovers diskutiert. So unterscheiden sich die wissenschaftlichen Meinungen von Land zu Land und natürlich auch von Wissenschaftler zu Wissenschaftler. (Die Nährwertangaben in diesem Buch orientieren sich an den Empfehlungen der Deutschen Gesellschaft für Ernährung, DGE, in Bonn.) Aber die Notwendigkeit von Vitaminen bleibt an sich unumstritten.

Ohne Mineralien geht nichts

Mineralien wickeln eine Vielzahl von Stoffwechselschritten ab – sie können im Körper Säuren oder Basen bilden sowie elektrische Signale in den Muskeln und Organen weiterleiten, weshalb sie auch Elektrolyte genannt werden. Sie sind außerdem an der Regulierung des Wasserhaushalts in unserem Körper sowie des pH-Werts unseres Blutes beteiligt. Zudem sind Mineralstoffe an vielen Funktionen von Nerven- oder Muskelzellen beteiligt. So trägt etwa Kalzium nicht nur zum Aufbau von Knochensubstanz bei, sondern regelt auch allerlei im Herz-Kreislauf-System. Es hilft, die Erregung von Muskeln und Nerven einzuleiten und die Muskulatur zum Zusammenziehen zu bringen.

Spurenelemente – wenig reicht aus

Unter 50 mg pro Tag – nur winzige Mengen, eben Spuren – benötigt unser Körper von den Spurenelementen, damit er seine lebenswichtigen Stoffwechselfunktionen fortführen kann. Allein durch Zink, von dem wir täglich nur 7–10 mg benötigen, werden über 160 Enzyme und Hormone aktiviert. Es schützt unsere Zellen vor freien Radikalen, stärkt die Immunabwehr und kann sogar Schwermetalle binden. Zudem fördert es die Wundheilung, den Haarwuchs und die Fruchtbarkeit.

Fehlen uns welche von diesen essenziellen (lebensnotwendigen) Helfern im Organismus, entstehen schwere Schäden wie Blutarmut (Anämie) bei Eisenmangel oder Stoffwechselstörungen bei Jodmangel (siehe auch Abschnitt zur Schilddrüse auf Seite 57).

Einige der Spurenelemente wie Chrom und Kobalt sind jedoch in größeren Mengen hochgiftig und können bei Überdosierung zu einer Vergiftung der Zellen führen. Deshalb sollten Sie eine Einnahme spezieller Präparate immer mit Ihrem Arzt absprechen.

Enzyme als wichtige Beschleuniger

Ohne schnelle, fein gesteuerte Reaktionen wie dem Spalten, Umwandeln und Bilden von Stoffen könnte der Organismus nicht funktionieren. Daher hat er Helfer, die Enzyme, die als Biokatalysatoren chemische Reaktionen ums Tausend- bis Hunderttausendfache beschleunigen.

INFO

Was bringen Vitalstoffe in Pillenform?

Vitamine, Mineralien, Spurenelemente, Enzyme und sekundäre Pflanzenstoffe – diese lebenswichtigen Nährstoffe sind in Pflanzen, Fleisch, Fisch, Eiern und Milch enthalten. Bei einer ausgewogenen, abwechslungsreichen Ernährung versorgen wir uns normalerweise ausreichend damit. Wer meint, frische Salat-, Gemüse-, Fisch- und Fleischgerichte machten zu viel Arbeit und schmeckten ohnehin nicht besser als Hamburger und Pommes, greift oft zu Vitaminpillen. Doch Mängel in der Ernährung durch Vitamin- und Nährstoffpräparate auszugleichen funktioniert nicht wie gewünscht: Denn unser Körper ist nicht imstande, die Nährstoffe aus Tabletten und Pulvern richtig aufzunehmen und zu verwerten, weil andere Begleitstoffe zur Aufspaltung fehlen, wie die Studien von 2008 aus den Niederlanden (siehe Seite 76) belegen.

Wie zwiespältig die zusätzliche Einnahme von Vitalstoffen ist, zeigt sehr anschaulich das Beispiel Selen: Als wichtiger Bestandteil des Entgiftungsenzyms Glutathionperoxidase spielt dieses Spurenelement eine bedeutende Rolle beim Schutz der Zellmembranen vor Zerstörung durch freie Radikale. Dem Selen wird laut wissenschaftlichen Studien sogar zugeschrieben, im Körper die Selbstzerstörung von Krebszellen auslösen zu können und auch an der Ausleitung gefährlicher Medikamente oder Toxine beteiligt zu sein. Trotz dieser selbstverständlich überaus erwünschten Wirkungen ist die zusätzliche Gabe von Selenpräparaten (200 mg Selen pro Tag) jedoch umstritten, weil das Spurenelement in dieser Dosierung in einer Untersuchung eine giftige Wirkung entfaltete und sogar zu Diabetes Typ 2 führte.

Die meisten der Enzyme sind Proteine (Eiweiß). Während der Enzymreaktion werden die Stoffe chemisch verändert – durch neue Bindungen oder Abspaltungen entstehen ein oder mehrere neue Produkte, die man auch als Substrate bezeichnet. So wandelt beispielsweise das Enzym Amylase Stärke in Einfachzucker (Glukose) um. Aber es gibt noch etwa 5000 weitere Enzyme, die sich auf verschiedene Aufgaben spezialisiert haben, und noch längst nicht alle sind von der Wissenschaft erforscht. Die Enzyme in unserem Körper können nur einwandfrei funktionieren, wenn sie mit entsprechenden Vitaminen, Mineralien und Spurenelementen versorgt werden.

WASSER: LEBENSWICHTIG FÜR DIE ZELLE

Der Körper besteht zu einem erheblichen Teil aus Wasser. Beim Neugeborenen entfallen etwa 75 Prozent des Körpergewichtes und beim Erwachsenen etwa 60 Prozent auf den Wasseranteil. Ein 70 kg schwerer Mann hat so etwa mindestens 40 Liter Wasser im Körper. Bei Frauen ist der Wasseranteil etwa 10 Prozent geringer, weil sie mehr wasserarmes Fettgewebe besitzen.

Wasser in und um den Zellen

Rund 30 Liter Wasser befinden sich als sogenannte intrazelluläre Flüssigkeit in den Zellen. Dieses Wasser sorgt für die Ernährung der einzelnen Zellen, garantiert viele biochemische Prozesse wie den Zellstoffwechsel und sorgt auch für den Abtransport verbrauchter und giftiger Nähr- und Abfallstoffe. Hierfür ist besonders auch die sogenannte extrazelluläre Flüssigkeit verantwortlich, also das Wasser außerhalb der Zellen. Es fließt in einem dichten Kanalnetz aus allen Richtungen um die Zellen herum, um sie mit allem Nötigen zu versorgen und Unnötiges mitzunehmen.

INFO

Enzyme zerkleinern fast alles

Der Weg der Nahrung vom Mund bis zum Darm wird ständig von Enzymen begleitet. Enzyme spalten die Nahrung und ihre Bausteine, also Fette, Kohlenhydrate und Eiweiß, in kleinere Einheiten auf, sodass sie ins Blut und durch die engen Wände der Blutgefäße eindringen können. Nur dort haben wir etwas von ihnen. Die bekanntesten Enzyme sind:

Amylase: Die Amylase zerlegt lange Zuckerketten (Polysaccharide) in mehrere kürzere Ketten (Oligosaccharide), danach in die sogenannten Zweifachzucker (Laktose, Saccharose, Maltose). Und in der Darmwand spalten Disaccharidasen diese noch einmal in den Einfachzucker auf. Diese Moleküle (Glukose, Fructose, Galaktose) können dann relativ ungehindert in die Blutbahn eintreten.

Lipasen: Lipasen zerkleinern das mit der Nahrung zugeführte Fett, die Triglyzeride (dreiwertige Glyzerinester mit einem Glyzerinmolekül) in Glyzerin und freie Fettsäuren.

Proteasen: Das Eiweiß wird von den Proteasen zerlegt. Diese teilen die großen Stücke (Poly- und Oligopeptiden) in kürzere Ketten. In der Darmwand zerkleinern Amino- und Dipeptidasen diese in die einzelnen Eiweißbausteine, die schließlich ins Blut gelangen.

Jeder Stoff, der zur Zelle gelangen will oder von der Zelle abgegeben wird, bewegt sich über dieses Kanalsystem fort. Das Wasser steht dabei einerseits direkt mit den Zellen in Verbindung, hat aber auf der anderen Seite auch einen regen Austausch mit dem Blutsystem.

Durch Lücken in den Wänden winziger Blutgefäße, den Kapillaren, wird das Wasser mitsamt den darin gelösten beziehungsweise schwebenden Stoffen und Molekülen von Nährstoffen aus dem Blut in die Kanäle der extrazellulären Flüssigkeit gepresst.
Glukose oder auch gelöste Salze und Mineralien gelangen so zu den einzelnen Zellen und werden dort verbraucht. Das geschieht in der Regel »passiv«, über den Vorgang der Osmose und durch Filtration, also den Transport von Wasser und den darin enthaltenen Stoffen durch die Wand der Zelle.
Ohne das Transportmittel Wasser könnte demnach keine Zelle überleben. Denn sie würde verhungern, weil kein einziger Nährstoff sie je erreichen könnte. Ohne Wasser gibt es also kein Leben, und das gilt ganz besonders für uns Menschen. Genau aus diesem Grund sollten Sie unbedingt darauf achten, dass Sie genügend Wasser täglich trinken (1 bis 3 Liter, je nach körperlicher Betätigung). Auch über eine Ernährung mit viel frischem Gemüse und Obst nimmt der Körper Wasser auf.

VOM TELLER IN DIE ZELLE

Nachdem Sie nun gelesen haben, wie sehr Ihre Zellen einen abwechslungsreichen Speiseplan und ausreichend Flüssigkeit brauchen, um alle Nährstoffe zu bekommen, haben Sie sich vielleicht einen schönen Salat mit Pellkartoffeln und gedämpftem Fisch zubereitet. Nun steht das leckere Essen vor Ihnen auf dem Tisch, aber bis die wertvollen Nährstoffe in Ihren Zellen ankommen, muss noch einiges passieren: Die Nahrung muss gut zerkleinert und dann über den Magen-Darm-Trakt durch den gesamten Körper transportiert werden. Bei diesem Verdauungsprozess werden nützliche Nährstoffe nach und nach von unnützem Ballast getrennt.

SCHON IM MUND GEHT'S LOS

Im Mund zerkauen Sie die feste Nahrung und verdünnen sie so weit mit Speichel, dass der entstandene Brei leicht Ihre Speiseröhre hinuntergleiten kann. Im Speichel sind Enzyme wie die Amylase (siehe Kasten Seite 80) und Elektrolyte enthalten, die schon beim Kauen mit der Aufspaltung Ihres Essens anfangen. Durch zu wenig Kauen und Herunterschlingen fällt dieser wichtige erste Schritt der Nährstoffzufuhr aus. Wie bedeutend das richtige Kauen ist und wie lange es eigentlich dauern sollte, können Sie selbst prüfen und erleben. Essen Sie ein kleines

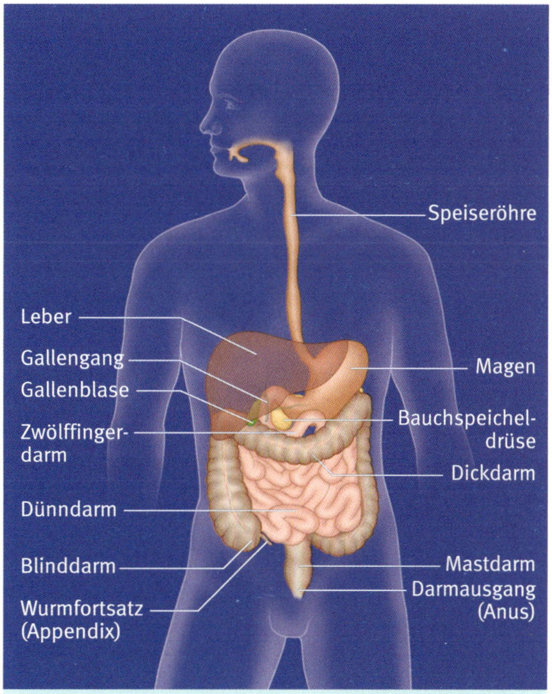

Die Nahrung wird im Magen und Dünndarm zerlegt. Der Dickdarm entzieht dem Rest Flüssigkeit und leitet ihn zum Ausgang: Mastdarm und Anus. Der Blinddarm mit Appendix ist ein Reservoir für gute Darmbakterien.

Stückchen Brot, und kauen Sie es so lange, bis es süßlich schmeckt. Das ist ein Zeichen dafür, dass die Amylase, also das im Speichel enthaltene Enzym, nun aktiviert ist und beim Kauen die Stärke in kleinere Einheiten (Maltose) gespalten hat. Diese schmecken süß. So sollte die Verdauung immer beginnen, denn damit wird auch der Stoffwechsel aktiviert. Nicht umsonst haben uns bereits unsere Großmütter aufgefordert, jeden Bissen 35-mal zu kauen!

MEHR ALS EIN SPEICHERORT – DER MAGEN

Nach dem Kauen schlucken Sie den Bissen hinunter, er gleitet durch die Speiseröhre zum Magen. In diesem muskulösen »Sack« werden die Bissen gespeichert – es passen gut zwei Liter hinein! – und durch das Zusammenziehen der Muskulatur weiter zerkleinert. Doch vor allem wird Ihr leckeres Fischgericht mithilfe der Magensäfte, darunter Salzsäure, zersetzt. Wie lange der Speisebrei im Magen bleibt, hängt davon ab, was Sie essen. Denn es dauert bei einem Salat und einem Schweinebraten unterschiedlich lange, bis sie für die nächsten Verdauungsschritte weit genug zersetzt sind. Daher sprechen wir bei fetten Braten auch von Gerichten, die »schwer« im Magen liegen.
Erst nach etwa vier Stunden wird der Speisebrei Ihres Fischgerichtes schließlich durch den Magenpförtner (Pylorus) portionsweise an den Dünndarm (Duodenum) weitergegeben. So lange sollten Sie sich auch satt fühlen, wenn die Portion nicht zu klein war.

VOM DARM ENDLICH IN DIE ZELLE

Tief in uns drinnen und meist kaum sonderlich beachtet liegt unser größtes Organ – der Darm. Er kommt auf etwa acht Meter Länge. Und würde man die vielen winzigen Einbuchtungen auffalten, ergäbe das eine Fläche von gut 300 Quadratmetern! Das abschließende Aufspalten Ihres Fischgerichts in seine kleinsten verwertbaren Bestandteile und in Faserstoffe, die unverdaulich sind und ausgeschieden werden müssen (Ballaststoffe), geschieht mithilfe von Bakterien im Darmtrakt. Über die Darmwand gelangen die mikrofeinen Nährstoffe in die Blutbahn und zu den Zellen. Der Darm ist also letztlich die Instanz, die dafür sorgt, dass die Zellen unses Körpers gut ernährt werden und wir immer mit der zum Leben notwendigen Energie versorgt sind.

GUT ZU WISSEN

So lange liegt uns das Essen im Magen!

- Bis 30 Minuten: Tee, Kaffee (ungezuckert), Wasser, Honig, Alkohol
- Bis 120 Minuten: alle Milchkaffees, Joghurt, Magerquark, Weißbrot, Ciabatta, weiche Eier, pürierte Kartoffeln, Reis und Fisch (fettarm)
- Bis 180 Minuten: Bananen, Möhren (gekocht), Salzkartoffeln, Spinat, Wirsing, fette Milch, Rührei
- Bis 240 Minuten: Salat (grünes, rohes Obst wie Äpfel, Gemüse (gedünstet), Käse, Schwarzbrot, mageres Geflügel und Fleisch
- Bis 300 Minuten: Hülsenfrüchte (Erbsen, Linsen, Bohnen), Rump- und Filetsteak, fettarmer Schweinebraten, Schinken
- Bis 400 Minuten: Pommes frites, Bratwurst, Thunfisch in Öl, Speck
- Mehr als 450 Minuten: Gänsebraten, Schweinebraten

Dünndarm: Von hier kommen die Nährstoffe

Die Hauptrolle im Verdauungsvorgang spielt der Dünndarm, weil sich dort entscheidet, ob unsere Zellen ausreichend Nährstoffe bekommen. Die Arbeit des Dünndarms ist bei »darmgesunden« Menschen so gut, dass kein Nährstoff in den Dickdarm wechselt, sondern dorthin nur Faser- und Ballaststoffe sowie anderes Unverdauliches geschickt werden. Ob das bei Ihnen der Fall ist, kann Ihr Arzt anhand einer Stuhlprobe im Labor testen lassen (»Darmökogramm«, siehe Seite 94).

Kaum hat Ihr inzwischen verflüssigtes Fischgericht den Magen verlassen, wird es weiter aufgespalten: Der Dünndarm zerlegt die einzelnen Nährstoffe in so winzige Bruchstücke aus Molekülen, dass sie schließlich über die Dünndarmschleimhaut aufgenommen werden können. Dabei helfen auch Enzyme aus der Galle, der Bauchspeicheldrüse und der Leber. Deren Gänge münden alle direkt hinter dem Magenpförtner in den Dünndarm.

Schon in diesem Stadium kann viel schiefgehen: Wenn beispielsweise ihre Gallenblase nicht optimal funktioniert, kann das gesunde Fett aus dem Fisch nicht in kleine Einheiten, die Fettsäuren, zerlegt werden. Das Ergebnis sind viel zu große Moleküle. Wenn diese den Darm erreichen, können die Zellen sie nur unvollständig aufnehmen. Schließlich sind Zellen selbst winzig klein, also brauchen sie kleinste Moleküle. Mit großen Einheiten können sie nichts anfangen, und das Fett verlässt Ihren Körper ungenutzt mit dem Stuhlgang. Dabei ist es so wichtig als Energielieferant und um die fettlöslichen Vitamine nutzen zu können.

Doch die Schleimhaut des Dünndarms tut noch mehr: Sie schleust die etwa acht Liter Verdauungssäfte wie Speichel, Galle, Magensaft, Dünndarm- und Bauchspeicheldrüsensekret, die ebenfalls den Dünndarm passieren, wieder zurück ins Blut. Um das alles leisten zu können, ist viel Fläche erforderlich, und die entsteht durch Falten und Ausstülpungen, sogenannte Zotten. Die Zotten enthalten winzige Blut- und Lymphgefäße (siehe ab Seite 106). Über diese Gefäße werden Nährstoffe in den Körper geleitet und Schadstoffe aus ihm herausgeschleust.

Fehlernährung schadet den Darmzotten

Wie alle Ihre Körperzellen erneuern sich auch Ihre Darmzotten regelmäßig, und zwar in einem kurzen Rhythmus von nur drei Tagen. So sind sie quasi immer »frisch«, um ihre anspruchsvolle Arbeit der Nährstoffversorgung gut verrichten zu können. Leider bringen wir diese perfekte Erfindung der Natur immer häufiger durch schlechte Ernährung aus dem Gleichgewicht. Denn wenn die Zellen der Darmzotten nicht die notwendigen Nährstoffe in genügender Menge erhalten, kann unser

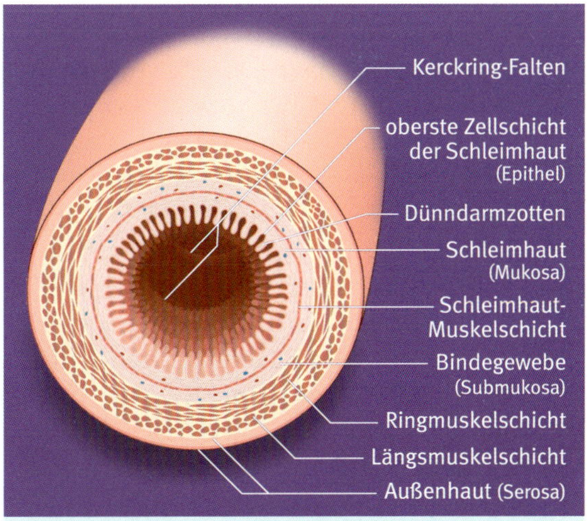

Eine vielschichtige Angelegenheit: Das Darmrohr ist umgeben von Muskelschichten, die dafür sorgen, dass die Nahrung rhythmisch voranrutscht.

Körper die Regeneration unserer Zotten und vor allem deren Qualität nicht dauerhaft aufrechterhalten, und sie entarten wegen des kurzen Erneuerungsrhythmus relativ schnell. Die alten, zunächst nur leicht veränderten Zellen werden dann nach drei Tagen durch solche ersetzt, deren Erbgut nur mangelhaft kopiert werden konnte. Dieser Teufelskreis setzt sich so weit fort, dass jede neue Generation von Zotten zunehmend weniger ihrer gut funktionierenden Ursprungsversion entspricht. Um diese negative Zellentwicklung frühzeitig einzudämmen und somit die Zellen wieder in ihren ursprünglichen Zustand zu überführen, hilft Ihnen die richtige Zellernährung, die im Praxisteil ab Seite 95 beschrieben wird.

Der Dünndarm in Bewegung

Um den Speisebrei mit den Verdauungssäften bestmöglich zu durchmischen, greift der Dünndarm auf unterschiedliche Formen von Bewegungen zurück:

- Unsere Zotten besitzen eine Eigenbeweglichkeit, weil sich die Muskelschicht der Schleimhaut zusammenzieht. Gesteuert durch die Submukosa (eine Bindegewebsschicht, die die Schleimhaut von der Muskelschicht abgrenzt) wird damit der Speisebrei näher an die oberste Schleimhautschicht befördert.
- Durch Bewegungen der Ringmuskulatur des Darms und durch Pendelbewegungen seiner Längsmuskulatur wird der Speisebrei gemischt.
- Durch sogenannte peristaltische Wellen, bei denen sich der Dünndarm abschnittsweise zusammenzieht, wird der Speisebrei in Richtung Dickdarm bewegt.

Durch diese Bewegungen, die unbewusst erfolgen und nicht steuerbar sind, wird der Speisebrei in etwa sechs bis zehn Stunden durch den gesamten Dünndarm transportiert und erreicht schließlich den Dickdarm.

INFO

Warum der Magen knurrt

Auch wenn es nichts zu verdauen gibt, zieht sich der Darm alle anderthalb bis zwei Stunden zusammen, um Bakterien und Speisereste auszusondern. Das dabei entstehende Geräusch kennen Sie als »Magenknurren« – dieses ist also keineswegs immer ein Anzeichen von Hunger!

Aus flüssig mach fest – der Dickdarm

Wenn alles geklappt hat, ist von Ihrem Fischgericht bis auf die Faser- oder Ballaststoffe nicht mehr viel Nützliches übrig, wenn es den Dickdarm durch die sogenannte Ileozökalklappe erreicht. Wie ein Rückflussventil verhindert diese Klappe, dass etwas aus dem Dickdarm in den Dünndarm zurückfließt. Das würde nämlich die Abläufe gründlich durcheinanderwirbeln. Die Schleimhaut Ihres Dickdarms nimmt nun aus dem flüssigen Darminhalt Salze und Wasser auf, sodass wieder ein fester Brei entsteht, in dem überflüssige Stoffe abtransportiert werden. Erst an dieser Stelle kommen die scheinbar überflüssigen Ballaststoffe zum Zuge: Sie regen die Bewegung des Dickdarms an und unterstützen damit eine zügige Ausscheidung des Restmülls Ihres Fischgerichts.

Bakterien – die fleißigen Helfer des Darms

Der Darm hat so viel zu tun, dass er sich gleich eine ganze Armee von Helferchen zur Unterstützung hält: 10 bis 100 Billionen Bakterien leben als sehr komplexes »bakterielles Ökosystem« in Ihrem Darm, also etwa zehnmal mehr, als Sie Körperzellen besitzen! Bis zu einer Dicke von 2 Zentimetern türmen sich die Bakterienkulturen im Darm auf. Etwa 300 bis 400 verschiedene Bakterienstämme siedeln sowohl im Dünndarm als auch im Dickdarm friedlich nebeneinander – sofern alles gut läuft. Dabei ist der Dickdarm allerdings deutlich dichter bewohnt als der Dünndarm.

Vielleicht finden Sie die Vorstellung dieser unzähligen Bakterien spontan eklig – schließlich denken wir alle dabei zunächst an Krankheitserreger. Das sind die »bösen« Bakterien, die merkt sich eben jeder, doch es gibt auch »gute«, die sogar lebenswichtig für uns sind. Betrachten Sie nur, was diese guten Bakterien allein im Darm machen:

- Mitarbeit bei der Immunabwehr
- Versorgung des Körpers mit Vitaminen (besonders B- und K-Vitamine)
- Unterstützung bei der Verdauung von Nahrungsteilchen
- Energieversorgung der Darmhaut
- Förderung der Bewegungen (Peristaltik) des Darms
- Produktion von kurzkettigen Fettsäuren, die für die Zellen verwertbar sind

Die Forscher Bernhard Samuel und Jonathan Gordon haben 2006 gezeigt, dass selbst die zugefügte Kalorienmenge mit der Nahrung nichts darüber aussagt, wie viel davon wirklich in den Zellen ankommt. Vielmehr konnten sie feststellen, dass die Zusammensetzung der Darmflora letztendlich bestimmt, wie viele Kalorien wir aufnehmen und was in den Zellen tatsächlich ankommt.

Die Bakterien spielen damit eine enorm große Rolle bei der Versorgung des Körpers und der Ernährung der Körperzellen. Je besser Sie Ihren Darm mit verschiedenartigen, guten Nährstoffen versorgen, umso größer werden die Artenvielfalt und die vielfältigen Aktivitäten der Bakteriengesellschaft.

GUT ZU WISSEN

Das Promi-Bakterium Escherichia coli

Das wahrscheinlich bekannteste Bakterium des Darms ist das Bakterium »Escherichia coli« (abgekürzt E. coli). Es wurde benannt nach Theodor Escherich, der es schon 1919 entdeckte. Seitdem ist es das wohl am intensivsten wissenschaftlich untersuchte »Lebewesen«. Es ist ein säurebildendes, stäbchenförmiges Bakterium, das die Fähigkeit hat, sich sehr schnell zu teilen. Bei optimalen Voraussetzungen teilt es sich alle 20 Minuten. Andere Eindringlinge haben gerade deswegen keine Chance, weil sie sich nur halb so schnell wie das Kolibakterium ausbreiten können. Es ernährt sich vornehmlich von Zucker und einigen »ausgewählten« Aminosäuren.

Das Kolibakterium hilft bei der Produktion von Antikörpern und Vitamin K mit. Im Darm also ist es in normaler Anzahl als Teil der Darmflora sehr wichtig. Außerhalb des Darms kann es jedoch erhebliche Probleme verursachen: Befindet sich das Kolibakterium am falschen Ort, ruft es mehr oder weniger starke Infektionen hervor, wie zum Beispiel Harnwegsinfekte oder sogar eine Hirnhautentzündung. An der Universität in Ithaca im Staat New York fand man kürzlich sogar heraus, dass selbst chronisch entzündliche Darmerkrankungen mit einer Überbesiedlung mit dem Bakterium Escherichia coli im Darm zusammenhängen können.

Die Bakterienstämme – Multikulti ist besser

Vier Hauptstämme von Bakterien machen etwa 99 Prozent der Besiedlung des Darms aus. Diese vier friedlich nebeneinander lebenden Stämme sind: Actinobacteria, Bacteroidetes, Furmieuten, Proteobacteria. Im Dünndarm von Erwachsenen finden sich besonders viele Lactobazillus- und Enterococcus-Bakterienstämme. Der Dickdarm ist etwas multikultureller besiedelt, von Arten mit so klingenden Namen wie Bifidobacterium, Vlostriclium, Fusobacterium, Roseburia …

Gerät die harmonische Kultur der Darmbewohner zum Beispiel durch falsche Ernährung ins Ungleichgewicht, dann wirkt sich das auf den Körper meist schlimm aus. Prominentestes Beispiel dafür ist das Bakterium Escherichia Coli (siehe Kasten Seite 85).

Und raus – der Mastdarm

Bevor die allerletzten Überbleibsel Ihres Fischgerichts – jetzt schnöde als Fäkalien bezeichnet – entsorgt, also ausgeschieden werden können, wird dieser Müll zunächst gesammelt. Dafür besitzt unser 15 bis 30 Zentimeter langer Mastdarm im oberen Bereich eine Ampulle, also eine blasenförmige Erweiterung. Dort schließt sich der eigentliche Analkanal an, an dessen Ende sich der innere und der äußere Schließmuskel befinden. Letzteren können Sie willkürlich zur Darmentleerung steuern.

Damit die Ausscheidung in kompakter Form und nicht zu unappetitlich verläuft, hat uns die Natur noch eine Art »Tropfenfänger« beschert: Ringförmig angelegte Venenpolster am Anus verhindern, dass flüssige Darmbestandteile unkontrolliert aus dem Darm austreten. Wenn diese Venenpolster erweitert oder ausgestülpt sind und bei Verstopfung Schmerzen beim Stuhlgang hervorrufen, spricht man von Hämorrhoiden.

Was einen guten Stuhlgang ausmacht

Kaum ein Thema rund um Körper und Gesundheit ist so tabuisiert wie der Stuhlgang und vor allem das Endprodukt, der Kot. Wer mag sich schon mit Fäkalien beschäftigen? Dabei ist es wichtig zu wissen, wie »normaler« Stuhl eigentlich aussieht. Denn erst dann werden auch die Abweichungen deutlich.

Der »normale« Stuhl ist zylindrisch, wurstförmig und zum Ende hin verjüngt. Er ist von einer sehr dünnen Schleimschicht überzogen, berührt daher den After nicht direkt und »verschmutzt« ihn so auch nicht. Der Gebrauch von Toilettenpapier ist bei einem gesunden Stuhlgang fast überflüssig.

Der Geruch des normalen Stuhls ist eigentümlich und eher unangenehm. Bedingt ist dies durch den Gehalt an Skatol und Indol, Produkte der bakteriellen Aufspaltung der Nahrungsbestandteile. Die Nahrungsbestandteile, zum Beispiel bei Spinat, Karotten oder auch Tomaten, beeinflussen die Farbe des Kots stark. Normalerweise ist er leicht hellbraun bis dunkelbraun, was primär durch die Farbstoffe in der Galle hervorgerufen wird.

Wie oft der Darm seinen Müll nach draußen schickt, ist durchaus individuell sehr unterschiedlich. Es muss nicht jeden Tag sein. Aus medizinischer Sicht reicht dreimal pro Woche. Erst wenn der Stuhlgang noch seltener wird, sprechen Ärzte von Verstopfung.

WENN DIE ZELLE STIRBT

Sie wissen bereits, dass sich die Zellen stetig erneuern; sie sterben nach einer bestimmten Lebenszeit. Diesen Vorgang nennt die Wissenschaft Apoptose. Es gibt noch einen anderen Begriff für den Tod von Zellen: Nekrose. Damit beschreibt man den frühzeitigen Tod einer Zelle, der nicht ihrem Lebensplan entspricht.

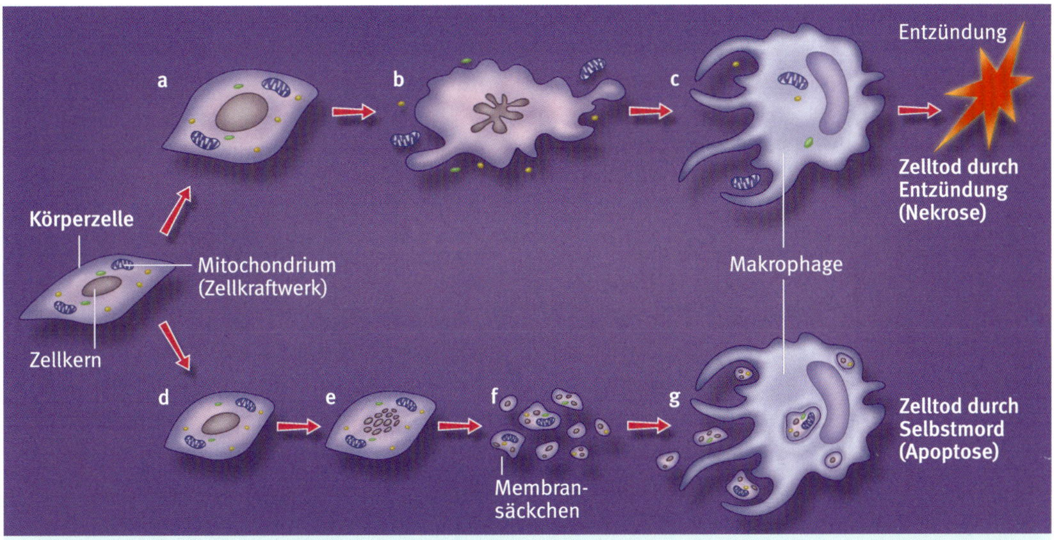

Auch Zellen sterben: Bei der Nekrose (a–c) bläht sich die Zelle auf und zerfällt dann, was eine Entzündungsreaktion hervorruft, da Zytoplasma und Zellorganellen freigesetzt werden. Bei der Apoptose (d–g) schrumpft die Zelle und löst sich systematisch auf. Die Makrophagen (Fresszellen) entsorgen in beiden Fällen die Überreste.

NATÜRLICHER ODER FRÜHZEITIGER TOD?

Apoptose und Nekrose, der natürliche und der verfrühte Zelltod, haben unterschiedliche Folgen für den Körper. Eine alte Zelle, die ihre Lebenszeit hinter sich hat, beginnt zu schrumpfen und löst sich systematisch in ihre Bestandteile auf. Dann werden ihre Überreste von den Fresszellen, den Makrophagen, rückstandslos abgebaut. Anders dagegen bei der Nekrose: Durch äußere Einflüsse wird die Zelle so stark geschädigt, dass sie nicht mehr weiterleben kann. Statt zu schrumpfen, bläht sie sich auf, bis sie platzt. Ihre Bestandteile schwimmen nun frei umher. Das alarmiert das Immunsystem. Nun werden zwar die einzelnen Zellbestandteile auch von den Makrophagen aufgefressen, gleichzeitig kommt es aber zu einer Entzündung, weil das Immunsystem die vermeintlichen Eindringlinge bekämpfen will (siehe auch ab Seite 136).

Gründe für den frühen Zelltod

Eine Zelle verkümmert oder stirbt, wenn ihre Lebensbedingungen nicht mehr stimmen. Die Ursachen reichen von Hitze, Kälte, Strahlung, Sauerstoffmangel, Giftstoffen bis zu Krankheitserregern – und mangelhafter Ernährung. Alles, was wir mit der Nahrung aufnehmen, wirkt sich vor allem auf unser Zellsystem aus. Bekommen unsere Zellen die für sie überlebenswichtigen »Rohstoffe« nicht, so werden sie über kurz oder lang entweder ihre Funktion einstellen oder verkümmern und im schlimmsten Fall sogar sterben. Die Tipps im Praxisteil ab Seite 95 helfen, das zu verhindern.

SCHLECHTE VERDAUUNG – SCHLECHT FÜR DIE ZELLEN

Verdauungsstörungen – darüber redet niemand gern. Dabei sind sie fast ein gesellschaftliches Phänomen. Wie 2008 am Weltverdauungstag durch die weltweite Organisation für Gastroenterologie (WGO) bekannt wurde, hat jeder zweite erwachsene Deutsche regelmäßig Probleme mit der Verdauung. Daran verdient die Pharmaindustrie prächtig: Mindestens fünf Millionen Deutsche nehmen laut Statistik täglich »Abführmittel«, die aber alles nur noch schlimmer machen. Viele scheinbar »normale Problemchen«, die unseren Magen-Darm-Trakt tangieren, werden heute als stressbedingte Reaktionen verharmlost. Die klassischen Beispiele hierfür sind Reizdarm und Reizmagen, aber wie weitreichend die Folgen sein können, wird von vielen unterschätzt.

Vielfältige Beschwerden

Verdauungsprobleme sind sehr vielfältig und äußern sich beispielsweise in eher harmlosen Symptomen wie Blähungen oder Sodbrennen, aber auch in Verstopfung, Erbrechen bis hin zu ständigem Durchfall – dann geht es uns richtig schlecht. Unser Organismus erhält so gut wie keine Nährstoffe, weil unser Essen den Körper viel zu schnell wieder verlässt, als dass es vorher bis ins Detail aufgespalten werden könnte.

Ursachen finden sich überall

Alle Bereiche und Organe des Magen-Darmtrakts können für Verdauungsbeschwerden verantwortlich sein. Das Spektrum reicht von Veränderungen des Darmmilieus oder Reizdarm weit über den Darm selbst hinaus bis zu Infektionen, Nahrungsmittelunverträglichkeiten, Reizmagen, Fehlernährung, Ballaststoffarmut. Da auch schwerwiegende Ursachen vorliegen könnten, sollten Sie sich bei länger andauernden oder regelmäßig wiederkehrenden Verdauungsproblemen unbedingt von Ihrem Arzt untersuchen lassen. Nicht umsonst gehen etwa fünf Prozent aller Arztbesuche heute allein auf Verdauungsprobleme zurück.

Fatale Konsequenzen drohen

Allen Ursachen und Folgen aber ist eines gemeinsam: Es kommt zu einer Störung der Aufnahme von Nährstoffen, und zwar nicht nur von Vitaminen, Mineralstoffen und Spuren-

GUT ZU WISSEN

Warum Abführmittel Verdauungsprobleme nur verschlimmern

Alle Abführmittel setzen im Dickdarm an, dort wo die flüssigen Verdauungsreste zum Kot verfestigt und weitertransportiert werden. Der erste Abführmitteltypus irritiert die Darmtätigkeit und regt sie dadurch an. Daran gewöhnt sich der Körper recht schnell. Der zweite Typus sorgt dafür, dass der Dickdarm dem Verdauungsbrei nicht so viel Wasser entzieht, sodass der Stuhl weicher bleibt. Das hat aber zur Folge, dass unserem Organismus langfristig Flüssigkeit fehlt, und die ist für das einwandfreie Funktionieren aller Zellen und Organe unerlässlich.

Viele Menschen greifen übrigens verfrüht zu Abführmitteln, weil sie der althergebrachten Meinung sind, dass sie mindestens einmal am Tag Stuhlgang haben müssten. Aus der Sicht des Arztes handelt es sich jedoch erst dann um eine echte Verstopfung, wenn die Stuhlentleerung weniger als dreimal pro Woche stattfindet.

elementen, sondern auch von Eiweißen, Fetten und Kohlenhydraten. Und das ist problematisch für jede einzelne Körperzelle: Sie wird unterernährt, kann ihre Aufgaben nur noch zum Teil oder gar nicht mehr erfüllen. Je nach dem, welche Stoffe unseren Zellen fehlen, sind die Konsequenzen unterschiedlich.

Ein gutes Beispiel dafür ist ein Mangel an Kalzium und Vitamin D3, der (neben anderen Faktoren) Osteoporose verursachen kann. Normalerweise haben wir etwa ein Kilogramm Kalzium im Organismus, und davon über 90 Prozent allein in den Knochen und Sehnen. Kalzium gibt dem Knochen seine Festigkeit, und Vitamin D3 sorgt dafür, dass unser Körper Kalzium aus der Nahrung überhaupt aufnehmen kann. Werden das Mineral oder das wichtige Vitamin D3 jedoch nicht ausreichend aus der Nahrung aufgenommen oder wird der Körper durch Fehlernährung »übersäuert«, löst der Organismus die Mengen, die er an Kalzium benötigt, aus den Knochen. Die Folge ist Knochenschwund. Und deswegen ist es so wichtig, dass die Verdauung klappt.

Es können bisher zwar nur vorsichtige Schätzungen angestellt werden, aber Ernährungswissenschaftler gehen davon aus, dass bei etwa 70 bis 80 Prozent aller Herz-Kreislauf- und Krebserkrankungen die Ernährung eine direkte oder entscheidende Rolle spielt.

Wenn unser Magen-Darm-Trakt beispielsweise ständig mit denaturierten Lebensmitteln wie Chips, Eis, Tütensuppen und Co. gefüllt oder gar überfüllt ist, die außerdem noch eine unausgewogene Nährstoffzusammensetzung haben, führt dies im Dünndarm zum Abbrechen und Verkleben von Darmzotten. Damit ist die Weiterleitung der Nährstoffe über das Blut in den Organismus behindert.

Im Dickdarm kann es bewirken, dass sich mehrere Schichten an verklebten Krusten ablagern, die auch die Dickdarmzotten verkleben lassen und unser Blut im schlimmsten Fall sogar vergiften. Denn es werden keine Abfallstoffe mehr über den Dickdarm hinausbefördert. Überfordern wir unseren Organismus über einen längeren Zeitraum, sammeln sich Gifte und abgestorbenes Gewebe in unserem Blut und Bindegewebe an.

INFO

Sodbrennen – ist das gefährlich?

Aktuelle Erhebungen zeigen, dass fast die Hälfte der erwachsenen Deutschen mehr oder weniger häufig an Sodbrennen leiden. Ist das nun wirklich bedrohlich? Die Wissenschaftler streiten sich noch darüber. In einem Punkt sind die Studien sich allerdings einig: Es besteht ein höheres Risiko, an einem Speiseröhrentumor zu erkranken.

Sodbrennen bezeichnet eine »brennende« Empfindung in der oberen Magenregion. Ausgelöst wird dies durch Rückfluss von Magensäure in die Speiseröhre. Dies ist grundsätzlich nicht problematisch. Denn ein geringfügiger Rückfluss, besonders nach sehr fettreichem Essen, gehört zur physiologischen, normalen Körperreaktion. Frauen haben sehr häufig in der Schwangerschaft Sodbrennen, weil der Magen nicht mehr so viel Platz hat. Das alles ist völlig normal. Problematisch wird es erst, wenn die Speiseröhre sich entzündet. Spätestens dann sollten Sie einen Arzt aufsuchen. Sodbrennen, das nur kurz andauert, kann mit Sauerkraut oder Natriumhydrogencarbonat (Natron) bekämpft werden. »Wunderpillen« aus der Werbung brauchen Sie nicht.

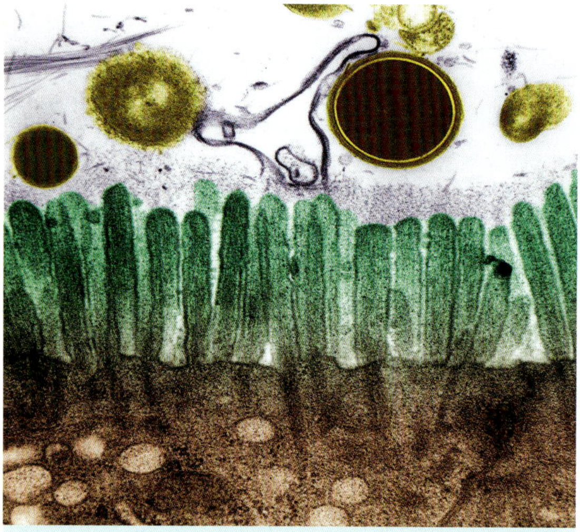

Makro-Aufnahme von Bakterien an der Darmwand: ein Stück intakte Darmflora.

STRESS IM DARM – DER REIZDARM

Blähungen, Völlegefühl, Unwohlsein, Schmerzen im Bauchraum und eine Veränderung in den Stuhlgewohnheiten mit Durchfall oder Verstopfung, die sich auch abwechseln können – das sind die typischen Beschwerden beim sogenannten Reizdarm-Syndrom. In selteneren Fällen kommt noch eine Schmerzempfindlichkeit des Darmes gegenüber mechanischen Reizen hinzu. Da durch die Verdauungsprobleme zu wenig Nährstoffe in die Zellen aufgenommen werden können, besteht die Gefahr einer Mangelversorgung des Organismus!
Ein Reizdarm (auch Irritables Darmsyndrom – IDS, Reizkolon, Colon irritabile oder »nervöser Darm« genannt) gilt als psychosomatische Erkrankung: Stress als wahrscheinlicher Auslöser bringt oft eine falsche Ernährung mit sich und schwächt das Immunsystem (siehe auch im Kapitel zum Thema Stress ab Seite 184).

In der Folge verändert sich ganz allmählich die Darmoberfläche, und es entwickeln sich kleine Entzündungen. Diese sind dafür verantwortlich, dass die Nahrung meist ungenutzt den »Ausgang« sucht. Die Symptome müssen unbedingt gründlich untersucht werden, damit ausgeschlossen werden kann, dass sie auf eine ernsthafte Darmerkrankung wie beispielsweise eine Dickdarmgeschwulst zurückzuführen sind. Aktuelle Studien zeigen, dass etwa ein Zehntel der Bevölkerung vom Reizdarm betroffen ist – darunter bereits eine Vielzahl an Menschen unter vierzig.

AUCH DER MAGEN STREIKT – REIZMAGEN

Übelkeit, Magenkrämpfe, Erbrechen, Blähungen und Völlegefühl, die phasenweise immer wieder für einige Tage kommen und gehen, sind typisch für einen Reizmagen. Nicht umsonst spricht man auch vom »nervösen Magen«, denn psychische Belastungen verstärken die Symptome, deren tatsächliche Ursache aber immer noch unbekannt ist.
Den Hauptauslöser für einen Reizmagen sieht die Wissenschaft in ungünstigen Essgewohnheiten, und zwar sowohl in einer unausgewogenen Ernährung wie auch in hektischer Nahrungsaufnahme. Auch Tabakkonsum wird mitverantwortlich gemacht.
Eine empfindliche Magenschleimhaut neigt dann zur Überfunktion: Sie produziert mehr Magensäure und zieht sich stärker zusammen – wir nehmen das in Form der erwähnten Beschwerden wahr. Wie beim Reizdarm gilt auch beim Reizmagen, dass andere Ursachen für die Symptome durch einen Arzt ausgeschlossen werden müssen. Ist das geschehen, können Sie mit den praktischen Tipps aus dem Aktiv-Kapitel ab Seite 125 mehr Harmonie in Ihre Verdauung bringen.

SCHLEIMHAUTENTZÜNDUNGEN

Kleinste Entzündungen der Schleimhäute im Magen-Darm-Trakt bemerken wir zunächst meist gar nicht. Doch da diese Schleimhäute, vor allem im Dünndarm, die Nährstoffe aufnehmen, sind Entzündungen dieser Art oft dafür verantwortlich, dass die Zellen an Unterernährung leiden. Die bekanntesten solcher Erkrankungen sind:

- Magenschleimhautentzündung (Gastritis)
- Schleimhautentzündung von Magen und Darm (Gastroenteritis)
- Entzündung der Dickdarm-Schleimhaut (Colitis ulcerosa)

Bei Morbus Crohn dagegen sind die kompletten Wände des Dünndarms entzündet.

WENN BAKTERIEN UNS KRANK MACHEN

Bakterien sind unsere wichtigsten Helfer bei der Nährstoffversorgung. Wenn sie aber außer Rand und Band geraten, dann wird es gefährlich. Besonders problematisch wird es, wenn die »Aggressiven« unter ihnen stärker und stärker werden und die »Guten« zurückdrängen. Das passiert zum Beispiel durch häufiges Einnehmen von Antibiotika, durch zu viele zuckerhaltige Lebensmittel oder auch durch eine Ansteckung mit Bakterien.

INFO

Helicobacter pylori – klein und gemein

Das Bakterium Helicobacter pylori ist für eine Reihe von Magenerkrankungen, vor allem für das Magen- und Zwölffingerdarmgeschwür, verantwortlich. Trotz der Magensäure kann es im Magen überleben. Dazu nistet es sich in die Magenschleimhaut ein und produziert dort große Mengen an Urease. Dieses Enzym spaltet dort Harnstoff (lat. Urea), wodurch vor allem Ammoniak entsteht. Er ist stark basisch und neutralisiert die Magensäure, sodass Helicobacter überlebt und sein Unwesen treiben kann.

Auch die Entwicklung von Urease und Ammoniak steht im Verdacht als Ursache für die Schädigung der Schleimhaut und eine leichte, chronische Entzündung. Über Jahre gesehen kann dies zusammen mit anderen Einflüssen und Stoffwechselprodukten zu Magen- und Darmerkrankungen führen. Problematisch ist daran, dass das Bakterium jahrelang unbemerkt bleiben kann, weil die Symptome meist unspezifisch sind: Oberbauchschmerzen, Übelkeit, Sodbrennen, Blähungen, gelegentliches Erbrechen …

Helicobacter pylori kommt weltweit vor. Schätzungen gehen davon aus, dass insgesamt etwa die Hälfte der gesamten Weltbevölkerung befallen ist. Allerdings macht das Bakterium nur bei ein bis zwei Zehntel der Betroffenen Probleme, die dann mit Antibiotika behandelt werden. Neueste Studien aus Spanien zeigten, dass natives Olivenöl die schädigende Wirkung auf die Magenschleimhaut im Zaun halten kann, vor allem wenn bereits Resistenzen gegenüber Antibiotika vorliegen. Dies liegt wahrscheinlich an der antibakteriellen Wirkung der im Olivenöl enthaltenen Phenole. Zudem wird dahingehend geforscht, in den nächsten Jahren einen wirksamen Impfstoff gegen Helicobacter pylori auf den Markt zu bringen.

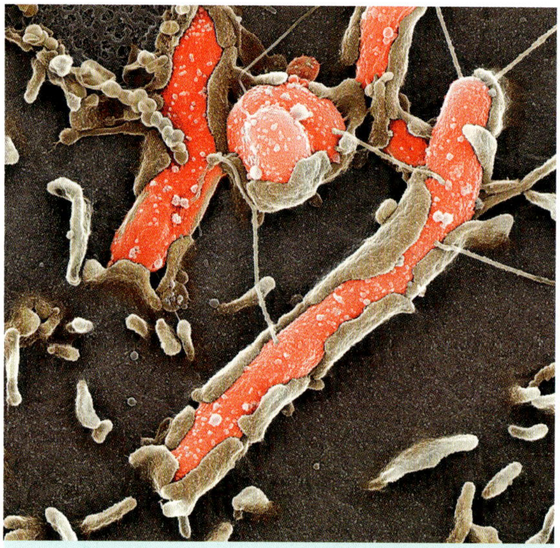

Helicobacter pylori besiedelt ausschließlich die Schleimhaut des menschlichen Magens.

Aus gut wird böse

Zu diesen Aggressoren unter den Bakterien zählt zum Beispiel das Bacterium Clostridium difficile (abgekürzt C. difficile). Normalerweise ist es harmlos. Doch gewinnen die Clostridien erst einmal die Oberhand, dann produzieren sie vermehrt Giftstoffe, die Zellen des Körpers vergiften und zerstören. Vor allem die Zellen des Darmes werden dabei vernichtet und können dann unsere Körperzellen nicht mehr ernähren. Ganz besonders die Salz- und Flüssigkeitsaufnahme wird dadurch massiv beeinträchtigt. Diesen Flüssigkeitsverlust bemerken wir dann als »Durchfall«. Der Darm kann sich zudem entzünden, und die Darmwände können sich sogar an einigen Stellen vollständig auflösen! Dadurch entstehen Löcher, und das Bakterium kann sich überall im Organismus verbreiten. In solchen Fällen besteht sogar akute Lebensgefahr.

Das Problem ist: Dieses Bakterium lauert in unserem Alltag überall. Studienergebnisse zeigen, dass in Deutschland 30 bis 40 Prozent der Krankenhauspatienten von C. difficile angegriffen werden. Zum Ausbruch der Erkrankung kommt es aber erst, wenn Antibiotika gegeben und die guten Bakterien verdrängt werden. Also – wenn möglich – Hände weg von Antibiotika (übersetzt: »gegen das Leben«). Ihr Darm und jede einzelne Körperzelle werden es Ihnen danken. Sprechen Sie mit Ihrem Arzt darüber, welche Alternativen es gibt.

Auch der Darm produziert Gifte

Durch hastiges Herunterschlingen, Reizmagen und Magengeschwüre wird die Nahrung nicht richtig zerkleinert und kommt in viel zu großen Brocken im Darm an. Und dann beginnt im Darm eine richtige »Giftküche« zu brodeln. Denn dort sitzen einige Bakterien, die sich regelrecht auf diese mangelhaft verdauten Speisen freuen. Sie bringen die großen Brocken zum Gären, und dabei entstehen Alkohol und Säuren. Unter den Alkoholen befindet sich nicht nur das bekannte »Äthanol«, das die Zahnärzte früher sogar zur Betäubung nutzten. Es entwickeln sich die zehnmal giftigeren Alkohole Butanol, Methanol oder Propanol in unserem Darm. Und die Bakterien treiben es noch weiter und lassen sogar »Leichengifte« durch Verwesungsprozesse entstehen, wie Indol, Kresol, Skatol, Schwefelwasserstoff und Kadaverin. Diese Gifte, die wir also selbst produzieren, können sogar in die Blutbahn gelangen und somit jede Zelle des Körpers erreichen. Sie dringen dann in unsere Zellen ein und zerstören sie.

Solange Sie noch ausreichend gute und gesunde Zellen besitzen, macht das Ihrem Körper nicht viel aus. Aber mit zunehmendem Alter werden solche Zellen seltener.

(Weiter Seite 94)

TEST: SIND IHRE ZELLEN GUT ERNÄHRT?

Nachdem Sie viel über die Ernährung der Zellen und mögliche Probleme erfahren haben, können Sie beim folgenden Test herausfinden, ob auch Ihre Zellen fehlernährt sind.

1 Leiden Sie häufig unter Verstopfung oder unregelmäßigem Stuhlgang?

A Nein, ich kann fast täglich ohne Probleme zur Toilette.

B Ja, recht häufig geht tagelang gar nichts.

C Ab und zu, vor allem wenn ich man wieder »gesündigt« habe, kann es schon mal sein, dass ich zwei bis drei Tage hintereinander nicht kann.

2 Haben Sie, wenn Sie Stuhlgang haben, recht häufig Durchfall?

A Nein, Durchfall habe ich fast nie.

B Durchfall zwar nicht, aber der Stuhl ist sehr breiig und weich.

C Ja, Durchfall habe ich des Öfteren.

3 Nehmen Sie Abführmittel?

A Nein, das kommt mir nicht ins Haus.

B Ja, sonst geht nichts.

C Manchmal muss ich nachhelfen.

4 Kennen Sie längere Zeiten chronischer oder lang anhaltender Müdigkeit?

A Nein, ich fühle mich fit und ausgeglichen.

B Ja, es gibt Phasen, in denen ich unerklärliche Müdigkeitsattacken habe.

C Es kommt vor, dass ich in Zeiten besonderer Belastung nicht immer gut schlafe.

5 Leiden Sie häufig nach dem Essen an intensiven Blähungen und auch Sodbrennen?

A Nein, bei mir ist das ohne Probleme und völlig normal.

B Ja, nach jedem Essen habe ich stundenlang ein Völlegefühl und danach regelmäßig starke Blähungen und auch Sodbrennen.

C Manchmal schon. Hängt natürlich davon ab, was ich gegessen habe. Dann trinke ich einen Magenschnaps, und es wird besser.

6 Essen Sie mehrmals in der Woche Fastfood?

A Ja, unter der Woche esse ich täglich in der Mittagspause oder abends Fastfood. Das spart Zeit und Geld.

B So ein- bis zweimal pro Woche gönne ich mir das schon.

C Nein, das schmeckt mir nicht. Nur wenn es nicht anders geht./Ja, aber nur etwa einmal im Monat.

7 Trinken Sie über den Tag verteilt regelmäßig Wasser oder andere kohlensäurefreie Getränke?

A Nein, ich trinke zu wenig, und wenn, dann tagsüber meist Kaffee oder Cola.

B Ja, ich nehme mir immer einen Wasserflasche mit und komme so leicht tagsüber auf zwei Liter.

C Ich muss mich schon zwingen, viel zu trinken. Oft schaffe ich es auch nicht. Aber ich versuche es zumindest.

AUSWERTUNG

Frage	1			2			3			4			5			6			7			
Antwort	A	B	C	A	B	C	A	B	C	A	B	C	A	B	C	A	B	C	A	B	C	Gesamt
Punkte	2	0	1	2	1	0	2	0	1	2	0	1	2	0	1	0	1	2	0	2	1	

Über zehn Punkte

Sie machen wohl alles richtig für Ihre Zellen. Die können sich auf ausreichende Nährstoffe freuen und werden Sie dafür auch mit einem langen Leben und Wohlbefinden belohnen. Achten Sie aber bitte darauf, dass es auch so bleibt. Kleine Sünden dürfen und müssen gelegentlich sein, sie sollten aber nicht zur Regel werden. Behalten Sie also Ihre gewohnte Lebensweise mit reichlich aktiver körperlicher Bewegung, genug Entspannungsphasen und einer ausgewogenen Ernährung bei.

AUSWERTUNG

Zehn bis acht Punkte
Bei Ihnen scheinen sich Phasen des Wohlbefindens und Phasen mit Magen-Darm-Problemen abzuwechseln, auch wenn Sie das noch nicht so richtig bemerken. Versuchen Sie, sich öfter einige unserer Ratschläge im »So werden Sie aktiv«-Programm zu Herzen zu nehmen und besonders säurehaltige Lebensmittel wie viel Kaffee, Alkohol, Nikotin (und außerdem auch Stress) weitgehend zu vermeiden. Denn diese können die Magen-Darm-Beschwerden um einiges verschlimmern. Auch ein aktiver Lebensstil und ausreichend Flüssigkeit unterstützen Ihre Verdauung erheblich! Essen Sie langsam, genussvoll und gesund mit vielen Ballaststoffen.

Weniger als acht Punkte
Passen Sie bitte ab sofort besser auf Ihre Verdauung auf. Kontrollieren Sie, was Sie essen, und geben Sie Ihrem Magen und Darm das, was sie brauchen. Trinken Sie viel mehr und gehen Sie auf jeden Fall einmal zu Ihrem Arzt. Meist sind die Probleme harmlos. Aber die Zellen werden dadurch geschädigt, und so verliert eine Zelle nach der anderen ihr Leben. Die Folge: Sie altern schneller, und das Risiko zu erkranken steigt deutlich. Das muss nicht sein. Werden Sie aktiv – folgen Sie unserem Programm!

Wenn Sie mehr wissen möchten, fragen Sie Ihren Arzt nach weiteren Laboruntersuchungen:

Untersuchung	Kosten
Folsäure	ca. 15,00 €
Vitamin B6	ca. 34,00 €
Vitamin B12	ca. 15,00 €
Zink	ca. 24,00 €
Eisen	ca. 2,50 €
Selen	ca. 24,00 €
Magnesium	ca. 5,50 €
Darmökogramm (Darmkeimanalyse)	ca. 70,00 €
Helicobacter-pylori-Tests:	
• Atemluftprobe	ca. 84,00 €
• Stuhlprobe	ca. 12,00 €

UNTER VERDACHT: PILZE IM DARM

Der Hefepilz Candida albicans findet sich bei den meisten Menschen auf den Schleimhäuten von Mund, Darm und Scheide. Dort stört er uns eigentlich nicht weiter. Wissenschaftler konnten aber nachweisen, dass Stress und vor allem auch ungesunde Ernährung zu einer deutlichen Steigerung der Ansiedlung des Hefepilzes führen. Die Folgen davon sind massive Verdauungsstörungen, Blähungen bis hin zu Durchfall. Insbesondere der zweite Abschnitt des Dünndarms wird für die Probleme verantwortlich gemacht. Während viele Heilpraktiker und naturheilkundlich arbeitende Ärzte schon lange von diesem Zusammenhang überzeugt sind, ist er trotz der Forschungen in der Wissenschaft noch umstritten. Vor diesem Hintergrund hat sich besonders das Robert-Koch-Institut intensiv mit der Frage des »Candida-Syndroms« beschäftigt. Das Team von Wissenschaftlern dort regt an, weitere Forschungsergebnisse abzuwarten, bevor falsche Schlussfolgerungen gezogen würden. Dies betrifft insbesondere die immer noch nicht vollständig geklärten Zusammenhänge zwischen Darmbakterien und anderen Mikroorganismen, wie zum Beispiel Pilzen.

AKTIV FÜR EINE GUTE ERNÄHRUNG DER ZELLEN SORGEN

Sie haben in der ersten Hälfte dieses Kapitels erfahren, dass Zellen winzige Lebewesen sind. Sie haben Bedürfnisse, bekommen Hunger, können sauer werden und altern. Also sollten wir sie auch so behandeln, wie wir es für uns wünschen, denn täglich arbeiten sie unermüdlich für uns. Jede Zelle für sich ist im Team mit den anderen für unser Wohlergehen aktiv. Damit Sie fit, stark und leistungsfähig bleiben, müssen Sie Ihren Zellen all das geben, was sie benötigen. Denn nur dann bleiben sie funktionstüchtig, können sich ungehindert teilen und immer wieder erneuern. Mit den folgenden drei Schritten optimieren Sie Ihre Verdauung. So unterstützen Sie Ihre Zellen und Ihre Gesundheit aktiv:

- **Schritt 1:** Verbessern Sie die Transportwege!
- **Schritt 2:** Versorgen Sie den Körper mit gesunden Bakterien!
- **Schritt 3:** Geben Sie Ihrem Körper alle Nährstoffe, die er braucht!

SCHRITT 1
VERBESSERN SIE DIE TRANSPORTWEGE!

Essen im Stehen und im Gehen, zwischendurch und unter Zeitdruck – als Essen kann man das kaum bezeichnen, gerade noch als Nahrungsaufnahme. Damit ist der erste Schritt zu einer schlechten Verdauung bereits gemacht. Denn schon im Mund wird das Essen für die Bearbeitung im Magen vorbereitet. Es wird eingeweicht und durch Zerkauen in weiche, kleine Portionen zerlegt. Vor allem wird feste Nahrung zerquetscht, aufgebrochen und zermahlen. Dann hat es der Magen deutlich leichter, die Nahrung weiter in ihre Einzelteile zu zerlegen.

In unserer hektischen Zeit kauen wir jedoch kaum noch. Ganze Bissen werden fast ohne Kauen verschlungen, weil Kauen ja Zeit kostet – und es außerdem bei weichem Fastfood wie Pommes und Hamburgern kaum noch nötig ist. Die Nahrung gelangt in großen Stücken ohne ausreichende Vorbereitung in den Magen, meist von zu viel Luft begleitet, weil während des Schlingens auch das Atmen falsch läuft. Kein Wunder, dass ein Viertel der Deutschen unter Verstopfung leidet, denn auch diese Luft nimmt im Darm Platz weg.
Sorgen Sie also dafür, dass die Nahrung gut zerkaut und zerkleinert in den Verdauungstrakt eintritt. Je kleiner, desto besser! Machen Sie ruhig zur Erinnerung noch einmal den Brottest von Seite 81/82. Kauen Sie das Essen richtig durch. Schlingen Sie nicht, und nehmen Sie sich unbedingt Zeit für Ihre Mahlzeiten. Decken Sie den Tisch schön, lesen Sie möglichst nicht beim Essen, sehen Sie nicht fern. Denn nur so »erkennt« Ihr Organismus, dass Energiezufuhr naht, und stellt sich darauf ein.

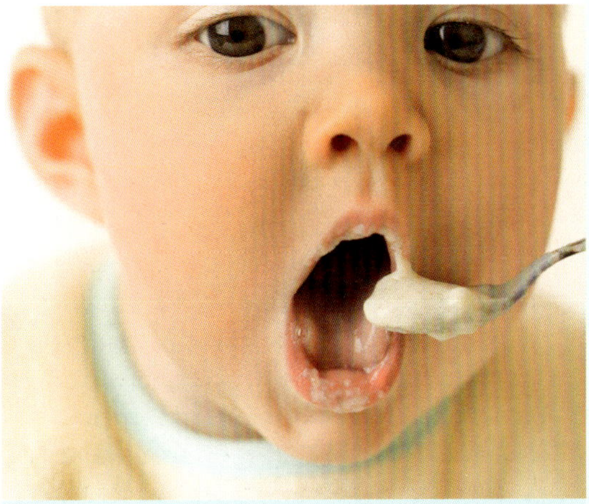

Eine bewusste, genussvolle Ernährung beginnt mit den allerersten Löffeln!

GUT ZU WISSEN

Ein Verdauungsschläfchen ist keine gute Idee

Eine Studie der Universität Osaka konnte aktuell zeigen, dass der beliebte Verdauungsschlaf nicht wirklich immer von Vorteil ist. Denn das Risiko, Sodbrennen zu bekommen, ist dann besonders groß, wenn zwischen der Mahlzeit und dem Schläfchen weniger als vier Stunden vergangen sind. Dies liegt daran, dass sich der Rückfluss der Magensäure in die Speiseröhre im Liegen deutlich verstärkt. Studienteilnehmer, die nach dem Abendessen weniger als drei Stunden auf das Zubettgehen warteten, entwickelten siebenmal öfter Sodbrennen als diejenigen, die mehr als vier Stunden vor dem Zubettgehen aßen.

AUF DAS SÄTTIGUNGSGEFÜHL ACHTEN

Essen Sie nur so viel, bis Sie satt sind. Dafür ist es hilfreich zu lernen, die entsprechenden Zeichen des Körpers zu erkennen und zu beachten. Wenn wir satt sind, kommt es zu einer Kaskade unterschiedlicher Reaktionen. Insbesondere der Rachen »sträubt« sich gegen weitere Nahrungszufuhr, aber auch die Magenwände wehren sich gegen eine weitere Dehnung ihrer Struktur, indem sie sich zusammenziehen.
Der Sättigungsreflex, so wird der unwillkürliche Schutz gegen zu viel Nahrung genannt, ist wichtig, um die Verdauung nicht zu überfordern. Beachten Sie ihn, und nehmen Sie Rücksicht auf die Bedürfnisse Ihres Körpers. Wenn der Magen voll ist und der Organismus nicht noch mehr Nahrung benötigt beziehungsweise verarbeiten kann, dann sollten Sie ihm auch nicht mehr geben. Leider haben viele Menschen dieses Gefühl verloren. Oft wurden bereits in der frühen Kindheit durch »Futterneid« unter Geschwistern oder den Druck, den Teller leer zu essen, damit die Sonne am nächsten Tag scheint, die Grundlagen für ein Essverhalten ohne gesundes Maß gelegt. Auch Eltern, die selbst Übergewicht haben, neigen dazu, ihre Kinder »vollzustopfen«. Sie können sich gar nicht vorstellen, dass man auch von weniger satt werden kann. Doch man kann: Zwingen Sie Ihre Kinder deshalb nicht zum Essen, wenn sie keinen Hunger mehr haben!
Das fehlende Sättigungsgefühl trotz mehr als ausreichender Nahrungszufuhr ist immer ein Zeichen dafür, dass der Magen und seine Schleimhaut abgestumpft sind. Umgekehrt sind aber auch das »Völlegefühl« und Sattsein nach einer winzigen Mahlzeit ein Zeichen für eine Überempfindlichkeit und einen Reizzustand des Verdauungssystems.

VIEL TRINKEN

Nur wenn der Speisebrei »flüssig« gehalten werden kann, laufen der Transport und die Verdauung durch den Körper reibungslos ab. Trinken Sie also ausreichend, denn damit helfen Sie nicht nur Ihrer Verdauung, sondern Sie sorgen für genügend Flüssigkeit, die die Nährstoffe in die Zellen bringen kann. Zwei bis drei Liter pro Tag sollten es schon sein. Bei körperlicher Betätigung oder im Sommer steigt der Wasserbedarf entsprechend an.
Aber Achtung: Der Flüssigkeitsbedarf des Körpers entsteht schon vor dem spürbaren Durstgefühl! Trinken Sie also regelmäßig über den ganzen Tag verteilt immer wieder ein Glas Wasser. Probieren Sie doch auch einmal unsere Trinkkur auf Seite 131 aus.

BESSER OHNE KOHLENSÄURE

Auch wenn kohlensäurehaltiges Wasser so schön prickelt, sollten Sie im Alltag möglichst stilles Wasser verwenden. Mit Kohlensäure (H_2CO_3) versetztes Wasser enthält – wie es der Name schon sagt – eine Säure. Kohlensäure ist das Reaktionsprodukt von Kohlenstoffdioxid (CO_2) mit Wasser. Diese könnte, in der Summe aller aufgenommenen Nahrungsbestandteile über den Tag gesehen, zu einer Übersäuerung des Magens führen. Und vor allem soll kohlensäurehaltiges Wasser sogar für die Entzündungen der Schleimhäute verantwortlich sein, wie deutsche Forscher herausgefunden haben. Besonders wer einen empfindlichen Magen hat, sollte unbedingt darauf verzichten.

SO BRINGEN SIE IHREN DARM AUF TRAB

Wenn Sie sich gelegentlich verstopft fühlen, greifen Sie bitte nicht zu Abführmitteln. Die verschlimmern nämlich die Probleme nur, wie Sie von Seite 88 bereits wissen. Die Ursache für eine Verstopfung ist in der Regel harmlos und lässt sich durch die Anwendung der folgenden Tipps meist beheben:

- Unterstützen Sie die Transportarbeit des Darms, indem Sie sich viel bewegen. Mindestens 20 bis 30 Minuten sollten Sie täglich spazieren gehen. Denn beim Gehen bewegen Sie auch Ihre Muskeln im Rumpf, und die »massieren« den Darm intensiv von außen. So bleibt der Speisebrei weich und kann gut in Richtung Ausgang transportiert werden.
- Bauchmassagen und Entspannungsübungen fördern ebenfalls die Darmbewegung und lösen mögliche Verkrampfungen. Bei der Massage immer in großen kreisenden Bewegungen rund um den Bauchnabel mit der flachen Hand in Uhrzeigerrichtung vorgehen.
- Leinsamen quillt auf, vergrößert so das Stuhlvolumen und beschleunigt den Abtransport.
- Auch Milch und Milchprodukte helfen oft gegen Verstopfung (siehe Seite 98; Achtung: Nicht bei Laktoseintoleranz!).
- Manchmal hilft auch eine ausreichende Zufuhr an Vitamin C (zwei bis drei Gramm), weil Vitamin C zu den wasserlöslichen Vitaminen gehört und ein Überschuss somit also nicht, wie bei den fettlöslichen Vitaminen, gespeichert, sondern wieder ausgeschieden wird. In hohen Dosen kann es aber durch die osmotische Wirkung im Darm zu Durchfall kommen.

Wenn das alles nicht hilft, sollten Sie Ihren Arzt aufsuchen.

SCHRITT 2
VERSORGEN SIE DEN KÖRPER MIT GESUNDEN BAKTERIEN!

Vor hundert Jahren entdeckte der russische Wissenschaftler Ilya Illich Metschnikow, dass speziell die Milchsäurebakterien Krankheitserreger im Darm bekämpfen und auf der Seite der guten Bakterien stehen. Nichts anderes nutzen heute die »probiotisch« (= für das Leben) angereicherten Joghurts oder Drinks aus dem Kühlregal. Darin enthalten sind meist Bifidobakterien oder Laktobazillen. Sie helfen gegen Verstopfung, stärken die Darmfunktion, senken das Allergierisiko und optimieren die Verdauung.

Es müssen aber nicht unbedingt diese meist recht teuren Produkte zur Stärkung der Darmflora sein: Täglich ein bis zwei Esslöffel eines nicht hitzebehandelten, nicht pasteurisierten Naturjoghurts haben die gleiche Wirkung. Die beste Zeit dafür ist morgens vor dem Frühstück oder abends vor dem Zubettgehen. Und auch Kefir oder Molke liefern neue, nette Mitbewohner für den Darm.

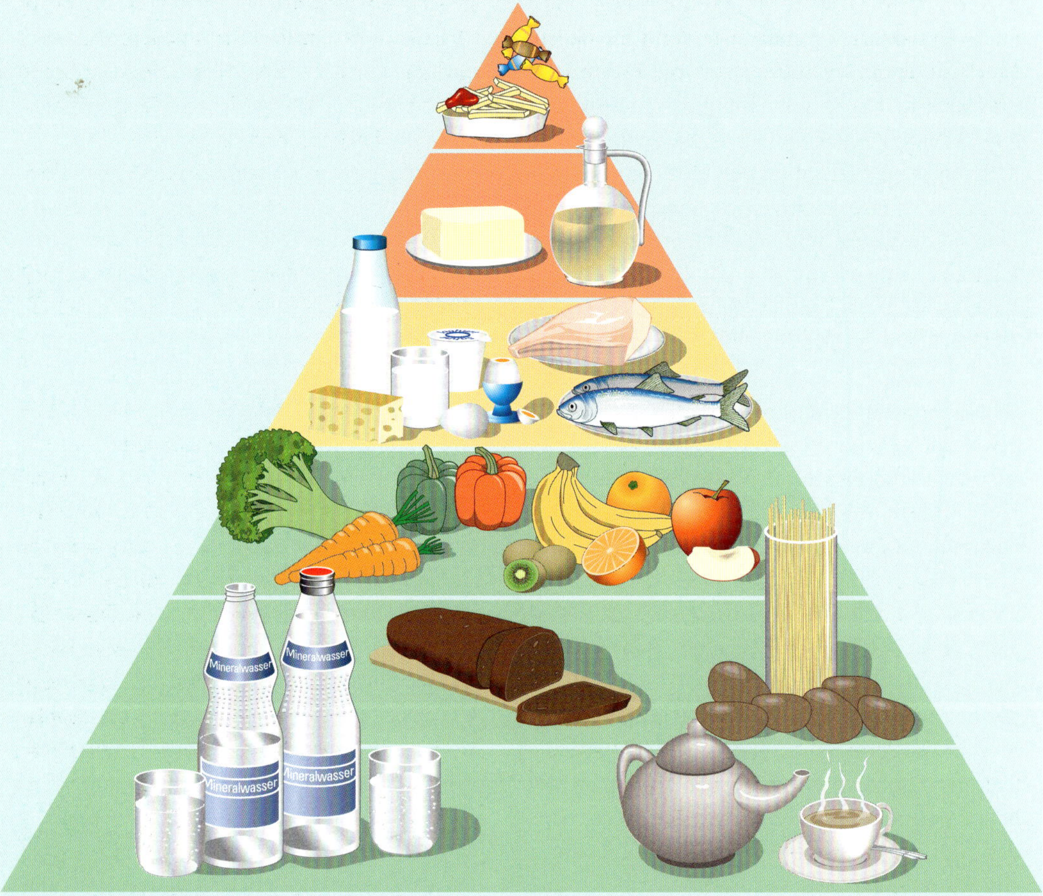

Die Lebensmittelpyramide: Basis einer ausgewogenen Ernährung sind ausreichend Flüssigkeit sowie gesunde Kohlenhydrate, reichlich Gemüse und Obst. Täglich in Maßen verzehren: Milch(produkte), Eier, Fleisch und Fisch. Sparsam zu verwendende Extras sind Fette und Öle, Süßigkeiten und Fastfood.

Die »guten« Bakterien im Darm benötigen ganz besonders die Ballaststoffe Inulin und Oligofruktose. Wollen Sie Ihren Darmbakterien also etwas Gutes tun, dann essen Sie rohes Sauerkraut, einfach so oder als Salat (gut kauen!) sowie viel Spargel, Zwiebeln, Lauch, Chicorée und Artischocken. Die guten Bakterien vermehren sich dann rasant schnell.

MILCHZUCKER FÜR DEN DARM

Milchzucker, auch Laktose genannt, ist in Milch und vielen Milchprodukten enthalten. Er wird nur sehr langsam vom Körper aufgenommen. Zum Großteil gelangt die Laktose sogar fast »unverdaut« bis in den Dickdarm und zieht dort Wasser aus dem Gewebe. So wird der Stuhl weicher und voluminöser. Und auch die Bakterien freuen sich, denn für sie ist Milchzucker ein wichtiger Nährstoff. Das Milieu im Darm wird insgesamt »sauberer«, und das lieben die »guten« Bakterien. Durch die Laktose werden gleichzeitig unerwünschte Darmbakterien in ihrem Wachstum behindert.

SCHRITT 3
GEBEN SIE IHREM KÖRPER ALLE NÄHRSTOFFE, DIE ER BRAUCHT!

Der Dünndarm zerlegt nahezu alles. Aber um die Körperzellen optimal versorgen zu können, braucht er biologisch hochwertige, »gesunde« Nährstoffe. Unser Darm zerlegt natürlich gewohnt pflichtbewusst auch eine Currywurst oder einen Hamburger. Aber die Menge der wertvollen Nährstoffe ist darin deutlich geringer, und so bekommen die Zellen meist zu wenig Vitalstoffe. Deshalb benötigt ein gesunder und fitter Dünndarm viel Gemüse und Salat mit vielen Pflanzenfaserstoffen. Denn so bekommt er neben allen lebensnotwendigen Nährstoffen auch die nötigen Ballaststoffe, um den Nahrungsbrei problemlos durch den langen Darm zu treiben.

DER RICHTIGE NÄHRSTOFFMIX MACHT'S

Vor noch nicht allzu langer Zeit glaubten die meisten Ernährungsexperten, dass es allein die in der Nahrung enthaltenen Kohlenhydrate und Eiweiße, Fette und Vitamine, Mineralien, Spurenelemente und Ballaststoffe seien, die unsere Nahrung wertvoll machen und uns gesund erhalten. Doch dann rückten neben den altbekannten neue Inhaltsstoffe ins Visier der Spezialisten: die sekundären Pflanzenstoffe. Zu Recht werden sie auch als Fitness- und Schutzstoffe bezeichnet, denn sie sind ein besonderes Extra, das frische, natürliche Lebensmittel für uns bereithalten und das wir für unsere Gesundheit unbedingt nutzen sollten. Wenn Sie eine Seite weiterblättern, finden Sie zunächst einmal die »Steckbriefe« zu allen unseren Nährstoffen.

GUT ZU WISSEN

Vergessen Sie die Niedrigfett-Diäten!

Seit einigen Jahren bringt die Nahrungsmittelindustrie immer mehr Produkte mit sehr geringem Fettgehalt auf den Markt, und Low Fat ist nach wie vor in. Doch trotzdem hat die Zahl der Übergewichtigen zugenommen. Denn viele von diesen Produkten enthalten mehr Zucker, und der macht bekanntlich auch dick. Außerdem essen wir von den Low-Fat-Produkten auch eher ein wenig mehr – in der irrigen Annahme, dass sie ja nicht dick machen können.

Aber auch für die Verdauung war und ist diese Entwicklung sehr schlecht. Die Low-Fat-Welle zog eine schlechtere Gallenblasenfunktion nach sich, weil die Gallenblase Fette benötigt – es ist ihre Aufgabe, diese zu spalten. Mehr Gallensteine entwickelten sich, und auch die Säureproduktion zum Zerlegen der Nahrung reduzierte sich.

Fett einfach nur zu reduzieren ist also nicht der richtige Weg. Stattdessen sollten Sie gesunde, ungesättigte Fettsäuren essen, wie sie in Fisch und reinen pflanzlichen Ölen enthalten sind. Dann bekommen die Zellen etwas richtig Wertvolles, und die Gallenblase freut sich, weil sie etwas zu tun hat.

Kohlenhydrate

Auf sie sollten wir keinesfalls verzichten (etwa im Rahmen einer Diät), denn sie sind die Brennstoffe, die uns Energie fürs Gehirn und alle anderen Körperfunktionen liefern. Doch bei der Auswahl Ihrer Kohlenhydrate sollten Sie wählerisch sein: Ideal sind die »langsamen« Kohlenhydrate (Slow Carbs), wie sie in gekeimtem Getreide, in Frischkornbrei, groben Haferflocken, Körnerbrot, Vollkornreis und -nudeln sowie in allen Obst- und Gemüsesorten enthalten sind. Der Körper braucht längere Zeit, um sie aufzuspalten, und diese Lebensmittel enthalten mehr Vitalstoffe verglichen mit den »schnellen« Kohlenhydralieferanten Weißmehl oder Süßigkeiten. Das hat zur Folge, dass Sie länger satt sind – und dass Ihr Blutzuckerspiegel danach nicht in ungeahnte Höhen steigt. Lassen Sie die Finger von »Low-Carb-Diäten«!

Eiweiße

Gerade bei den Eiweißen (Proteinen) kommt es auf die Mischung an: Es ist wichtig, dass immer genügend der acht essenziellen Aminosäuren enthalten sind, die der Körper nicht selbst bilden kann, aber unbedingt benötigt. Damit Ihr Organismus mithilfe von Eiweiß weiterhin problemlos Muskeln aufbauen und Hormone produzieren kann, sollten Sie darauf achten, täglich 0,8 Gramm Eiweiß pro Kilo Körpergewicht zu essen. Das erreichen Sie mit einer Kombination aus Milch und Milchprodukten, Fleisch und Fisch sowie pflanzlichen Eiweißlieferanten wie Soja- und Sojaprodukten, Nüssen und Getreide.

Fette

Fette stellen nicht nur Energie für den Körper bereit, sondern sind in gewisser Weise auch die »Nährstoff- und Geschmackstaxis« unseres Körpers. Denn nur mit ihrer Hilfe können die fettlöslichen Vitamine A, D, E und K transportiert werden. Außerdem ist Fett für den guten Geschmack unserer Speisen unverzichtbar, weil viele Geschmacks- und Duftstoffe fettlöslich sind. Verzichten Sie also nicht auf Fett, sondern greifen Sie zu pflanzlichen Ölen und Fetten in guter Qualität. Diese enthalten wertvolle Vitamine und andere gesunde Inhaltsstoffe – und im Gegensatz zu tierischen Fetten, die nur als Brennstoff dienen, nutzt der Körper pflanzliche als Baustoff für Zellstrukturen.

Vitamine, Mineralstoffe und Spurenelemente

Wie wichtig diese Nährstoffe für unsere Zellen sind, wurde bereits ab Seite 77 erläutert. Wenn Sie sich ausgewogen mit viel frischem Obst und Gemüse, mit ein wenig Fisch und magerem Fleisch ernähren, werden Sie daran keinen Mangel leiden.

Sekundäre Pflanzenstoffe

Erst moderne Analysemethoden machten es vor zwei Jahrzehnten möglich, diese Stoffe nachzuweisen – und viele von ihnen sind bis heute noch nicht erforscht. Dabei sind die sekundären Pflanzenstoffe wahre Tausendsassas, auch wenn sie zum Überleben zunächst nicht (also nur sekundär, zweitrangig – daher der Name) nötig sind. Trotzdem ginge es uns ohne die Bioaktivstoffe langfristig schlechter. Denn Obst, Gemüse, Getreide, Tee und Gewürze enthalten geschätzte 100 000 dieser bioaktiven Substanzen, die in ihrer Wirkung manchmal den Vitaminen ähneln: Schon in winzigen Mengen fördern sie die Verdauung, wirken gegen Viren und Bakterien, beugen oxidativem Stress und Verstopfung von Blutgefäßen (Thrombosen) vor. Darüber hinaus können sie Entzündungen lindern, den Cholesterinspiegel senken und den Blutdruck positiv beeinflussen.

BALLASTSTOFFE – ALLES ANDERE ALS BALLAST FÜR DEN KÖRPER

Die Zeiten, da Ballaststoffe als überflüssig angesehen wurden, sind vorbei. Heute weiß man: Vollkornprodukte, Hülsenfrüchte, Gemüse und Obst liefern die wertvollen Gesundstoffe. Wir können die Nahrungsfasern zwar nicht verdauen, sie liefern keine Energie, doch sie sind alles andere als nutzlos! Denn sie regen nicht nur die Darmtätigkeit an, sondern beugen auch hohen Bluttfettwerten und einem erhöhten Blutzuckerspiegel vor und bieten außerdem den wirkungsvollsten Schutz vor Herz-Kreislauf-Erkrankungen.
Grundsätzlich wird unterschieden zwischen nicht wasserlöslichen Fasern, die vor allem in Getreide, Vollkornprodukten und Gemüse enthalten sind, und wasserlöslichen, die sich in Obst, Gemüse und Haferflocken finden. Da die Ballaststoffe unterschiedlicher Pflanzen auch unterschiedliche Wirkungen im Organismus haben, sollte die tägliche Mischung stimmen: Wer Vollkorngetreide, Obst, Kartoffeln und Gemüse abwechslungsreich kombiniert, erreicht damit nicht nur eine optimale Mischung an wasserlöslichen und wasserunlöslichen Ballaststoffen, sondern auch, dass:

- der Darm aktiv bleibt und es erst gar nicht zu Verstopfungen kommt. Außerdem lässt sich damit auch Hämorrhoiden und Darmkrebs vorbeugen.
- hohe Blutfettwerte und ein erhöhter Blutzuckerspiegel wieder bis auf gesunde Werte sinken. Denn die Ballaststoffe im Essen sorgen dafür, dass die Glukosemoleküle nur langsam ins Blut gelangen, wodurch nur wenig Insulin ausgeschüttet wird. Wenn der Blutzuckerspiegel langsam und nicht allzu hoch ansteigt und auch nicht wieder rapide abfällt, bleiben wir außerdem länger satt.

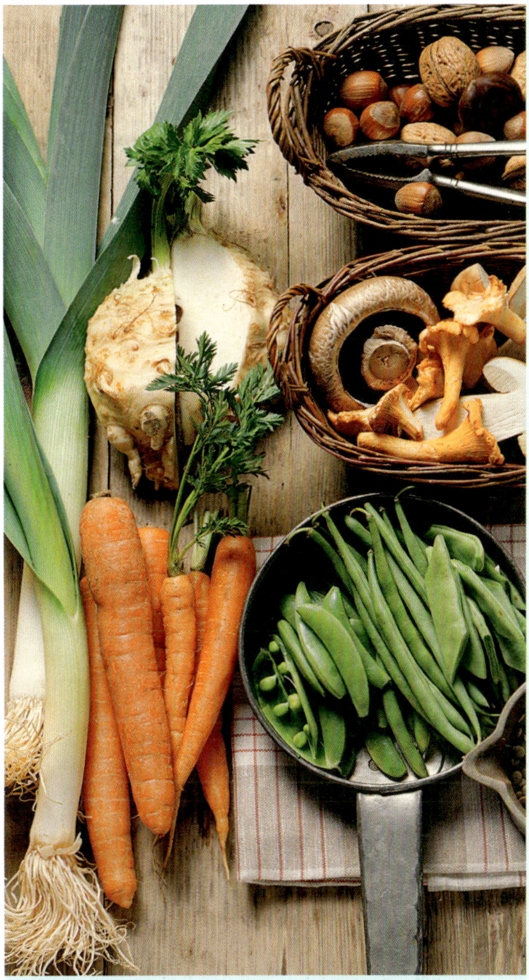

Ballaststoffe machen es leichter, gesund zu bleiben – lassen Sie es sich schmecken!

WO BALLASTSTOFFE DRIN SIND

Gerade in puncto Ballaststoffe sollten Sie sensibel werden, denn nur so werden Sie es auf die empfohlenen 40 Gramm pro Tag bringen. Produkte, die mehr Ballaststoffe enthalten, schmecken nicht weniger gut als solche, die

TIPP

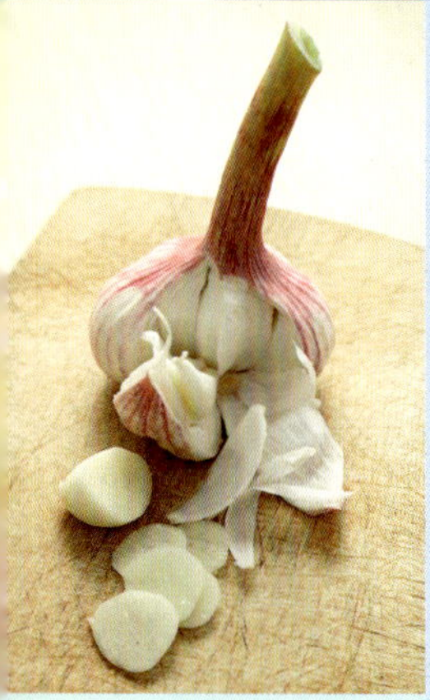

Knoblauch: Zehe für Zehe ein gesunder Genuss.

Warum Knoblauch so gesund ist

Amerikanische Wissenschaftler haben 2007 entdeckt, dass die besondere gesundheitliche Wirkung des Knoblauchs auf der Bildung des Zellbotenstoffs Schwefelwasserstoff besteht. Dieser Botenstoff entsteht während der Verdauung und bewirkt eine Entspannung der Blutgefäße. Damit steigt der Blutfluss, der Blutdruck wird gesenkt und die Blutgefäße bleiben jung. Knoblauch schmeckt also nicht nur wunderbar, sondern wirkt auch noch als Gesundheitsbote für die Zellen.

von Vitalstoffen »bereinigt« wurden. Hier nun ein kleiner Überblick, in welchen Lebensmitteln reichlich Ballaststoffe stecken.

Getreideprodukte

Wenn Sie die Wahl haben, sollten Sie möglichst oft zu Vollkornmehl und -flocken, zu Getreidekeimen, Naturreis und naturbelassenem Müsli ohne Zuckerzusatz greifen.

Brot

Gerade bei Brot und Brötchen ist es heute »in«, Produkte aus Weißmehl mit einigen Körnern zu bestreuen und sie dadurch scheinbar aufzuwerten. Lassen Sie sich davon nicht irreführen, und fragen Sie beim Bäcker nach, ob es sich tatsächlich um Vollkornprodukte handelt. Denn nur die enthalten reichlich Ballaststoffe.

Optimal bei geringem Aufwand: Getreide selbst schroten und das Brot (im Brotbackautomaten) selbst backen – dann wissen Sie immer genau, was drin ist.

Gemüse

Die Ballaststoff-Hitliste führen grüne Bohnen, Erbsen, Rosenkohl, Brokkoli, Fenchel, Rot- und Weißkohl an, gefolgt von Wirsing, Roter Bete, Linsen, Kartoffeln, Sprossen und Keimlingen, Lauch, Möhren und Sellerie.

Obst

Beim Obst sind es vor allem die Beeren, die viel zu bieten haben: Erdbeeren, Himbeeren, Brombeeren, Heidelbeeren und Stachelbeeren liefern allesamt viele Ballaststoffe, ebenso wie Trockenobst.

Nüsse und Samen

Hier können Sie zu allen Nüssen greifen. Auch immer gut: Leinsamen, Sesamsamen und Sonnenblumenkerne in den Speiseplan einbauen. Mehr als eine kleine Handvoll pro Tag sollten es wegen der Kalorien aber nicht sein.

DIE TOP TEN DER GESUNDHEITSFÖRDERNDEN LEBENSMITTEL

Sparen Sie sich Pillen und Pülverchen: Vitamine, Vitalstoffe und Krebskiller, Stressblocker, Powerstoffe und Immunbooster stecken auch in ganz normalen Lebensmitteln. Hier die zehn besten mit Informationen, was in ihnen steckt, wie gut sie tun und was sie bewirken.

Äpfel

Neben Vitaminen, Mineralien und Spurenelementen enthalten Äpfel beispielsweise Polyphenole und Quercetin, Stoffe, die Entzündungen hemmen und freie Radikale unschädlich machen. Außerdem wirkt die Gerbsäure im Apfel entzündungshemmend, der Ballaststoff Pektin entgiftet und bringt den Darm auf Touren. Allerdings sollten Sie den Apfel mit Schale essen, sonst wandert ein großer Teil der wertvollen Inhaltsstoffe in den Müll. Da jedoch bei konventionell angebauten Äpfeln das Schälen wegen der Schadstoffbelastung empfehlenswert ist, sollten Sie zu Bio-Äpfeln greifen.

Fisch

Die fetten Kaltwasserfische wie Lachs, Hering und Makrele liefern die wertvollen Omega-3-Fettsäuren, die Zellmembran und Herz stärken. Aber auch das Gehirn profitiert von ihnen: Denn sie hemmen entzündliche Prozesse und spielen bei der Entwicklung und Regeneration von Nervenzellen eine Rolle – ein wichtiger Faktor bei der Vorbeugung von Alzheimer.

Knoblauch

Er wirkt, wie er duftet – stark! Denn die schwefelhaltigen Aromastoffe verhindern, dass sich Bakterien und Viren ausbreiten können, und helfen damit gegen jede Art von Entzündungen. Doch die Knollen können noch mehr: Sie senken, regelmäßig genossen, das Risiko, an Magen- und Darmkrebs zu erkranken, und stärken die Verdauung. Damit noch nicht genug: Knoblauch soll darüber hinaus das Herzinfarkt- und Schlaganfallrisiko deutlich mindern.

Erdbeeren

Die süßen Früchtchen sind nicht nur die reinsten Vitaminbomben, sondern ihr hoher Eisengehalt stärkt zusätzlich die Abwehrkräfte. Außerdem enthalten sie den Pflanzenfarbstoff Kämpferol, der bestimmte Enzyme hemmt, welche an der Entstehung von Krebs beteiligt sind. Dabei gilt: Je reifer die Beeren, umso mehr der Gesundstoffe sind enthalten.

Möhren

Betakarotin ist der wohl bekannteste sekundäre Pflanzenstoff – und genau davon stecken in reifen Möhren riesige Mengen. Betakarotin puffert die Angriffe der freien Radikale ab und beugt damit der Entstehung von Krebs vor. Auch Haut und Augen profitieren vom orange leuchtenden Farbstoff: Während die Haut sich mithilfe von Möhrenknabbereien schneller wieder von einem Sonnenbrand erholt, stärkt das Betakarotin die Sehkraft, weil es vom Körper in Vitamin A umgewandelt wird. Ganz wichtig: Der Körper kann das Betakarotin nur in Verbindung mit etwas Fett verwerten!

Chilis und Paprika

Die kleinen Scharfen aus der Capsicum-Familie bringen den Stoffwechsel kräftig auf Touren und regen gleichzeitig die Magensaftdrüsen ordentlich an, sodass sich schädliche Bakterien im Magen nicht mehr wohl fühlen. Wem das

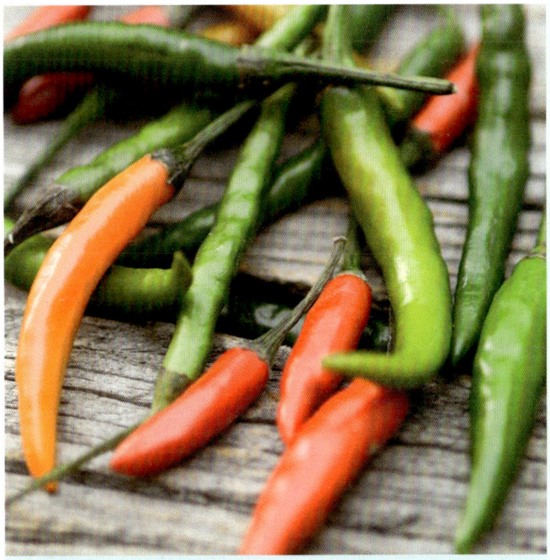

Die Paprika-Vielfalt spiegelt die positiven Gesundheitswirkungen der leckeren Schoten wider.

WANN DROHT NÄHRSTOFFMANGEL FÜR DIE ZELLEN?

Im Allgemeinen ist unsere Vitaminversorgung bei normaler Ernährung gut. Wie so oft liegt der Teufel aber im Detail. Hier sehen Sie, wo Mangel droht und ab wann es »gefährlich« wird:

Vitamine	Funktion	empfohlene Tagesration
Vitamin A	Augenfunktion, Knochenwachstum	0,8 mg
Vitamin B_1	Förderung der Energiegewinnnung	1,5 mg
Vitamin B_2	Förderung der Energiegewinnung	1,6 mg
Niacin	Energiegewinnung, Fettsäuresynthese, Kohlenhydratabbau	18 mg
Pantothensäure	Energiegewinnung, Fett- und Zuckerstoffwechsel-Anregung	6 mg
Vitamin B_6	Bildung roter Blutkörper, Stärkung des Immunsystems, Aminosäurestoffwechsel	1,5 mg
Biotin	Energiegewinnung, Zucker- und Fettstoffwechsel-Anregung	60 µg
Folsäure	Zellaufbau	400 µg
Vitamin B_{12}	Zellaufbau, Schutz von Nervenzellen, Bildung roter Blutkörper	8 µg
Vitamin C	Schutz vor oxidativem Stress, Stoffwechselaktivierung	250 mg
Vitamin D	Knochenaufbau	5–10 µg
Vitamin E	Schutz vor oxidativem Stress, Aufbau der Zellmembran	15 mg
Vitamin K	Blutgerinnung	80 µg

zu viel Schweiß auf der Stirn ist, dem seien die milden Gemüsesorten empfohlen: Rote Paprikaschoten enthalten etwa doppelt so viel Vitamin C wie Zitronen, ganz zu schweigen vom Pflanzenfarbstoff Luteolin, der schon in kleinen Mengen vor Krebs, Herzerkrankungen und chronischen Altersbeschwerden schützt.

Bananen

Die krummen Dinger können mehr als nur schnelle Energie liefern: Denn die Kombination von reichlich Kohlenhydraten und vielen Ballaststoffen sorgt dafür, dass die Banane zwar satt macht, der Insulinspiegel aufgrund der Ballaststoffe aber nur langsam nach oben geht, sodass Heißhungerattacken nach dem Genuss ausbleiben. Für Gestresste und Sportler besonders interessant: Schon eine einzige Banane liefert ein Sechstel dessen, was wir täglich an Magnesium brauchen, gefolgt von Kalium und Vitamin B_6, das beruhigend wirkt.

Grüner Tee

Seine sogenannten Katechine, also alkoholartige, bioaktive Substanzen, besitzen ein weites Wirkspektrum. Unter anderem können sie der Entstehung von Arteriosklerose vorbeugen und das Risiko vermindern, an Prostatakrebs

Obergrenze pro Tag	Mangelsituation	Natürliche Quellen
› 3 mg	während Schwangerschaft und Stillzeit (aber Vorsicht vor Überdosierung)	Aprikosen, Karotten,Spinat, Camembert
–	30 % der Frauen haben zu wenig	Vollkornprodukte, Erbsen, Schweinefleisch
–	25 % der Frauen haben zu wenig; Gefahr hoch bei Untergewicht	Mandeln, Champignons, Schweinefleisch
› 35 mg	–	Reis, Fleisch, Lachs, Erbsen, Grünkohl
unbekannt	–	Tomaten, Avocado
100 mg	meist wird mehr aufgenommen als nötig	Bananen, Weizen, Hirse, Reis, Lachs
–	bei Schwangeren erhöhter Bedarf	Milch, Spinat, Nüsse, Eier
1000 µg	90 % der Bevölkerung haben zu wenig davon	Rote Bete, Walnüsse, Chinakohl, Eier, Spinat
–	Vegetarier haben oft einen Mangel, weil fast nur in tierischen Lebensmitteln	Fleisch, Leber, Milchprodukte, Eier
–	meist wird Bedarf überschritten	Kiwis, Erdbeeren, Paprika, Orangen
› 50 µg	Ältere, Schwangere, Kleinkinder, Säuglinge und bei wenig Sonnenlicht	fette Fische (Makrelen), Eier, Pilze
–	unbekannt, aber bei Überdosierung besteht erhöhtes Blutungsrisiko	Nüsse, Pflanzenöle
› 100 µg	–	Kohl, grünes Blattgemüse, Geflügel

zu erkranken. Bereits mit vier Tassen grünem Tee pro Tag unterstützen Sie außerdem sehr wirkungsvoll Ihren Fettstoffwechsel.

Soja und Sojaprodukte

Alle acht lebenswichtigen Eiweiße stecken in der Sojabohne und ermöglichen auch Vegetariern ein Leben ohne Mangelerscheinungen. Außerdem senken die Soja-Proteine das Risiko von Herz-Kreislauf-Erkrankungen. Ungesättigte Fettsäuren, Vitamine und Mineralstoffe machen Soja zu einem sehr wertvollen Lebensmittel. Reichlich B-Vitamine und jede Menge Lezithin stärken Denkleistung und Nervenkraft.

Milch und Milchprodukte

Milch und Milchprodukte sind sehr wertvolle Grundnahrungsmittel. Sie enthalten neben viel hochwertigem Eiweiß, leicht verdaulichem Fett und für den Körper gut verwertbarem Milchzucker auch noch jede Menge Kalzium, das sehr wichtig für die Vorbeugung gegen Osteoporose ist. Alle diese guten Stoffe stecken sowohl in frischer Milch als auch in den Milchprodukten wie Käse, Quark oder Joghurt. Letzterer enthält zudem lebende Kulturen von Milchsäurebakterien, die Krankheitserreger im Darm unterdrücken helfen und das Gedeihen »guter« Darmbakterien fördern.

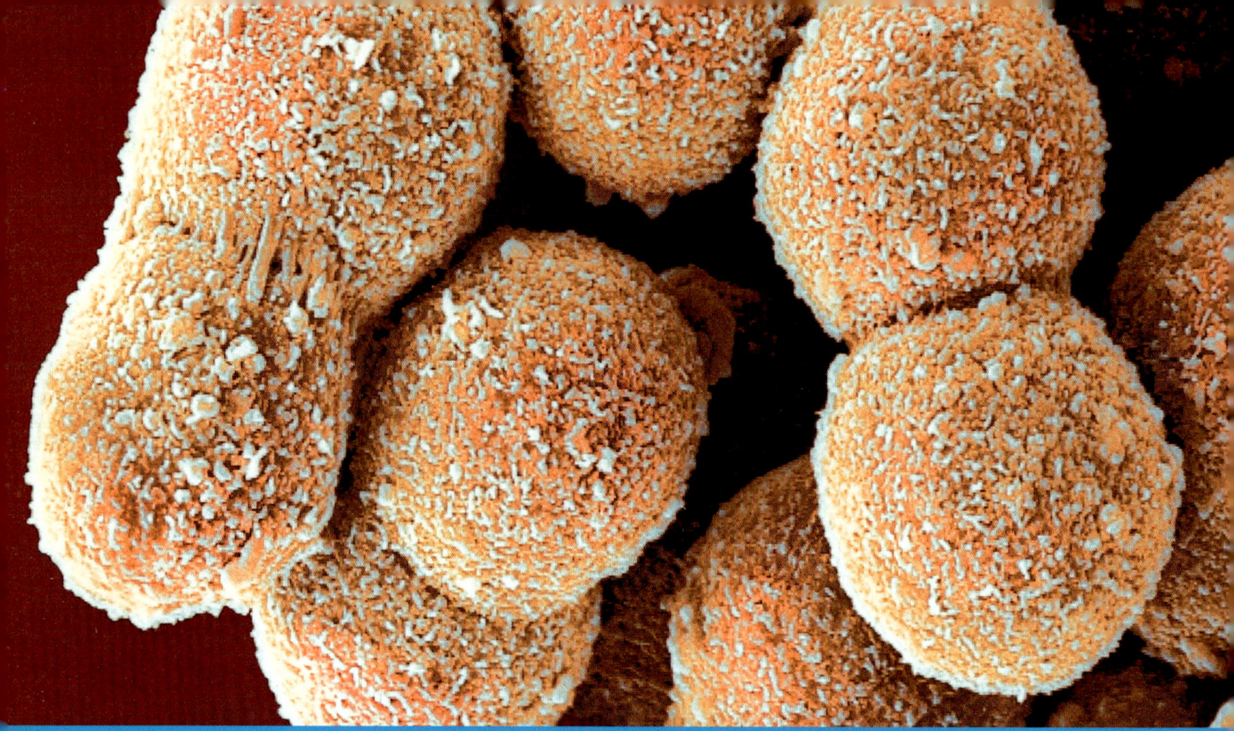

Die überforderte Entgiftung

VERBLÜFFEND WAR DIE ANTWORT, die »normale« Bürger in einer großen Studie der Sporthochschule Köln 2007 auf die Frage gaben, was wohl ihre Gesundheit am meisten gefährdet: Mehr als zwei Drittel der Befragten nannten die Umweltgifte als größtes Risiko (gefolgt von Arbeitsalltag und Stress). Gifte in der Luft, im Wasser, im Essen und sogar in Kleidung und Spielsachen empfinden die Menschen offensichtlich als echte Bedrohung. Diese Angst ist tatsächlich nicht unberechtigt, wie wir später noch sehen werden.

Dabei hat es die Natur sehr gut mit uns gemeint und uns mit einem Entgiftungssystem ausgestattet, das seinesgleichen sucht. Ohne unser Zutun und meist ohne dass wir es bemerken schafft es unser Organismus, schädliche Substanzen, die wir selbst produzieren oder uns zuführen, unschädlich zu machen. Andernfalls würden die Gifte im Körper einen unmittelbaren und irreparablen Schaden hinterlassen. Besonders wenn sie zu lange im Körper bleiben.

DAS SELBSTREINIGUNGSSYSTEM DES KÖRPERS

Tagein, tagaus entgiften und entsorgen, und zwar so schnell wie möglich und überall im Körper – das kann kein einzelnes Organ. Deswegen setzt unser Organismus auch verschiedene Entgiftungsinstanzen ein. Die bekanntesten von ihnen sind sicher Leber und Nieren.

links: Die vielseitigen Leberzellen entgiften das Blut und speichern Energie und Nährstoffe.

Aber auch Lunge, Haut, Darm und vor allem das größte Abwassersystem des Körpers, das Lymphsystem, sorgen für »klare Verhältnisse«. Sie reinigen alles, was von außen in den Körper eindringt, aber auch alles, was er selbst als Abfallprodukt irgendwo entstehen lässt. Was das eine Organ nicht schafft, übernimmt das andere: Man hilft sich bei der Entgiftung gegenseitig. Deswegen spricht die Wissenschaft auch von einem Entgiftungssystem – einem System unterschiedlicher Organe, die alle die Aufgabe haben, den Körper bis in den letzten Winkel zu reinigen und damit möglichst »schadstofffrei« und nicht nur »schadstoffarm« zu halten.

Im Mittelpunkt der Forschung

Auch bei einer Analyse der wissenschaftlichen Studien und Literatur zu diesen Themen zeigt sich die enorme Bedeutung dieses Systems: Nicht weniger als 15 000 internationale Publikationen sind seit 2003 dazu verfasst worden. Die Forscher rücken also ein gestörtes Entgiftungssystem als Ursache vieler Probleme und Krankheiten verstärkt in den Mittelpunkt ihres Interesses. Endlich – denn Vertreter alternativer Heilmethoden beziehen es schon länger, als es die moderne Medizin gibt, in ihre Behandlungen mit ein, und zwar überaus erfolgreich.

DIE LEBER – KAUM KAPUTTZUKRIEGEN

Was wir der Leber auch zumuten, sie ist nicht so leicht kleinzukriegen. Selbst Medikamente, Unmengen von Alkohol und Fastfood steckt sie zunächst ohne viel Federlesens weg. Sie ist ein unermüdliches Arbeitstier und verzeiht uns fast alles – selbst die schlimmsten Sünden. Tatsache ist: Ohne Leber könnten wir nicht überleben. Sie ist mit rund anderthalb Kilogramm Gewicht unser größtes inneres Organ mit sehr vielfältigen Aufgaben. Denn die Leber speichert nicht nur Zucker, Vitamine und Eisen, sondern verarbeitet auch Eiweiß, baut alte Blutkörperchen ab und produziert täglich einen Liter Verdauungssaft, mit dessen Hilfe die Nahrungsfette verstoffwechselt werden.

Mülltrennung in der Leber

Außerdem hilft uns die Leber dabei, innerlich nicht zu »vermüllen«. Dafür sind etwa dreihundert bis vierhundert Milliarden Leberzellen aktiv, sogenannte Hepatozyten. Das sind etwa zwanzig bis fünfzig Mikrometer kleine Zellen, die alles entsorgen, was dem Organismus nicht dient. Eingebettet sind diese Zellen in ein unendliches Netzwerk aus winzigen Blutgefäßen, den sogenannten Lebersinusoiden.

INFO

Die Leber – Überlebenskünstler mit Durchhaltevermögen

Glücklicherweise hat die Leber einen Hang zum Überleben. Wenn sie aus irgendeinem Grund – etwa durch zu viel Alkohol – beschädigt wird, regeneriert sie sich beziehungsweise wächst einfach wieder nach. Und sie lässt sich zunächst nicht anmerken, dass es ihr nicht gut geht: Auch wenn sie nur noch zur Hälfte funktioniert, erledigt sie ihre Pflichten ohne großes Aufsehen. Das ist fatal, denn keiner merkt, dass etwas nicht mehr stimmt. Dadurch wird oft viel zu spät gegengesteuert. Die Leber verzeiht also viel, aber eben nicht alles ...

Diese kleinen Kapillaren liefern das Blut bis in das Zentrum der Leber und der Leberlappen, wo es gereinigt wird und dann frisch gesäubert zurückfließt. In den kleinen Blutgefäßen sitzen winzige Fresszellen, sogenannte Makrophagen, die alle Schadstoffe »auffressen«. Dabei entsorgen sie vor allem auch das hochgiftig wirkende Ammoniak, bevor dieses das Nervensystem erreicht. Der Stoff entsteht beim normalen Abbauprozess von Eiweiß und ist ein Nervengift, das unser Gehirn nachhaltig schädigen würde. In jeder Minute fließen etwa anderthalb Liter Blut durch die »Leberkläranlage«. Dort wird es auf seine Inhaltsstoffe untersucht: Nährstoffe werden herausgefiltert und entweder gespeichert oder sofort an die Zellen weitergeleitet, Fremd- und Giftstoffe dagegen sondert die Leber aus und macht sie unschädlich.

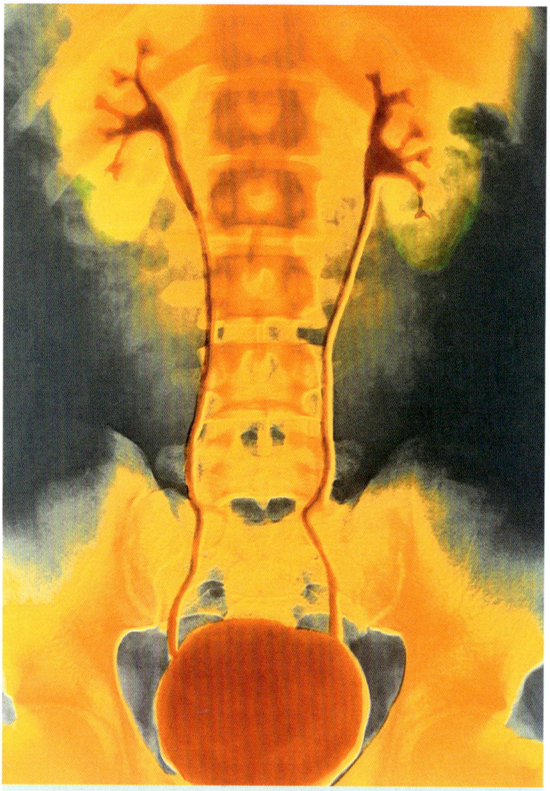

Ein Röntgenbild mit Kontrastmittel zeigt, ob alles richtig läuft: von Nieren und Harnleitern zur Blase.

Die Leber mag keinen Alkohol

Alkohol ist eine der häufigsten Ursachen für eine Leberschädigung, denn für die Leber ist er Gift. Beim Abbau von Alkohol entsteht Acetaldehyd, und dieses schädigt die Leberzellen in ihrer Funktion. Negative Begleiterscheinung ist dann, dass der Abbau von Fettsäuren aus der Nahrung eingeschränkt ist. Das Übermaß an Fettsäuren lagert sich in den Zellen der Leber ein, und es kommt zum Phänomen der Fettleber. Dies ist das erste Stadium eines alkoholbedingten Leberschadens. Doch noch ist nichts verloren: Abstinenz lohnt sich, denn dieser Zustand kann sich zurückbilden.

Schwieriger wird es, wenn die Leber weiterhin mit Alkohol vergiftet wird. Dann entzündet sie sich, und wir sprechen von der »alkoholischen Hepatitis«. Aber auch aus diesem Zustand gibt es noch einen Weg zurück.

Erst im dritten Stadium ist nicht mehr viel zu retten: Es kommt zu einem Umbau des Lebergewebes, und die wichtigen Leberzellen sterben ab – eine Leberzirrhose entwickelt sich. Dadurch verliert die Leber ihre Entgiftungsfunktionen, und es kommt zu einer massiven Beeinträchtigung der Blutgerinnung, nicht selten mündet es in Leberkrebs. Das Statistische Bundesamt berichtet, dass dies in Deutschland jährlich zu 16 000 Todesfällen führt.

Die Wissenschaft geht derzeit davon aus, dass bereits der tägliche Genuss von 60 Gramm reinem Alkohol (etwa 0,75 l Wein oder 1,5 l Bier) bei Männern und 30 bis 40 Gramm bei Frauen (0,5 l Wein oder 1 l Bier) auf Dauer langfristig die Leber schädigt.

ALLES KLAR DANK DER NIEREN

Doch unser Entgiftungssystem hat nicht nur ein einziges gutes Pferd im Stall: Die Nieren können als »Kläranlage« durchaus mit der Leber mithalten. Die beiden etwa 6 mal 12 Zentimeter großen und rund 150 Gramm schweren Organe filtern ebenfalls das Blut und können deshalb mit Recht als »Entgiftungsaußenstelle« der Leber bezeichnet werden. Alles, was bei dieser ersten Entgiftungsrunde anfällt, landet zunächst im sogenannten Primärharn. Rund 180 Liter pro Tag – etwa eine Regentonne voll! – filtern die winzigen Nierenkörperchen aus dem Blut heraus. Dort finden sich neben Giftstoffen, Abbauprodukten des Stoffwechsels und Harnstoff aber auch noch so nützliche Bestandteile wie Zucker, kleine Eiweißbausteine, Mineralien und Salze. Die werden erst in der zweiten Runde herausgefiltert und landen, wenn sie gerade gebraucht werden, mit 99 Prozent der Flüssigkeit wieder im Blutkreislauf. So werden aus 180 Litern insgesamt rund 1,5 Liter pro Tag. Dieser Rest heißt nun Endharn (oder auch Sekundärharn) und wird ausgeschieden, und mit ihm alle schädlichen Gifte, unbrauchbaren Stoffwechselabfälle sowie überschüssige Mineralien. Alles, was der Körper nicht benötigt oder was ihn schädigt, wird so ausgeschwemmt. Auf diese Weise werden unsere je nach Körpergewicht viereinhalb bis sechs Liter Blut täglich rund dreihundertmal komplett gereinigt – zumindest, wenn die Nieren gesund sind. Zahlen aus den Niederlanden und den USA sagen jedoch aus, dass bereits mindestens ein Zehntel der Erwachsenen unter Nierenproblemen wie Nierensteinen oder kleinen Entzündungen der Zellen leiden. Für Deutschland liegt noch kein Wert vor, aber er dürfte ähnlich hoch sein. Ein Fakt, der noch viel zu selten Berücksichtigung bei der Gesundheitsvorsorge findet.

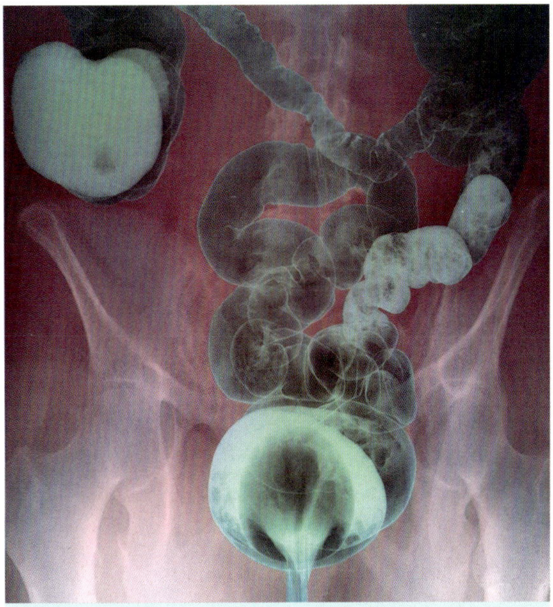

Der letzte Abschnitt des vielbeschäftigten Darms: Dickdarm und Rektum.

DER DARM – 300 AKTIVE QUADRATMETER

Gesunder Darm – gesunder Mensch. Auf diese einfache Formel lässt sich die Bedeutung des Darms bringen. Denn unser Darm bearbeitet und verwertet nicht nur unsere Nahrung und versorgt uns mit lebenswichtigen Nährstoffen, sondern er ist auch ein wichtiges Organ des Immunsystems. Krankheitserreger werden im Darm sofort als solche erkannt und mithilfe des Lymphsystems (siehe ab Seite 111) eliminiert. Eine gesunde Darmflora schützt des Weiteren vor Infektionen und hält schädliche Keime davon ab, sich zu vermehren.
Eine besondere Rolle spielt dabei der etwa drei Meter lange Dünndarm. Nachdem der Speisebrei den Magen verlassen hat, wird er in den drei Abschnitten des Dünndarms (Zwölffingerdarm,

Leerdarm, Krummdarm) mithilfe von Gallenflüssigkeit und Enzymen der Bauchspeicheldrüse in seine Einzelteile zerlegt. Dann nimmt die riesige Schleimhaut – ausgefaltet würde sie eine Fläche von rund 300 Quadratmetern bedecken – diese Nährstoffe auf und schickt sie ins Blut, das dann durch die Leber läuft.
Vorher haben aber im Darm umfangreiche Aussortierungsprozesse bereits dazu geführt, dass Eindringlinge wie zum Beispiel Bakterien bekämpft und ausgeschaltet werden. Dort ansässige Zellen und Abwehrsysteme des Immunsystems erkennen Fremdstoffe, Eiweiße und Bakterien, die dort nichts zu suchen haben, und eliminieren sie. Mehr dazu lesen Sie im Kapitel »Die unterernährten Körperzellen« ab Seite 76.

Wenn die Darmflora beeinträchtigt ist

Doch bei den meisten von uns hat die Darmflora durch Medikamente wie Antibiotika und Kortison, durch Umweltgifte und Schadstoffe, die wir mit der Nahrung aufnehmen, schon ganz schön gelitten. Und wenn die Darmflora schwächelt, sieht es auch mit der Entgiftung nicht mehr besonders gut aus.
Doch das ist noch nicht alles. Ist die Darmflora gestört, fehlen also die guten Bakterien, ist der Weg frei für die bösen: Durch schädliche Bakterien (zum Beispiel Clostridia), Pilze (etwa Candida albicans) und Parasiten wird der Darm zur reinsten Giftküche. Denn die – jedenfalls in zu hoher Zahl – unerwünschten Gäste entziehen dem Körper nicht nur Vitalstoffe, sondern produzieren darüber hinaus eigene giftige Stoffwechselprodukte, die der empfindlichen Darmschleimhaut zusetzen und über die geschädigte Schleimhaut in den Blutkreislauf eindringen. Das kann weitreichende Folgen haben, bis hin zu porösen Knochen, Weichteilrheuma, Stoffwechselstörungen und allgemeinem Nachlassen der Leistungsfähigkeit.

DIE LUNGE – ENERGIE EINATMEN, SCHADSTOFFE AUSATMEN

Mit jedem Atemzug nehmen wir etwa einen halben Liter Luft auf, der uns am Leben erhält. Dabei haben wir – anders als etwa bei unserer Ernährung – kaum die Wahl, zu entscheiden, was wir einatmen. Wir können zwar aufs Rauchen verzichten und bewusst Urlaub in Regionen mit guter Luft machen, aber unsere alltägliche Atemluft können wir uns aufgrund von Beruf, Wohnort und Familie doch nur sehr begrenzt aussuchen. Deshalb sind wir beim Atmen ganz besonders darauf angewiesen, dass die Lunge, die Bronchien, die Lungenbläschen und auch die Luftröhre ihren Job als Giftentsorger gut erledigen.
Grobe Schmutzpartikel bleiben bereits in Nase und Rachen hängen – und wir müssen niesen oder husten. Dann treten die Schleimschichten und Flimmerhärchen in der Luftröhre und den Bronchien auf den Plan. Sie fangen eingeatmete Schadstoffe auf der Schleimschicht ein, um sie dann mithilfe der Flimmerhärchen in Richtung Ausgang, sprich Mundhöhle zu transportieren. Dort entsteht ein Hustenreiz. Wir müssen husten beziehungsweise uns räuspern. Dadurch werden

INFO

Rauchen ist Gift pur

Die »Versorgung« mit Giftstoffen ist bei Rauchern extrem hoch. Dioxine, Benzole, Nitrosamine, aber auch Schwermetalle finden sich im blauen Dunst und später auch im Körper wieder. Bei Rauchern ist die eingelagerte Giftmenge mindestens doppelt so hoch wie bei Nichtrauchern.

die Eindringlinge aus dem Mund »geschleudert« beziehungsweise landen mit etwas Schleim im Mund, wo sie geschluckt und im Magen mithilfe der Magensäure unschädlich gemacht werden. So wäre eigentlich alles geklärt – wenn da nicht noch die ultrafeinen Partikelchen wären, die all diese Schutzmechanismen ungehindert passieren und schließlich bis in die feinsten Verästelungen der Lunge vordringen. Sind sie erst einmal dort, ist der Weg frei ins Gewebe und in die Blutbahn. Der Schaden, den sie dort anrichten können, ist immens: So kann es beispielsweise zu Lungenkrebs kommen. Denn die winzigen Partikel im Feinstaub wirken sich auf Lunge und Atemwege ähnlich wie Zigarettenrauch aus, wie eine brandaktuelle Studie aus 2008 von der Amerikanischen Gesellschaft für Chemie in Philadelphia feststellen konnte.

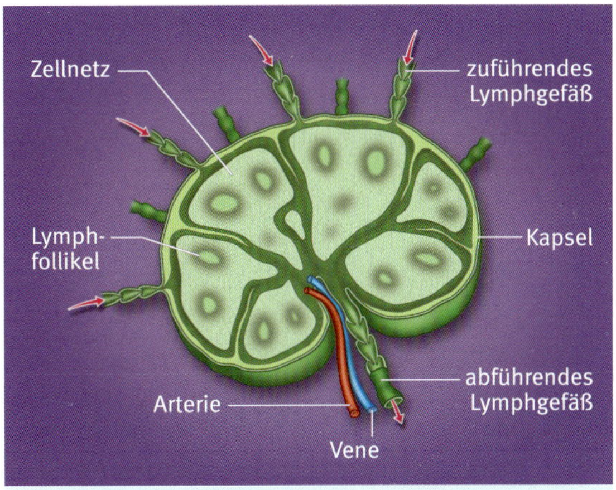

In den Lymphknoten wird die hindurchgeschleuste Lymphe gereinigt. In ihren Follikeln finden Vermehrung und Differenzierung von Blutzellen statt.

DIE HAUT – EIN SCHUTZSCHILD IM GROSSEN STIL

Die Haut ist unser schwerstes Organ, das es ohne »Füllung« auf rund zehn Kilogramm bringt. Sie hält alles, was in uns ist, zusammen und ist gleichzeitig unser erster Schutzschild gegenüber der Umwelt. Außerdem leistet sie geradezu Unglaubliches in puncto Entgiftung: Über die Schweiß- und Talgdrüsen der Haut werden Abfallprodukte des Stoffwechsels wie Harn-, Milch- und Essigsäure, aber auch überschüssiges Kochsalz »entsorgt«. Auch Schwermetalle wie Quecksilber und Brom werden wir so wieder los. Hierzu sind etwa zweieinhalb bis drei Millionen Schweißdrüsen aktiv. Sie produzieren ein wässrig-fettes Sekret aus Wasser, Salz, Harnsäure, Vitamin C, Ammoniak und anderen Bausteinen. Bis zu fünf Liter Schweiß produzieren wir an heißen oder »sportlichen« Tagen. Diese Flüssigkeit müssen wir durch Trinken unbedingt immer wieder nachfüllen.

DAS LYMPHSYSTEM – UNSERE ABWASSERKANÄLE

Wenn wir morgens aufwachen und uns recken und strecken, tut das richtig gut. Das kommt daher, dass wir durch die Bewegung die Lymphflüssigkeit in Fluss bringen. In der Nacht staut sie sich, durch das Zusammenziehen der Muskeln beginnt sie wieder zu fließen.
Etwa zwei bis vier Liter Lymphe bildet unser Organismus täglich. Überall im Körper zwischen den Zellen und in allen Geweben, den Muskeln, Bändern und auch im Fettgewebe, in der Haut und den Schleimhäuten liegen haarfeine Lymphgefäße, die Kapillare, durch die diese Flüssigkeit fließt – übrigens viel langsamer als das Venenblut. Dadurch können alle Körperzellen gründlich umspült werden, Krankheitserreger, überschüssiges Gewebewasser, Abfälle des Stoffwechsels und Gift können eingesammelt und dann über die Venen zu Leber, Nieren und Darm transportiert werden.

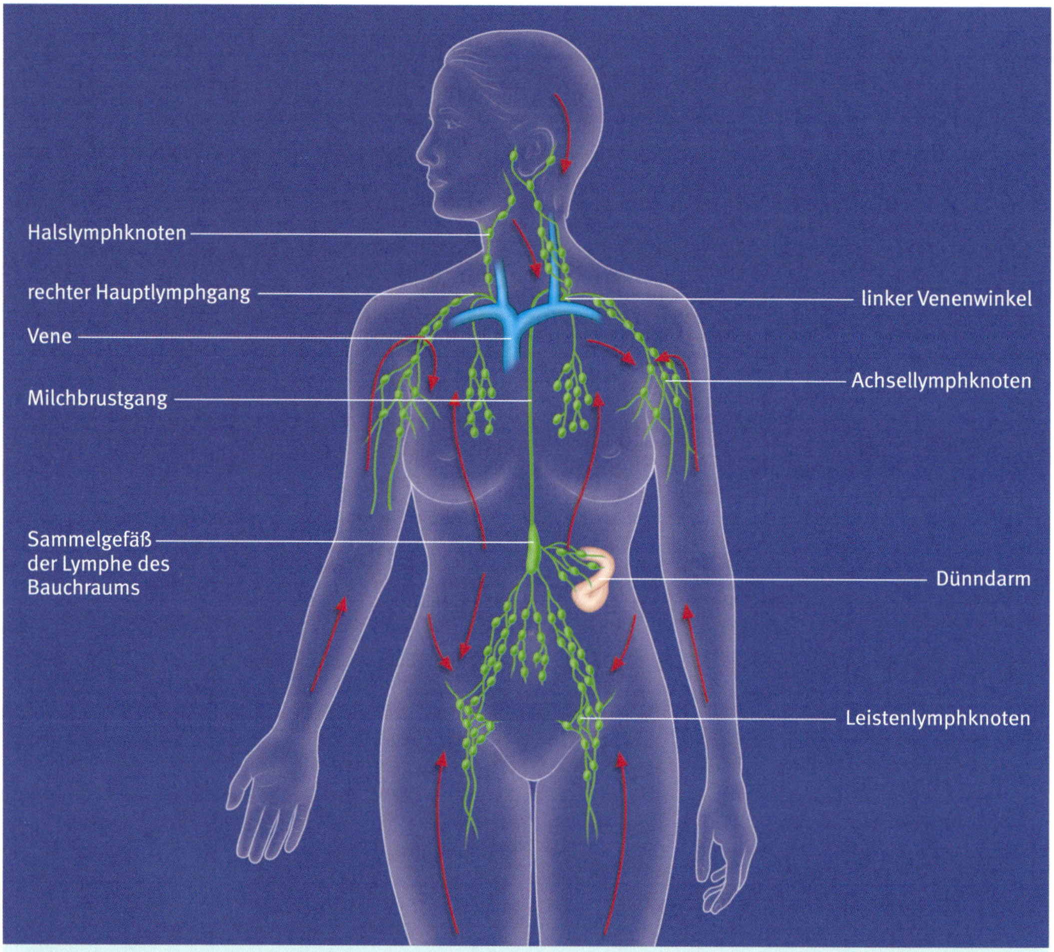

Im Körper finden sich rund 600 bis 700 miteinander verbundene Lymphknoten, die Krankheitserreger, Fremdkörper und Abfallstoffe aus der Lymphe einsammeln und entsorgen. Die Knoten unter den Achseln, in der Leiste und am Hals sind bei einer Infektion oft tastbar angeschwollen.

Die Lymphflüssigkeit ist ähnlich wie das Blutplasma zusammengesetzt, sie enthält lediglich weniger Eiweiß. Zum Großteil besteht sie aus Wasser. Sie wird aus dem Gewebe von den winzigen Gefäßen, den Lymphkapillaren, aufgenommen, die überall im Körper wie eine Sackgasse »blind« beginnen. Die Kapillaren verlaufen parallel zu den Venen, den zum Herzen führenden Blutgefäßen, und vereinigen sich zu immer größer werdenden Lymphbahnen.

Ohne Bewegung tut sich nichts

Im Unterschied zum Blutkreislauf, wo das Herz als Pumpe und Motor funktioniert,

transportieren die Lymphgefäße die Lymphe nur durch eigene aktive Pumpbewegungen. In den winzigen Kapillaren kann die Lymphe in alle Richtungen fließen. Wo die Lymphbahnen jedoch dicker und größer werden, besitzen sie immer mehr kleinste Muskelzellen. Und erst dort, in den größeren Bahnen, finden sich auch Klappen, die den Rückfluss verhindern. Wenn sich die Muskelzellen in diesen Abschnitten zusammenziehen, wird die Lymphe weiter vorangetrieben.
In den Kapillaren ohne solche Klappen und speziell in den Lymphbahnen der Skelettmuskulatur wird der Lymphfluss durch die sogenannte »Lymphpumpe« erreicht. Hierzu werden sich ständig ändernde Gewebespannungen benötigt. Bei körperlicher Ruhe bleibt die Lymphe an Ort und Stelle. Erst Bewegung und die damit einhergehende Spannungsänderung im Gewebe lässt die Lymphe fließen. Durch aktive Muskelarbeit kann der Lymphstrom sogar um das Zwanzigfache ansteigen. Daher das gute Gefühl, das Sie morgens verspüren, wenn Sie sich beim Aufstehen recken und Strecken: Die Lymphe beginnt zu fließen und wird zu den Lymphbahnen transportiert.

Lymphknoten – die Kläranlagen

Die Lymphe erreicht mit Schadstoffen, Stoffwechselabbauprodukten oder auch Krankheitserregern die eigentlichen Filterstationen des Lymphsystems: die Lymphknoten. Von diesen besitzt jeder Erwachsene etwa 600 bis 700, aber sie wiegen zusammen nur etwa 100 Gramm. Einige Lymphknoten sind nur ein bis zwei Millimeter lang, andere wiederum messen bis zu drei Zentimetern. Die Lymphknoten haben etwa die Form einer Niere, und in ihrem Inneren befindet sich ein engmaschiges Netzwerk, durch das die Lymphflüssigkeit gereinigt wird, wenn sie hindurchströmt.
Die Lymphflüssigkeit erreicht die Knoten über mehrere zuführende Gefäße. Sie fließt dann ganz langsam durch ein eng verzweigtes Hohlraumsystem. Auf der anderen Seite des Knotens strömt die Lymphe gereinigt und gefiltert in ableitende Lymphgefäße hinaus.
Innerhalb des Knotens sorgen spezielle Zellen, die Retikulumzellen, für eine Entsorgung der Schadstoffe. Sie werden dann über wichtige Blutkapillaren innerhalb des Lymphknotens abtransportiert und später ausgeschieden.

Vorsicht, wenn sie zu tasten sind

Die meisten Lymphknoten befinden sich in Gruppen oder Ketten direkt neben den Blutgefäßen. Meist liegen sie eingebettet im Fettgewebe, sodass sie kaum zu ertasten sind. Gut tastbar sind sie bei schlanken Menschen in der Leistengegend oder in den Achselhöhlen.
Vergrößerte, deutlich ertastbare Lymphknoten sind immer ein Hinweis auf ein Problem. Gibt es keinen offensichtlichen Grund für die Verdickung (etwa eine Erkältung), gehen Sie zum Arzt, statt eine Entzündung zu verschleppen. Denn meist ist die Ursache nur eine kleine lokale Entzündung, etwa ein entzündeter Backenzahn. Dann verdickt sich der Knoten direkt unterhalb des Unterkiefers. Auch wenn Sie sich an einem rostigen Nagel die Hand aufgeritzt haben, lässt sich das gut zuordnen: Dann ist meist der Lymphknoten in der Achselhöhle des entsprechenden Armes oder in der Ellenbogenbeuge betroffen.

Wo kommt die Lymphe her?

Zwischen den einzelnen Zellen unseres Körpers gibt es Hohlräume, die mit Wasser gefüllt sind. Dort befindet sich die sogenannte Gewebsflüssigkeit, welche die Grundlage für die Lymphe bildet. Die Gewebsflüssigkeit wird vom Blut an das Gewebe abgegeben. Etwa 20 Liter pro Tag wandern so aus dem Blut in die Zellzwischenräume. Dadurch werden die Gewebe und Zellen mit Nährstoffen versorgt. Von den 20 Litern nimmt das Blut etwa 16 bis 18 Liter direkt aus dem Gewebe wieder auf. Das Ganze geschieht aufgrund von osmotischem Druck (= passiver Transport und Übergang von Stoffen durch eine Membran), an dem insbesondere Eiweißmoleküle beteiligt sind. Aus den normalerweise übrig bleibenden zwei bis vier Litern Gewebsflüssigkeit entsteht die Lymphe: Je mehr Wasser sich im Gewebe befindet, umso weiter dehnen sich die Zellzwischenräume. Spezielle dachziegelartige Strukturen der Lymphkapillaren stellen sich dadurch auf und das Gewebswasser strömt in die Lymphgefäße ein. Da die geöffneten »Einlassventile« größer sind als die Zellzwischenräume der Blutgefäßwände, füllen sich die Lymphkapillaren. Sind sie gefüllt, dann schließt der Druck der Flüssigkeit die Klappen wieder. So entsteht die Lymphe.

UND WENN DIE LYMPHE NICHT FLIESST?

Die Aufgabe des Lymphsystems mit seinen Kapillaren, großen Lymphbahnen und Lymphknoten besteht darin, »verbrauchtes« Zell- und Gewebswasser zu reinigen und abzutransportieren. Nur so können Zellen und Gewebe mit frischen Nährstoffen versorgt werden.
Ein fehlerhaftes Lymphsystem ist nicht mehr in der Lage, die anfallende Lymphe abzutransportieren. Gewebswasser bleibt in den Zellzwischenräumen und blockiert die Ernährung der Zellen. In den Geweben entstehen Wasseransammlungen, sogenannte Ödeme. Diese versucht der Organismus zu bekämpfen, zunächst meist erfolgreich. Er bildet neue Lymphgefäße, sodass mehr Flüssigkeit transportiert werden kann. Aber auf Dauer kommt es zu einer Überbelastung des Lymphsystems, und die endet fast immer mit bleibenden Schäden – denn die Transportfähigkeit des Lymphsystems vermindert sich dabei erheblich. Für alle Körpergewebe und besonders die so sensiblen Zellen des Körpers hat das eine dramatische Konsequenz, die laut Statistik etwa 4,5 Millionen Deutsche betrifft: Langsam, aber sicher kann ihr Körper sich nicht mehr ausreichend säubern, und sie vergiften sich an ihrem eigenen Müll oder von außen eingedrungenen Schadstoffen. Ob das bei Ihnen bereits der Fall ist, können Sie mit unserem Test auf Seite 123 herausfinden.

DAS ALTER VERLANGSAMT DIE ENTGIFTUNG

Mit zunehmendem Alter, so stellten Forscher aus England im European Journal of Biochemistry im Jahre 2002 fest, verschlechtert sich die Leistung des Organismus in Sachen Entgiftung und Entschlackung. Sowohl von außen eindringende Gifte aus der Umwelt und der Nahrung als auch die Abfallstoffe des Zellstoffwechsels werden nicht mehr so schnell und effektiv abgebaut wie in jungen Jahren. Vor allem nimmt auch beim normalen Stoffwechselprozess die Verwertung der Energieträger Zucker und Fett qualitativ und auch quantitativ ab. Vielleicht haben Sie es wie die meisten von uns schon an den zunehmenden »Röllchen« auf den Hüften gemerkt.
Viel problematischer aber ist es, dass sich diese sogenannten Endprodukte immer stärker anhäufen und die Zellen »vergiften« können. Ebenso lässt sich nachweisen, dass Stoffe, die in unserem Körper wirklich gar nichts zu suchen haben, wie zum Beispiel Aluminium, DDT und PCB, sich in den Zellkernen zunehmend anreichern und den Teilungsvorgang der Zellen massiv stören. Speziell Aluminium

verändert sogar die Zellerbsubstanz, die DNA. Dadurch erfolgt die Zellteilung fehlerhaft. Und diese Fehler reduzieren die Regenerationsfähigkeit der Zelle und lassen sie schneller altern. Es gibt einige wenige Zelltypen, die sich (leider) nicht teilen und folglich auch nicht erneuern können. Das sind zum Großteil die Zellen des Herzmuskels und die Nervenzellen. Diese sind deshalb »vorsorglich« weitaus weniger anfällig für DNA-Schädigungen. Die Ansammlung von Abfall- und Schadstoffen stellt aber gerade für diese Zelltypen die Hauptursache für eine schnellere Alterung dar. Und im Laufe des Lebens sammeln sich mehr und mehr Schadstoffe dort an. Je mehr Schadstoffe, umso schneller altern Herz und Nerven, denn hier ist, was an Zellen untergeht, für immer verloren.

Alterspigment – mehr als nur unschön

Besonders bedeutsam ist in diesem Zusammenhang das Alterspigment Lipofuszin, das sich in großer Zahl in dem Zelltypus von Herz und Nerven ansammeln kann. Sie kennen diese Pigmentansammlungen auf der Haut, die mit den Jahren immer mehr werden. Ginge es nur um die meist mit Missfallen beobachtete optische Veränderung, müssten wir uns hier nicht weiter mit dem Alterspigment befassen. Doch Lipofuszin wirkt sich direkt negativ auf den Zellstoffwechsel aus, indem es zum Beispiel den Eiweißabbau fördert. Dadurch fehlt dem Körper ein wichtiger Baustoff. Die Folgen können Kräftemangel und Schwächeanfälle bis hin zu häufigeren Krankheiten aufgrund eines geschwächten Immunsystems sein. Nicht umsonst machen deswegen Studien der New Yorker Akademie der Wissenschaften von 2002 Lipofuszin für viele Alterserkrankungen hauptverantwortlich, wie Alzheimer oder Demenz. Aber auch Störungen der Augenpigmentierung werden darauf zurückgeführt.

DIE INNERE ENTSORGUNG – EIN SYSTEM, DAS FUNKTIONIEREN MUSS!

Bei den Stoffwechsel-Abfallprodukten handelt es sich zwar um natürliche Stoffe, doch auch sie können nicht in den Zellen bleiben, weil sie sonst deren Funktion stören würden.
Denken Sie nur einmal an Essensreste und Gemüseabfälle: Ließen Sie die einfach in der Küche liegen, dann würde es zunächst »nur« unangenehm riechen. Doch schon bald wäre es nicht mehr gesund, sie weiter herumliegen zu lassen. Und genauso verhält es sich mit den inneren Abfallprodukten: Sie müssen aus dem Körper raus, sonst vergiften sie uns von innen.

GUT ZU WISSEN

Abnehmen: Bitte nicht während der Stillzeit!

Die meisten Frauen wollen nach der Geburt eines Kindes möglichst schnell ihr altes Gewicht aus der Zeit vor der Schwangerschaft wieder erreichen. Und möchten, wenn sie ohnehin gerade beim Abnehmen sind, vielleicht auch ein paar Kilos mehr loswerden, die schon vorher zu viel waren. Ein guter Plan, den Sie aber besser erst umsetzen sollten, wenn Sie nicht mehr stillen, zumindest wenn es sich um starkes Übergewicht handelt. Denn die Fettzellen haben Schadstoffe gespeichert, die beim Abnehmen in die Muttermilch übergehen. Und dann bekommt ausgerechnet das Neugeborene schon in den ersten Wochen seines Lebens eine ziemlich hohe Dosis Schadstoffe verpasst – dabei soll es doch durch die Muttermilch gekräftigt und nicht vergiftet werden.

SO LEITET DER KÖRPER NORMALERWEISE GIFTE AUS

Am einfachsten hat es unser Körper mit den »Reinigungsarbeiten«, wenn es sich um wasserlösliche Gifte wie Nitrate, Laugen oder Schwefeloxide handelt: Sie werden vom Organismus so bearbeitet, dass sie in viel Flüssigkeit gelöst über den Urin, den Schweiß, die Lymphe oder den Darm aus dem Körper entsorgt werden können.
Leider ist nur der kleinere Teil der Giftstoffe wasserlöslich. Die meisten Gifte – auch die Schwermetalle – sind fettlöslich und werden deshalb nicht einfach ausgeschwemmt. Sie bleiben zunächst einmal im Körper, genauer gesagt in den Fettzellen, den Zellwänden, dem Nervensystem und auch im Gehirn. Dort können sie es ganz schön lange aushalten.
Das heißt aber auch: Je mehr Fettzellen ein Mensch besitzt, umso mehr Speicherplatz hat er für Gifte. Klingt provokant, ist aber tatsächlich so: Übergewichtige weisen oft riesige Giftdepots auf, denen nur noch zwei Dinge mit Aussicht auf Erfolg entgegenzusetzen sind – eine ausgewogene Ernährung und viel Bewegung! Wer dann noch viel Wasser trinkt und die Reinigungsbemühungen seines Organismus mit pflanzlichen Mitteln unterstützt, ist auf dem richtigen Weg zur Entgiftung und zu mehr Gesundheit.
Viele Abnehmwillige werden in den ersten Tagen in ihrem Elan gebremst: Es geht ihnen allgemein nicht besonders gut, sie fühlen sich schlapp, müde und unzufrieden, sind vielleicht auch anfälliger für Erkältungen und Co. Kein Wunder, denn sie sind dabei, die Fettdepots zu mobilisieren und damit auch die dort gespeicherten Giftstoffe. Und dass die den Körper ganz schön belasten, spüren sie nun sehr deutlich. Dann hilft vor allem: viel trinken!

UMWELTGIFTE – EINE IMMER NOCH UNTERSCHÄTZTE GEFAHR

Doch wie kommen wir überhaupt zu diesen Giften, die sich in unserem Körper ablagern? Ganz einfach: indem wir atmen, Dinge berühren, Nahrung und Flüssigkeit zu uns nehmen. Die moderne Wissenschaft spricht in diesem Zusammenhang gerne von »Xenobiotika«, also von Stoffen, die dem Leben fremd sind und in einem lebenden Organismus nichts zu suchen haben. Und da sind an allererster Stelle Umweltgifte zu nennen: Luftverschmutzung, Ölpest, Folgen von Chemieunfällen, Feinstaub etc. gehen nicht spurlos an uns vorüber.

DER PREIS DES WOHLSTANDS

Tatsachlich sind Umweltgifte der Preis, den wir für den Überfluss, die Bequemlichkeit und die vielen attraktiven, interessanten und neuen Dinge des Lebens zahlen: Unsere Atemluft ist durch Rußpartikel, Feinstaub, Stickoxide und viele andere Stoffe aus Verkehr und Industrie verschmutzt und vergiftet. Zu Hause und am Arbeitsplatz ist unser Körper vielen Schadstoffen aus Wandfarben, Holzschutzmitteln, Bodenbelägen, giftigen Isoliermaterialien, aus Spielzeug und bunten Textilien ausgesetzt.
Die Farben unserer Kleidung erfreuen zwar das Auge, die chemischen Behandlungsmittel machen sie haltbar, weich und geschmeidig … Diese Mittel können aber auch krank machen. Ganz zu schweigen von durch Pestizide, Düngemittel und zahlreiche Zusatzstoffe verseuchten Lebensmitteln und durch Schwermetalle belastetem Trinkwasser.
Man kann daher mit gutem Grund behaupten, dass wir alle mehr oder weniger große »Vergiftungsprobleme« haben – wir wissen es nur in den meisten Fällen nicht.

ZUSATZSTOFFE IN LEBENSMITTELN

Alle in Europa erlaubten Zusatzstoffe für Lebensmittel haben eine E-Nummer. (Das E steht für Europa.) Da wir Verbraucher zunehmend vor diesen Nummern zurückschrecken, verwenden die Nahrungsmittelhersteller nun wieder häufiger die richtigen Namen der Substanzen. Viele »E« lösen Allergien aus, und was der E-Nummern-Cocktail in Fertigprodukten langfristig bewirkt, wenn ein Mensch diese von klein auf isst, werden wir erst wissen, wenn die Jugendlichen von heute alt sind.

E-Nummer	Substanz	Verwendung
Erlaubt, aber trotzdem nicht gesund		
E 100–180	(verschiedene)	Farbstoffe
E 200	Sorbinsäure	Konservierungsstoff
E 210–213	Benzosäure und Benzoate	Konservierungsstoffe
E 220–228	Schwefeldioxid und Sulfite	Konservierungsstoffe
E 249–252	Nitrite und Nitrate	Konservierungsstoffe
E 260–263	Essigsäure und Acetate	Säuerungsmittel
E 290	Kohlendioxid	Treibgas
E 300–304	Ascorbinsäure und Ascorbate	Antioxidationsmittel
E 306–309	Tocopherole	Antioxidationsmittel
E 330–333	Zitronensäure und Zitrate	Säuerungsmittel, Säureregulatoren
E 334–337	Weinsäure und Tartrate	Säuerungsmittel, Säureregulatoren
E 338–341	Phosphorsäure und Phosphate	Säuerungsmittel, Schmelzsalze, Säureregulatoren
E 406	Agar Agar	Geliermittel
E 410	Johannisbrotkernmehl	Verdickungsmittel
E 412	Guarkernmehl	Verdickungsmittel
E 420	Sorbit	Süßungs- und Feuchthaltemittel
E 460	Zellulose	Füllstoff, Verdickungsmittel
E 507	Salzsäure	Säuerungsmittel
E 570	Fettsäuren	Emulgatoren

GIFTE MIT AUSDAUER

Die meisten Gifte des Alltags sind geschmack-, farb- und auch geruchlos. Deshalb bemerken wir sie in normaler Menge und Konzentration gar nicht. Und genau das ist das Gefährliche, denn aus kleinen Portionen können im Körper langfristig echte »Zeitbomben« entstehen.
Viele Gifte sind sogenannte Speichergifte. Sie machen ihrem Namen alle Ehre, denn sie sammeln sich nach und nach im Körper an, vor allem in verschiedenen Organen, und bleiben dort sehr lange. Besonders gefährlich sind die fettlöslichen Gifte, denn sie gelangen recht einfach und schnell in Galle und Leber und werden sogar ein Leben lang im Fett gespeichert. Das Pflanzengift E605, ältere Holzschutzmittel mit PCP (Pentachlorphenol), Asbest und Insektizide sind besonders bedrohlich. Unbemerkt schleichen sie sich in den Organismus, blockieren wichtige Entgiftungsenzyme und lassen die Zellen der Organe langsam sterben.

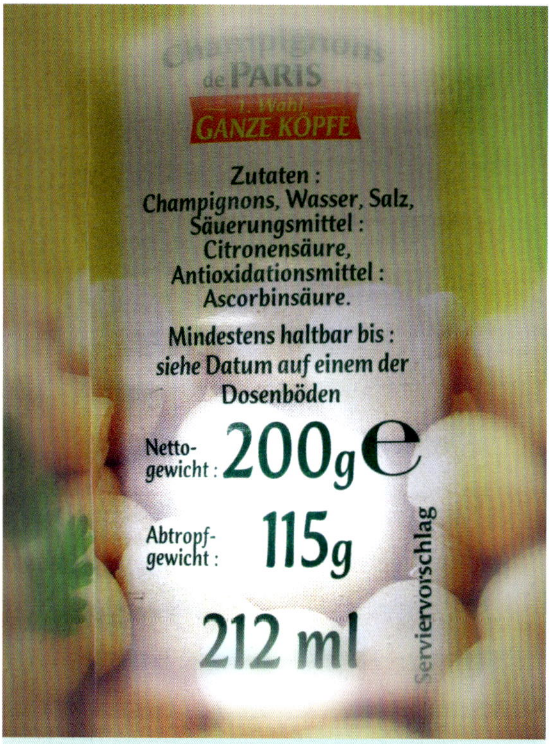

Warum nicht lieber frische Bio-Champignons? So belasten Sie sich nicht mit Zusatzstoffen.

UNSER TÄGLICH GIFT GIB UNS HEUTE

Unser »täglich Brot« ist geradezu ein Giftangriff gegen unseren Körper. Mit jedem Bissen nehmen wir Stoffe zu uns, die in unserem Körper eigentlich nichts zu suchen haben. Denn es gibt heute kaum noch ein Lebensmittel, das nicht in irgendeiner Weise belastet ist. Obst und Gemüse wird mit Pflanzenschutz- und Düngemitteln bespritzt. Das Trinkwasser wird zwar gefiltert, aber viele Stoffe wie Pestizide bleiben darin erhalten. Rinder, Schweine und Geflügel werden mit Hormonen und Antibiotika behandelt, Zuchtfisch ebenfalls, während die übrigen Meerestiere unter der schlechten Wasserqualität der Meere leiden. Farb-, Aroma- und Konservierungsstoffe fallen schon gar nicht mehr auf, weil sie auf beinahe jeder Produktverpackung ausgewiesen sind. Alle zusammen bilden eine tickende Zeitbombe, denn das Gift lagert sich in unserem Körper an und vergiftet den Körper langsam, aber sicher.

NATÜRLICH UND DOCH HOCHGIFTIG: SCHWERMETALLE

Schwermetalle sind eigentlich eine absolut natürliche Sache – als wichtige Bestandteile der Erdkruste. Und so ist es in gewissem Grade ebenso natürlich, dass sie in Minimengen hier und da in der Nahrungskette auftauchen, weil sie als Bestandteile des Bodens in die Pflanzen übergehen, die wir essen, oder die Tiere, deren Fleisch wir später verspeisen. Doch wenn Blei in hoher Konzentration Spielzeug zu einer Gefahr für Kinder werden lässt, dann stimmt etwas nicht. Der mehr oder weniger sorglose Einsatz von Schwermetallen hat dazu geführt, dass heute immer mehr Menschen unter den Folgen von Blei, Quecksilber und Kadmium leiden. Aber auch Aluminium ist auf dem Vormarsch, wie neue Studien von 2006 zeigen. Dabei spielen gerade diese vier Schwermetalle eine große Rolle bei der schleichenden Vergiftung des Organismus. Denn sie blockieren Entgiftungsenzyme und reichern sich teilweise auch in der Leber, den Nieren, im Gehirn und im Nervensystem an.

Blei

So findet sich Blei heute noch in alten Wasserleitungen und Tanks, die das Schwermetall ins Trinkwasser freisetzen. Aus dem Benzin der Flugzeuge ist Blei auch nicht verbannt, womit nur zwei von vielen Quellen genannt sind.

Kein Wunder, dass sich auch in unserer Nahrungskette immer wieder Blei findet, das schließlich in unserem Körper landet.

Quecksilber

Hauptlieferanten von Quecksilber sind Seefische – vor allem Thunfisch, Hai, Hecht und Heilbutt –, vor allem aber die Zahnfüllungen aus Amalgam. Besonders gefährlich wird es, wenn gleichzeitig auch noch Gold im Mund zu finden ist. Denn die Kombination der beiden Metalle bewirkt, dass besonders viel Quecksilber abgegeben wird.

Kadmium

Kadmium ist oft im Zusammenhang mit der Produktion von Batterien, Farben und Legierungen zu finden. In der Nahrungskette taucht Kadmium häufig in den Innereien von Schlachttieren, aber auch bei Fischen auf, die mit Industriewasser in Berührung kommen.

Aluminium

Lange Zeit glaubte man, Aluminium würde vom Körper nur schlecht aufgenommen und leicht wieder ausgeschieden. Diese – falsche – Meinung führte dazu, dass man Aluminium als Umweltgift vernachlässigte. Heute ist nachgewiesen, dass Aluminium durchaus eingelagert werden kann, vor allem wenn das Verhältnis von Magnesium und Kalzium gestört ist und jemand hohe Phosphatwerte aufweist. Hinzu kommt, dass Aluminium immer häufiger im Zusammenhang mit Lebensmitteln auftaucht: in Form von Verpackungen und Verpackungsfolien (Aludosen, Tetrapacks), in Arzneien, Limonaden, in Kuchen als Dekoration, als Überzug von Zuckerwaren und in Mundspülungen … und sogar eine Lebensmittelfarbe (E173) enthält Aluminium. Wenn beim Genuss einer Dose Limonade dann noch Zitronensäure ins Spiel kommt, wird das Aluminium besonders gut vom Körper in Nieren und Gehirn aufgenommen und gespeichert.

INFO

Tod durch Umweltgifte – ein altes Problem

Das wohl bekannteste Opfer von Umweltgiften heißt Ludwig van Beethoven. Sein Fall beweist, dass eine Vergiftung durch Umweltschadstoffe beileibe nichts Neues ist: Der Komponist starb 1827 an einer Bleivergiftung. Die war zu seiner Zeit gar nicht so selten, denn damals wurden nicht nur die Wasserrohre aus Blei hergestellt, sondern man trank auch aus Bleibechern. Kamen dann wie bei Beethoven noch bleihaltige Medikamente dazu, war das für den Körper viel zu viel. Denn damals wie heute sammelt sich dieses Gift in den Zellen an, bis sie absterben. Passiert das zu häufig, stirbt schließlich auch der Mensch. Woher wir das heute wissen? In Zeiten moderner Haaranalysemethoden lässt sich auch noch nach beinahe zweihundert Jahren an einer Haarsträhne feststellen, welchen Lebenswandel und »inneren Verschmutzungsgrad« ein Mensch erreicht hat.

MEDIKAMENTE – SEGEN UND FLUCH ZUGLEICH

Medikamente helfen zwar oft, sind aber nicht immer nur positiv zu bewerten. Besonders dann, wenn sie über längere Zeit eingenommen werden, schaden sie dem Körper, weil sie drastisch in den Vitamin- und Mineralstoffwechsel des Organismus eingreifen und Nieren

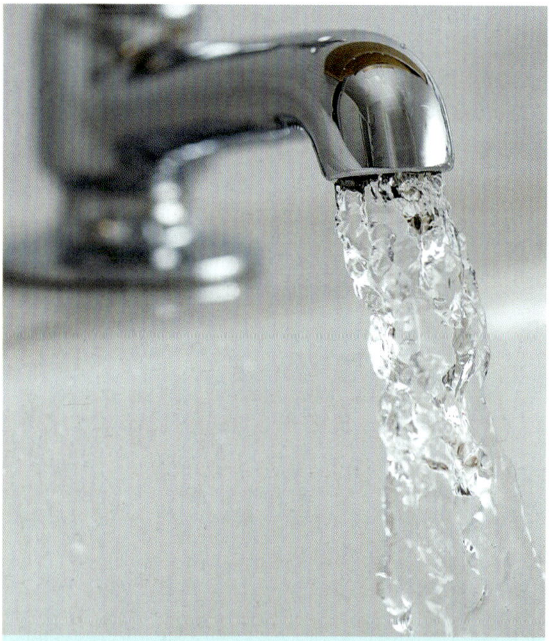

Leitungswasser – eine klare Sache? Der Schein kann unter Umständen gefährlich trügen.

sowie Leber überfordern. Das gilt auch für vermeintlich harmlose Präparate. Selbst das so verbreitete, oft als »leicht« gepriesene Medikament Paracetamol wird in aktuellen Studien von 2007 als hauptverantwortlich für akutes Leberversagen ausgemacht. Bei diesen Patienten war das Leberproblem in fast der Hälfte der Fälle auf Paracetamol zurückzuführen.

WASSER – DIE SPRUDELNDE GEFAHR AUS DEM HAHN

Sie wissen bereits, dass die Entgiftung nur dann reibungslos funktionieren kann, wenn immer ausreichend Wasser im Körper zur Verfügung steht. Also sollten wir trinken, was der Wasserhahn und die Mineralwasserflasche hergeben. Oder? In der Tat sollten Sie viel trinken. Doch es kommt immer auch darauf an, was Sie trinken. Denn Wasser kann mit entsprechenden Zusätzen mehr als ein Transportmittel im Körper sein. Und eben diese Zusätze sind es, die unsere Entgiftung stören können.

Hartes Wasser verkalkt nicht nur die Waschmaschine

Sie sind im Urlaub und bekommen beim Duschen die Seife kaum vom Körper, nach einigen Wäschen werden die Haare wunderbar weich oder der Tee schmeckt ganz ungewohnt? Das alles hängt damit zusammen, wie das Leitungswasser dort beschaffen ist. Ob es hart oder weich ist, wird davon bestimmt, ob es viel oder wenig Kalzium und Magnesium enthält. Und das wiederum hängt von der geologischen Beschaffenheit der jeweiligen Region ab, in der Sie sich befinden.

Hartes Wasser lässt Geräte und Wasserhähne verkalken und macht die Wäsche hart wie ein Brett. Es enthält einen hohen Anteil anorganischer Materialien, die im Körper mit Fetten und Ölen Verbindungen eingehen, die der Organismus nicht verwerten kann. Dieses Kalk-Fett-Gemisch lagert sich dann an den Wänden der Arterien und auf den Organen ab und behindert damit den Stoffwechsel. Doch das ist nicht alles: Es überzieht auch lebende Körperzellen mit einer Kruste und »tötet« sie dadurch. Ganz zu schweigen von quälenden Blasen-, Nieren- und Gallensteinen, die nicht selten ihre Ursache in der Zusammensetzung des Trinkwassers haben.

Doch nicht nur der Kalk im Leitungswasser ist ein Problem. Allen »offiziellen« Beteuerungen zum Trotz, unser Trinkwasser sei das am intensivsten kontrollierte aller Lebensmittel, ist unser Wasser noch lange nicht wirklich rein – und leider auch nicht ungiftig.

GUT ZU WISSEN

Wasser selbst aufbereiten

Je weniger Stoffe im Wasser enthalten sind, umso mehr Schadstoffe kann es aus dem Organismus aufnehmen und abtransportieren. Um Trinkwasser zu reinigen, gibt es eine Reihe von Systemen, die zwar nicht gerade preiswert sind (gute Systeme beginnen bei 120 Euro), aber es lohnt sich doppelt: Ihre Gesundheit profitiert davon, und die Geräte haben eine lange Lebensdauer. Sie brauchen also kein Mineralwasser mehr zu kaufen.

Aktivkohlefilter (fest installiert)

Die sogenannten geschlossenen Filtersysteme filtrieren das Leitungswasser direkt am Wasserhahn. Dabei dienen meist Aktivkohlefilter oder Kombipatronen mit Aktivkohle- und Filtermembranen der Eliminierung von gefährlichen Substanzen aus dem Wasser. Die Filtersysteme können an den Wasserhahn oder auch direkt an der Hauptleitung hinter der Wasseruhr eingebaut werden (zum Beispiel Aktivkohle-Hauswasserfilter).

Wichtig für ein gutes Ergebnis ist der regelmäßige Wechsel der Filterpatronen. Denn ist ein Filter verschmutzt, findet keine Filterung mehr statt. Wird das von Herstellern empfohlene Intervall des Filterwechsels überschritten, besteht die Gefahr der Keimbildung. Insgesamt aber sind diese Filterverfahren recht gut. Kosten: ab 120 Euro.

Umkehr-Osmose

Die Umkehr-Osmose ist sicher die effektivste Form der »Reinigung« des Wassers. Dabei werden nahezu sämtliche Stoffe aus dem Wasser herausgefiltert. Da das »osmotische« Wasser eine sehr hohe Aufnahmekapazität für Schadstoffe besitzt, ist dieses Verfahren besonders zur Entgiftung geeignet. Die Systeme werden meist fest installiert. Das Leitungswasser läuft durch zahlreiche Membranfilter, und »klares« Wasser tritt aus einem separat anzubringenden Wasserhahn aus. Dieses System gibt es auch als Tischgerät. Kosten: ab 600 Euro.

Kombi-Systeme

Diese Filtersysteme kombinieren in getrennten Patronen Aktivkohlefilter und zum Beispiel spezielle Kalk-Katalysatoren. Solche Systeme werden meist als Untertischgerät direkt an der Wasserleitung montiert und weisen eine gute Qualität auf. Kosten: ab 800 Euro.

Ionentauscher

Bei dieser Technologie werden mithilfe von Kationen- und Anionentauscher unerwünschte Salze aus dem Wasser entfernt. Das Wasser wird also demineralisiert, weshalb es auch als Deionat bezeichnet wird. Meist werden solche Systeme zur »Entkalkung« des Wassers genutzt und oft auch fest in die Wasserleitung installiert. Die Qualität und dabei insbesondere die Verminderung von Arzneimittel- und Pflanzenschutzmittel-Rückständen ist allerdings noch verbesserungswürdig. Kosten: ab 250 Euro.

Kannen- oder Krugsysteme

Recht verbreitet sind Kannensysteme, bei denen sich das Filtersystem direkt im Wasserbehälter befindet. Dieser wird mit Leitungswasser gefüllt, und ein Ionentauschersubstrat entmineralisiert das Wasser vor allem, ist also in erster Linie auf Entkalkung ausgerichtet. Die Filterleistung dieser Systeme ist jedoch sehr gering. Darüber hinaus verkeimen diese Systeme sehr viel schneller. Ihre Stärke liegt daher in der Herstellung von kalkarmem Wasser, nicht aber in der Reduktion gefährlicher Stoffe. Kosten: ab 8 Euro.

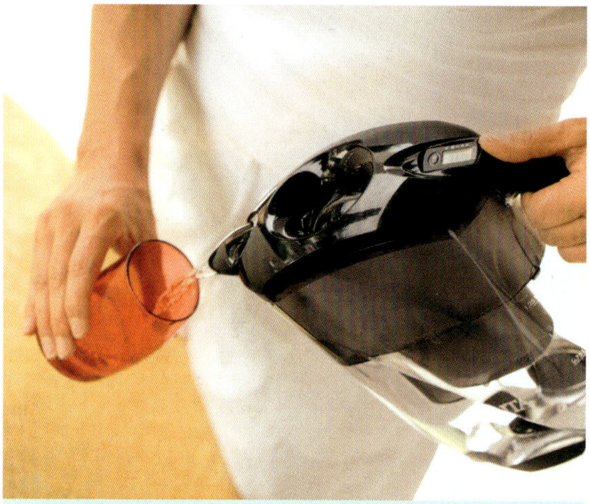

Bei Wassrfilter-Systemen gibt es sehr unterschiedliche Modelle – hier lohnt sich eine Investition!

Aus den Schornsteinen der Industrie, den Autos und Haushalten werden jährlich Unmengen an giftigen Oxiden in die Luft gejagt, die als saurer Regen wieder zurück in den Boden gelangen und das Wasser verseuchen. Hinzu kommen Waschmittelrückstände, Mineralölprodukte, vor allem aber Chemiecocktails aus der Landwirtschaft und – heute auch nicht mehr unerheblich – das, was wir an Medikamenten über den Urin ausscheiden. In letzter Zeit wurden sogar so hochgiftige, gefährliche Stoffe wie Uran in erhöhter Menge im Trinkwasser gefunden.
»Was ist mit den ganzen Kläranlagen, nützen die denn gar nichts?«, werden Sie sich wahrscheinlich jetzt fragen. Die Antwort ist ein klares »Jein«. Natürlich werden in den Kläranlagen möglichst viele unerwünschte Stoffe aus dem Wasser herausgefiltert. Doch es bleiben immer noch kleine Mengen davon übrig. Diese werden zwar als »ungefährlich« eingestuft, doch wenn sie sich im Laufe der Jahre summieren, werden aus vielen kleinen Mückchen irgendwann einmal Elefanten. Und so sitzen wir auf einer Zeitbombe, von der niemand vorhersagen kann, wann und wie sie hochgehen wird.

Wie gesund ist eigentlich Mineralwasser?

Die amerikanischen Ärzte Brugg und Walker waren die ersten, die bereits vor über 50 Jahren erkannten, dass Mineralien im Wasser gar nicht verstoffwechselt werden können. Sie werden aufgrund ihrer Größe und ihres Umfelds nicht verwertet, sondern ausgeschieden oder – und das ist die schlechtere Variante – im Körper eingelagert. Hersteller von Mineralwasser werben mit dem enormen gesundheitlichen Nutzen ihrer Mineralien, der auch auf den Etiketten zur Schau gestellt wird. Aufgrund der Übermineralisierung, möglicher Nebenwirkungen sowie bei einigen Wassern sogar radioaktiven Belastung ist der Sinn und Nutzen für die Gesundheit jedoch mehr als fraglich.

WENN SICH DAS GIFT ANSAMMELT

Kann Ihr Organismus über längere Zeit nicht ausreichend entgiften oder entschlacken, dann sammeln sich Stoffe an, die krank machen und Schmerzen verursachen. Das auf diesem Gebiet wohl bekannteste Phänomen ist die chronische Müdigkeit. Aber auch Schmerzen an Muskeln, Sehnen und Bändern, Gelenkentzündungen, chronische Hormonstörungen bis hin zur Impotenz können Folgen einer schleichenden Vergiftung sein.

- Die Zellen werden nicht mehr in ausreichendem Maße mit lebenswichtigen Nährstoffen und Sauerstoff versorgt.
- Der Lymphfluss wird stark beeinträchtigt, und es sammelt sich verbrauchte Flüssigkeit im Gewebe an.

(Weiter Seite 124)

TEST: SIND AUCH SIE MIT GIFTEN BELASTET?

1 Ist Ihr Körper häufig Giftstoffen ausgesetzt wie Insektiziden, Pestiziden, Farben, Desinfektionsmitteln oder Ähnlichem?

A Nein, ich lebe und arbeite in einer gesunden Umgebung und bin auch so aufgewachsen.

B Von Zeit zu Zeit bin ich schon damit in Kontakt gekommen, denke aber, dass es nicht viel war.

C Leider habe ich ein Umfeld oder einen Arbeitsplatz mit größeren Giftbelastungen.

2 Nehmen Sie regelmäßig Medikamente ein?

A Nein, ich nehme fast nie Medikamente.

B Kleinere Wehwehchen behandele ich gern mit »leichten« Medikamenten. So was habe ich immer dabei.

C Medikamente muss ich nehmen, da ich an einer Erkrankung leide, die das erfordert.

3 Wenn Sie mittags zur Toilette gehen, ist Ihr Urin

A hell und klar.

B goldgelb.

C gelb bis dunkelgelb.

(Hinweis: Rote Bete oder Rhabarber färben den Urin rötlich.)

4 Wie würden Sie Ihren Speichelfluss tagsüber beschreiben?

A Ich habe den ganzen Tag genügend Speichel und oft muss ich ihn sogar runterschlucken.

B Manchmal habe ich tagsüber einen trockenen Mund, besonders wenn ich viel rede. Dann trinke ich was, und es geht wieder.

C Mein Mund und Rachen sind meist ziemlich trocken. Wenn ich etwas trinke, dann werden sie danach schnell wieder trocken.

5 Fühlen Sie sich in letzter Zeit allgemein sehr abgeschlagen und müde?

A Nein, ich könnte Bäume ausreißen und stelle mich gern neuen Aufgaben.

B Ja, irgendwie merke ich, dass ich nicht mehr so kann wie früher. Ich bin unter der Woche oft müde und freue mich auf die Erholung am Wochenende.

C Müde und antriebslos bin ich. Wenig kann mich aufmuntern, und am liebsten würde ich immer im Bett bleiben.

6 Haben Sie in letzter Zeit immer mehr Wasseransammlungen (Ödeme) an den Beinen und Händen?

A Nein, das kenne ich überhaupt nicht. Egal was ich tue, meine Arme und Beine sind immer rank und schlank.

B Manchmal habe ich das Gefühl, dass die Waden anschwellen, wenn ich so lange sitze. Und alles wird dann unbeweglich und steif.

C Wenn ich morgens aufwache, habe ich immer geschwollene Beine oder Arme. Erst wenn ich mich viel bewege, wird es besser.

7 Ist Ihr Haar stumpf und brüchig? Verlieren auch die Fingernägel an Festigkeit?

A Nein, mein Haar glänzt wie schon eh und je, und auch meine Nägel sind geschmeidig und halten wunderbar.

B Ich habe das Gefühl, dass der Glanz meiner Haare ein wenig nachlässt. Und die Fingernägel brechen viel öfter.

C Meine Haare glänzen überhaupt nicht mehr und brechen ständig ab. Und auch meine Fingernägel sind total brüchig.

AUSWERTUNG

Frage	1			2			3			4			5			6			7			
Antwort	A	B	C	A	B	C	A	B	C	A	B	C	A	B	C	A	B	C	A	B	C	Gesamt
Punkte	2	1	0	2	1	0	2	1	0	2	1	0	2	1	0	2	1	0	2	1	0	

Über zehn Punkte:
Der Körper besitzt große Selbstheilungskräfte, denen man zunächst auch vertrauen kann. Besonders das Entgiftungssystem und die Organe sind robust, wenn man sie nicht unnötig belastet. Rauchen, übermäßige Medikamente und Pestizide sind sehr neue Erscheinungen, wenn man die Entwicklung der Menschheit betrachtet. Es ist nicht einfach für den Körper, damit umzugehen. Sie wissen das und setzen

AUSWERTUNG

sich nicht unnötigen Belastungen und Giften aus. Verfahren Sie weiter so umsichtig, denn die Belastungen durch Ihre Umwelt werden sicherlich nicht abnehmen. Schützen Sie sich auch in Zukunft davor.

10 bis 8 Punkte:
Leider merkt man es oft nicht, oder erst recht spät, und die ersten Folgen von eingelagerten Giften tauchen auf. Bei einigen Punkten im Test zeigt sich, dass Sie hier nachbessern können und sollten. Versuchen Sie die Schwachstellen zu finden, und schaffen Sie Abhilfe, so weit es geht. Auf jeden Fall aber sollten Sie regelmäßig – mindestens ein- bis zweimal pro Jahr – (im Frühjahr und/oder Herbst) eine kleine Entgiftungs- und Entschlackungskur starten. Stellen Sie sich diese aus unserem Aktiv-Programm einfach nach Ihren Bedürfnissen zusammen.

Weniger als 8 Punkte:
Die moderne Gesellschaft mutet unserem Organismus neue, vielfältige Belastungen zu, mit deren Verarbeitung er reichlich zu tun hat. Durch Ihren Lebensstil bürden Sie Ihrem Körper noch mehr auf. Doch jeder Träger bricht ab einer gewissen Belastung. Das gilt auch für Ihren Körper. Versuchen Sie, ihn zu entlasten, und helfen Sie ihm, die Gifte des Alltags loszuwerden. Es gibt sicher Punkte, in denen Ihnen das gar nicht schwerfallen würde. Wenn Sie unserem »So werden Sie aktiv«-Programm folgen, helfen Sie Ihrem Körper, die Gifte loszuwerden. Und wenn Sie dann noch einige Tipps in Ihr tägliches Leben einbauen, werden Ihre Organe und Zellen endlich wieder einigermaßen »unbelastet« leben können. Gehen Sie besser einmal zum Hausarzt und lassen Sie Ihr Blut untersuchen.

Wenn Sie mehr wissen wollen, fragen Sie Ihren Arzt nach weiteren Laboruntersuchungen:

Untersuchung	Kosten
Leberwerte (Gamma-GT, GOT, GTP)	je 2,50 € pro Wert
Kreatinin	ca. 2,50 €
Urinanalyse	ab 70,00 €
Haaranalyse	ab 100,00 €

- Die Zellen können ihre normalen Stoffwechseltätigkeiten nicht mehr aufrechterhalten und werden überbeansprucht.
- Das Immunsystem wird überfordert, weil es ohne Pause Angreifer und Eindringlinge bekämpfen muss.

Heute weiß man, dass auch so schwerwiegende Erkrankungen wie Morbus Parkinson oder die gefürchtete und immer häufiger werdende Alzheimer-Erkrankung oft in direkter Beziehung mit einer Belastung durch Umweltgifte stehen. Bei Parkinson-Patienten beispielsweise wirkt meist eine entsprechende genetische Veranlagung mit der Einlagerung von Umweltgiften zusammen. So tauchen Parkinson-Erkrankungen ganz besonders häufig bei Menschen auf, die im Laufe ihres Lebens oft und intensiv mit Pflanzenschutzmitteln in Berührung gekommen sind. Bei Alzheimer-Patienten wiederum fand man nach deren Tod heraus, dass sich eine relativ große Menge Aluminium im Gehirn abgelagert hatte.

Viele Giftbelastungen fügen wir uns aber auch unmittelbar selbst – und ganz bewusst – zu: Denn auch der regelmäßige Konsum beziehungsweise Missbrauch von Alkohol, Drogen und Medikamenten zieht nicht selten umfassende neurologische Probleme nach sich.

SO WERDEN SIE AKTIV!

Der Test hat Ihnen gezeigt, ob und wie sehr die Entgiftung Ihres Körpers gestört ist. Hat sich ergeben, dass Ihr System nicht mehr optimal funktioniert, dann sollten Sie unbedingt etwas dagegen unternehmen. Ansonsten altern Sie und Ihre Zellen deutlich schneller, und es drohen eine Vielzahl von Krankheiten. Aber auch wenn Sie im Test im »grünen Bereich« waren, können Sie immer etwas für Ihre Entgiftung tun. Denn je schneller die Gifte aus dem Körper kommen, umso besser. Also ran an die Gifte!
Unser Programm besteht aus drei unterschiedlichen Schritten, die für sich allein schon gute Effekte erzielen. Gemeinsam aber machen sie den meisten Giften rasch den Garaus und bescheren Ihnen und Ihren Zellen ein langes, glückliches Leben. Das Drei-Schritte-Programm zur Entgiftung besteht aus:

Schritt 1: Streicheln Sie die Gifte weg.
Schritt 2: Lassen Sie die Lymphe fließen – mit dem Mini-Trampolin.
Schritt 3: Trinken und essen Sie das Richtige.
Das klingt nicht nur einfach und übersichtlich, sondern ist es auch, wie Sie gleich sehen werden.

SCHRITT 1
STREICHELN SIE GIFTE WEG

Sicher haben auch Sie bereits das Wort Lymphdrainage gehört und vielleicht gerätselt, was das genau ist. Man bezeichnet so eine spezielle Technik der physikalischen Therapie oder Physiotherapie, die seit 1973 als Behandlungsmethode bei Störungen des Lymphflusses anerkannt ist. Mit dieser Technik sollen Stauungen von Gewebsflüssigkeit im Körper aufgelöst und die normale Ableitung der Lymphe wiederhergestellt werden.

Nun wollen wir Sie nicht bitten, wieder die Schulbank zu drücken und diese Technik im Detail zu erlernen. Vielmehr wollen wir Ihnen einige ganz einfache Handgriffe zeigen, die von der Lymphdrainage abgeleitet sind. Diese kleinen Griffe können Sie überall im Alltag anwenden und so Ihren Lymphfluss unterstützen. Wenn Sie unseren Lymphmassagetipps folgen, erreichen Sie Folgendes:

- Die Lymphmenge wird gesteigert und dadurch werden viel mehr Schadstoffe abtransportiert.
- Die Wände der Lymphbahnen dehnen sich aus und die größer gewordenen Lymphbahnen können mehr transportieren.
- Die Lymphe fließt schneller ab.

BEVOR SIE LOSLEGEN

Bevor Sie anfangen, müssen Sie noch einige Kleinigkeiten beachten. Machen Sie sich klar, dass die Lymphgefäße winzig sind. Sie haben einen Durchmesser von weniger als einem Millimeter und sind etwa so dünn wie ein

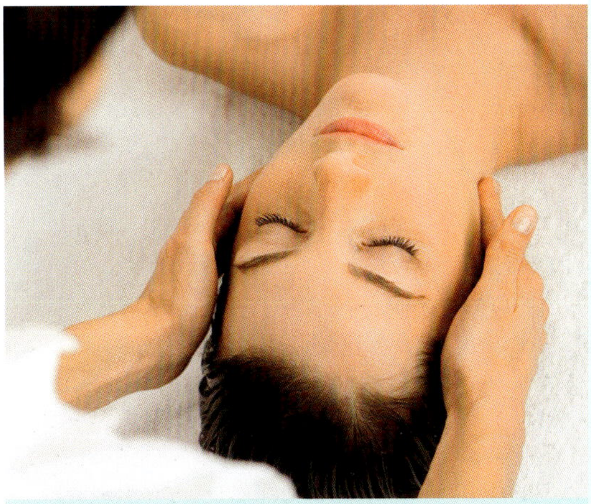

Eine gekonnt ausgeführte Lymphdrainage lässt Körper und Seele aufatmen.

Bindfaden. Die Kapillaren tief im Gewebe sind sogar noch viel enger. Um diese feinen Gebilde nicht zu zerstören, müssen die Handgriffe immer langsam und zart ausgeführt werden – eben fast wie ein Streicheln. Wie viel Druck Sie ausüben müssen, haben Sie schnell raus. Gehen Sie aber zunächst vorsichtig »an die Arbeit«, oder noch besser: Lassen Sie es sich von einem erfahrenen Masseur zeigen.

Mit sanftem Druck

Zunächst müssen Sie im Lymphgefäßsystem Platz schaffen. Fangen Sie immer in der Körpermitte an, an Brust oder Hals, bevor Sie Beine und Arme ausstreichen. Denken Sie einmal an einen Stau auf der Autobahn nach einem Unfall: Zunächst einmal muss vorn am Stauanfang Platz geschaffen und aufgeräumt werden, bevor von hinten, vom Stauende her, nachgeschoben werden kann. Aus zahlreichen Studien wissen wir, dass durch den »freien Platz« in der Körpermitte eine regelrechte Sogwirkung entsteht. Die Lymphmenge kann damit um fast dreißig Prozent gesteigert werden. Wenn Sie die Bahnen der Körpermitte »freigelegt« haben, können Sie Beine und Arme ausstreichen. Dabei streichen Sie immer mit einem leichten Druck auf die Haut vom Ende des Beins oder Arms hoch zur Leiste oder Achsel. Zurück geht es dann ohne Druck nur mit ganz leichtem Hautkontakt. Dafür müssen Sie nicht einmal viel Zeit investieren: Fünf bis zehn Auf- und Ab-Bewegungen reichen meist aus, und die Lymphe »rauscht« mit den darin befindlichen Abfallprodukten aus dem Körper. Oft müssen Sie auch gar nicht dort wo es staut streicheln. Eine Untersuchung der niederländischen Universität Utrecht zeigte 2004, dass selbst wenn Sie nur in der Halsregion ein wenig die Lymphe aktivieren, die Lymphe zwischen den Zehen schneller fließt. Nutzen Sie diesen Mechanismus daher gelegentlich auch tagsüber. Massieren Sie ein wenig den Hals und den Nacken. Sie bringen die Lymphe damit in Fluss, und der ganze Körper profitiert davon. Die folgenden »Streicheleinheiten« können Sie sich auch bei vielen Gelegenheiten zwischendurch gönnen.

Lüftung

Legen Sie die rechte Hand flach auf Ihr Brustbein und streichen Sie mit leichtem Druck zur linken Schulter und ohne Druck wieder zurück. Machen Sie dies fünfmal. Danach führen Sie die Übung mit der linken Hand zur rechten Schulter aus.
Diese Übung wirkt wie eine Lüftung auf die Lymphbahnen. Alle Gefäße der Brustregion erweitern sich und der gesamte Abfluss der Lymphe wird beschleunigt.

Diagonale

Mit der rechten Hand greifen Sie hinter das linke Ohr. Dort legen Sie die Hand flach auf. Mit leichtem Druck streichen Sie nun die Haut an Hals und Nacken bis zur Schulter aus. Nach fünf Wiederholungen wechseln Sie die Hand.

Fledermaus

Legen Sie die rechte Hand flach auf die Innenseite des linken Unterarms. Streichen Sie den Arm mit leichtem Druck bis zur Achselhöhle aus. Zurück geht es dann wieder innen, aber ohne Druck. Danach wechseln Sie den Arm.

Gazelle

Beine wie eine Gazelle sind auch dem guten Lymphfluss darin zu verdanken. Je besser die Lymphe fließt, umso graziler wirken die Beine. Legen Sie die Hand flach über dem Knöchel auf den inneren Unterschenkel, und ziehen Sie diese mit leichtem Druck zur Leiste hoch. Da sich dort die großen Lymphknoten befinden, sollten alle Streichbewegungen am Bein auch dort enden. Nach fünf Streichbewegungen wechseln Sie das Bein.

SCHRITT 2
MIT DEM MINI-TRAMPOLIN DIE LYMPHE FLIESSEN LASSEN

Wenn man die wissenschaftlichen Studien zum Mini-Trampolin sichtet, dann stößt man zwangsläufig auf eine große Studie der NASA. Schon 1980 untersuchten damals die US-Wissenschaftler, ob das Trampolinspringen im All den Abbau von Muskeln und Knochenmasse in der Schwerelosigkeit verhindern kann. Das Ergebnis der Studie: Der Abbau im All kann zwar nicht vollständig gestoppt, aber immerhin um 68 Prozent reduziert werden! Die Studie zeigt also vor allem den enormen Trainingsreiz des Trampolins.
Nicht umsonst beobachten wir, dass besonders in den letzten zehn Jahren das Mini-Trampolin eine regelrechte Renaissance erfuhr. Denn das Trampolinspringen macht nicht nur Spaß, auch zur Entgiftung kann das Mini-Trampolin sehr viel beitragen. Das Springen wirkt quasi als Ganzkörpermedizin, denn jede Zelle des Körpers wird »massiert«, der Abfall wird herausgedrückt und über die Lymphe abtransportiert.

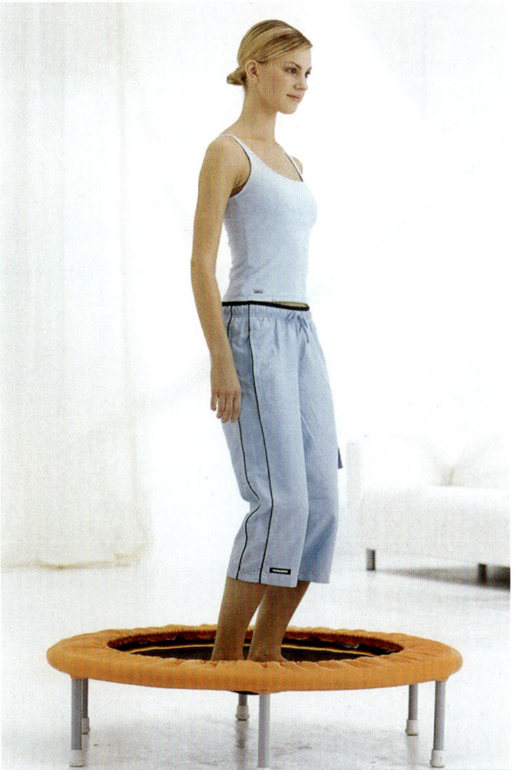

1 HÜPF-EINMALEINS

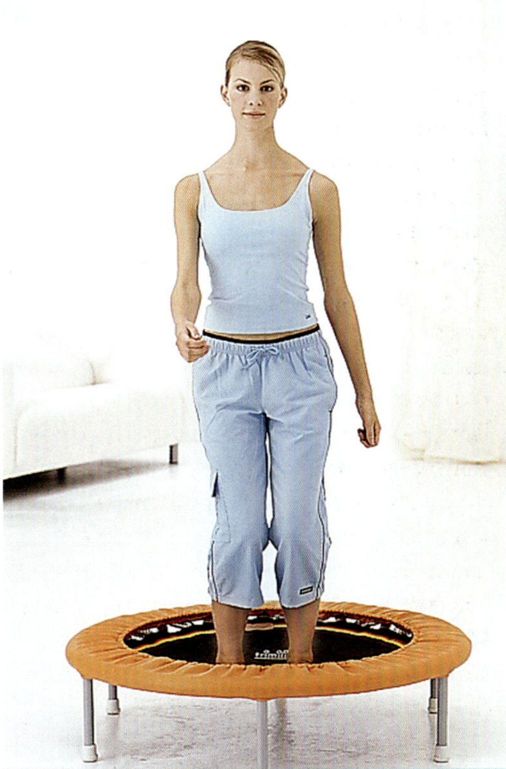

2 20-MINUTEN ENTGIFTUNG

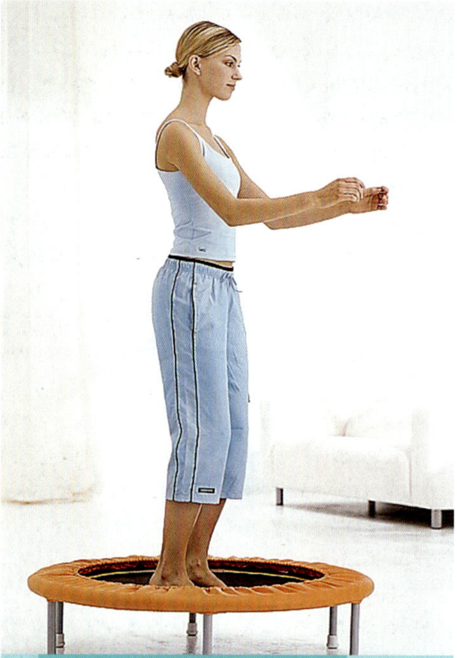

3 20-MINUTEN ENTGIFTUNG

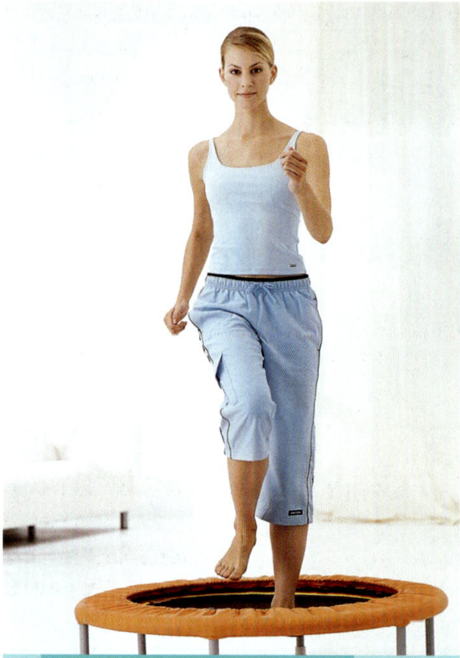

4 20-MINUTEN ENTGIFTUNG

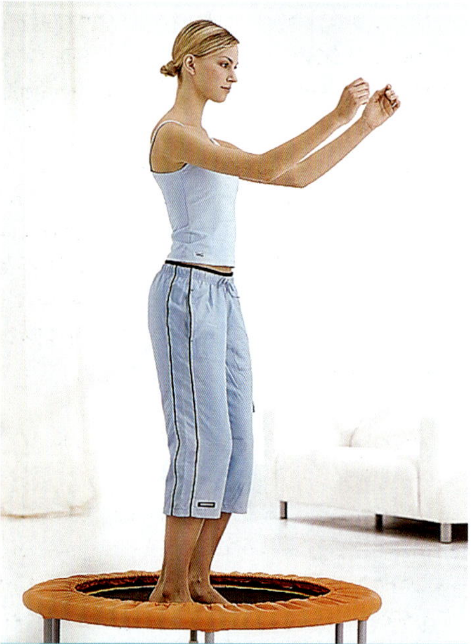

5 20-MINUTEN ENTGIFTUNG

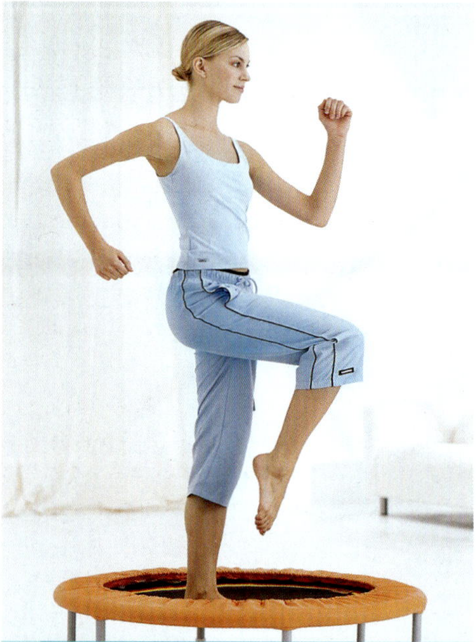

6 20-MINUTEN ENTGIFTUNG

Eine an der Deutschen Sporthochschule in Köln durchgeführte Studie mit mehr als 100 Probanden konnte zeigen, dass das Springen auf dem Mini-Trampolin den Lymphfluss um mehr als das Fünfzehnfache steigert. Und das funktioniert so: Wenn Sie springen und hüpfen, sind Sie am höchsten Punkt fast »schwerelos«, und die Zellen sowie das Gewebe dehnen sich aus. Mehr Flüssigkeit strömt herein. Die Landung drückt die Zellen und das Gewebe wieder zusammen. Die überschüssige Flüssigkeit wird dabei in das Lymphkanalsystem gepresst, und die Lymphe kommt in Fluss.

IHR KLEINES HÜPF-EINMALEINS

Wenn Sie hüpfen, wippen, laufen oder richtig springen, ist eins besonders wichtig: die richtige Haltung auf dem Trampolin. Bauen Sie dafür eine Grundspannung auf. Das geht so:

- Stellen Sie sich etwa hüftbreit hin, sodass die Füße parallel stehen.
- Beugen Sie leicht die Knie.
- Verteilen Sie Ihr Körpergewicht gleichmäßig auf beide Beine.
- Ziehen Sie den Bauch etwas ein und spannen Sie die Gesäßmuskulatur leicht an.
- Lassen Sie Schultern und Arme locker hängen.
- Schauen Sie einfach geradeaus. 1

IHR 20-MINUTEN-ENTGIFTUNGS-PROGRAMM

- **1. bis 3. Minute:** Sie nehmen auf dem Trampolin die Grundhaltung wie gerade beschrieben ein und beginnen leicht zu schwingen. Die Arme baumeln locker mit. 2

- **4. bis 5. Minute:** Nehmen Sie nun die Arme aktiv hinzu und lassen sie parallel vor und zurück schwingen. Verlieren Sie dabei nicht das Gleichgewicht. 3

- **6. bis 10. Minute:** Walken Sie fünf Minuten zügig auf der Stelle. Ihre Beinmuskeln fangen die Federung ab, sodass Ihr Oberkörper so ruhig wie möglich bleibt. 4

- **11. bis 13. Minute** (wie 4. bis 5. Minute): Nehmen Sie nun wieder die Arme aktiv hinzu, und schwingen Sie sie parallel vor und zurück. 5

- **14. bis 18. Minute** (wie 6. Bis 10. Minuten): Walken Sie nochmals fünf Minuten zügig und ohne große Federung auf der Stelle. 6

- **19. bis 20. Minute:** Federn und wippen Sie nun zum Schluss wieder auf und ab. 2

SCHRITT 3
TRINKEN UND ESSEN SIE DAS RICHTIGE

Wasser stellt das wichtigste Mittel bei der Entgiftung und Entschlackung dar. Aber auch gezielte Ernährung kann helfen. Dabei verstehen wir unter Entgiftung all jene Maßnahmen, die speziell Umweltgifte im Körper unschädlich machen und helfen, sie auszuscheiden. Bei der Entschlackung zielen wir besonders darauf ab, die Abfallprodukte des Stoffwechsels aus dem Körper zu befördern. Denn Gifte und Abfälle müssen ausgeschwemmt werden, so schnell und umfassend wie möglich. Und das geht am besten mithilfe von Wasser.

MIT WASSER DIE ZELLEN REINIGEN

Hände reinigen, Geschirr spülen, Kleidung waschen … Das kennen Sie. Aber wussten Sie, dass jede einzelne Zelle Ihres Körpers etwa hundertmal pro Minute das Wasser komplett austauscht? So werden alle verbrauchten Stoffe direkt abtransportiert. Die Zelle bleibt frisch

TIPP

Ölziehen – eine alte, aber wirkungsvolle Methode zur Entgiftung

Wenn Sie ausreichend Wasser trinken, entgiften Sie damit den Körper. Speziell alle wasserlöslichen Produkte werden schnell ausgespült. Es gibt aber auch Substanzen, die sich nicht mit Wasser verbinden, sondern nur mit Fett. Um an die fettlöslichen Stoffe heranzukommen, wählen wir einen Weg, der seit Jahrhunderten vor allem in Italien und Griechenland bekannt ist: die Ölkur, auch »Ölziehen« genannt.

Jeden Morgen vor dem Zähneputzen nehmen Sie einen großen Esslöffel natürliches, kaltgepresstes Bio-Olivenöl in den Mund und spülen alle Ecken des Mundes damit aus. Das dauert so fünf bis 10 Minuten (es geht auch mit Sonnenblumen- oder Sesamöl). Durch die Zähne ziehen, kauen, gurgeln und spülen. Danach den Mund ausspülen und die Zähne gründlich putzen. Das zieht viele, wenn natürlich nicht alle Giftstoffe aus dem Körper – ganz besonders Schwermetalle wie Blei. Weil die Mundschleimhaut ein idealer Ausleitungsort für alles Giftige ist, sollten wir diese altbewährte Methode der Mittelmeerländer nutzen. Ein wunderbarer Nebeneffekt: Die Zähne profitieren davon und werden wieder weiß. Das Öl wirkt als natürliches Bleichmittel!

und wird mit neuen Nährstoffen versorgt. Die Abfallstoffe und Gifte gelangen dann in die Gewebsflüssigkeit und werden von dort über die Blutbahn oder die Lymphe entsorgt.

Voraussetzung dafür ist, dass immer genügend »frisches« Wasser zu Verfügung steht. Denn das Wasser ist das Transportmittel für die Gift- und Schlackenstoffe. Etwa 30 Liter Wasser befinden sich in all unseren Körperzellen (= intrazelluläre Flüssigkeit). Und weitere 10 Liter umspülen in den Zellzwischenräumen die Zelle, als Erfrischung und zum Abtransport von Abfällen.

Diffusion – der Zellmotor für die Entgiftung

Wenn Sie Sauerstoff einatmen, gelangt dieser als Energiequelle in die Zellen, wo er verbraucht wird. Durch die sofortige Verwendung befindet sich in der Zelle stets weniger Sauerstoff als in den Blutkapillaren und Zellzwischenräumen. Die Sauerstoffkonzentration ist also außerhalb der Zelle höher. Durch dieses Konzentrationsgefälle strömt Sauerstoff in die Zelle, um den Unterschied auszugleichen. Dies nennen wir Diffusion. Da die Zelle immer wieder Sauerstoff verbrennt, gibt es nie einen Ausgleich oder eine Sättigung, sodass ständig neuer Sauerstoff in die Zelle geschwemmt wird. Das »Transportschiff« für diese Diffusionsvorgänge ist Wasser. Das genau entgegengesetzte Konzentrationsgefälle besteht für Kohlendioxid, das in der Zelle ständig bei der Energieverbrennung anfällt. CO_2 ist hochgiftig und muss schnell wieder aus der Zelle heraus. Deswegen hilft auch hier die Diffusion, es aus dem Gewebe in die Blutbahn zu schwemmen. Aus dem Blut wird es dann durch Abatmung über die Lunge entfernt.

ZU UNRECHT FAST VERGESSEN – DIE TRINKKUR

Noch vor wenigen Jahrzehnten fuhren viele Familien jeden Sommer an die Nordsee in Urlaub. Dort waren Trinkkuren mit »Meerwasser« üblich. Es schmeckte furchtbar! Solche Trinkkuren waren früher auch überall in

Deutschland eine der häufigsten therapeutischen Maßnahmen. Sie wurden für alle möglichen Krankheiten empfohlen. Hintergrund war, dass die Wissenschaftler bereits seit Einführung der sogenannten »Brunnenkuren« im 16. Jahrhundert die besondere Wirkung des Wassers für die Entgiftung kannten. Elf Becher Wasser sollten morgens zwischen fünf und sechs Uhr nüchtern getrunken werden, so empfiehlt es eine Gruppe von Kurärzten im 18. Jahrhundert. Elf Becher entsprachen zu jener Zeit etwa zwei Litern, was für damalige Verhältnisse sehr moderat war. Nicht selten tranken die Kurgäste bis zu zwanzig Liter am Tag. Um das Ganze aber etwas schmackhafter zu machen, wurde das Wasser mitunter noch mit Milch oder Wein »gepanscht«. Das war sicherlich zu viel des Guten. Denn wir wissen, dass pro Stunde etwa nur 0,8 bis 1 Liter vom Körper verarbeitet werden kann. Der Rest saust einfach ungenutzt wieder hinaus. Aber der Rückblick zeigt, dass die Betonung des Trinkens in der Heilkunde eine lange Tradition hat.

Ihre Trinkkur für eine Woche

Heute haben die Trinkkuren leider sehr an Bedeutung verloren, obgleich die besondere Wirkung des Trinkens für die Ausschwemmung von Gift- und Abfallstoffen wissenschaftlich belegt ist. Probieren Sie es aus und folgen Sie eine Woche lang unserer Trinkkur.
So wird die Kur durchgeführt:

- Trinken Sie morgens direkt nach dem Aufstehen – auf jeden Fall vor dem Frühstück – ein großes Glas (0,3 l) lauwarmes Wasser (dieses ist auf leeren Magen viel bekömmlicher).
- Zum Frühstück kochen Sie sich am besten einen entkoffeinierten grünen Tee oder auch einen milden Kräutertee. Natürlich wird der Tee nicht gesüßt, und drei bis vier Tassen dürfen es schon sein. Wenn Sie auf Ihren Kaffee nicht verzichten wollen, dann reicht in dieser Woche eine große Tasse pro Tag.
- Trinken Sie dann bis zum Mittagessen oder bis zum frühen Nachmittag jede Stunde ein großes Glas (0,3 l) Wasser.
- Ab 14/15 Uhr können Sie »normal«, aber immer noch regelmäßig in kleineren Portionen trinken.
- Abends vor dem Zubettgehen trinken Sie auch noch einmal ein Glas lauwarmes Wasser.

Sie trinken also bei dieser Trinkkur etwa drei bis vier Liter täglich. Am besten geeignet ist möglichst unbelastetes, aber vor allem kohlensäurefreies oder -armes Wasser. Trinken Sie zwei Drittel Ihrer Flüssigkeit bis nachmittags gegen 14 Uhr – nicht erst abends nach der Arbeit »Wasser tanken«!

Der Grund dafür ist leicht erklärt: In den Ruhephasen der Nacht laufen die Regeneration, der Aufbauprozess und der Umbau des Organismus auf Hochtouren. Zellen werden erneuert, Gewebe repariert und Gifte aus den Zellen geschleust. Morgens, wenn Sie aufwachen, ist der Giftcocktail der Nacht fertig bereitet. Die Zellzwischenräume sind dann regelrecht »verseucht«. Um das Gift dann möglichst schnell aus dem Organismus zu bekommen, muss gerade vormittags viel getrunken werden. Nur so können die Zellen schadstofffrei den Tag genießen. Und trinken Sie bewusst mehr, wenn Sie Umweltbelastungen ausgesetzt sind.

URIN – SPIEGELBILD DER ENTGIFTUNG

In dieser Woche sollten Sie Ihren Urin beobachten – und, damit Sie einen Vergleich haben, auch schon einige Tage vorher. Wenn Sie ausreichend trinken, sollte die tägliche Harnmenge etwa zwei bis drei Liter betragen. Vormittags sollte der Urin möglichst schnell seine dunkel goldgelbe Farbe verlieren.

Richtig gelber Urin ist ein Zeichen für zu wenig Wasser im Organismus (Achtung: Vitaminpräparate verändern die Urinfärbung). Der Urin sollte also bereits am Vormittag eine fast klare oder nur geringe gelbliche Tönung aufweisen. Und er sollte auch kaum »riechen« (außer nach einem Spargelessen).

BIO IST BESSER

Wie Sie auf Seite 117 gesehen haben, nehmen Sie mit konventionell erzeugten Lebensmitteln sowie mit Fertigprodukten und Fastfood unfreiwillig jede Menge Schadstoffe auf. Das können Sie jedoch vermeiden, indem Sie konsequent auf biologisch angebaute Lebensmittel zurückgreifen und möglichst oft selbst kochen. Damit können Sie zwar nicht allen schädlichen Substanzen ausweichen – auf Luftschadstoffe hat auch der Biobauer keinen Einfluss –, aber Sie ersparen sich einiges.
Da die Lebensmittelherstellung ohne chemische Unkraut- und Schädlingsvernichter, künstliche Düngemittel, Hormone und Antibiotika aufwendiger ist und den Bauern auch geringere Erträge bringt, sind Biolebensmittel leider in den meisten Fällen teurer. Dafür sind sie nicht nur gesünder, sondern schmecken zudem intensiver und bieten mehr Genuss. Und sie geben Ihnen das gute Gefühl, etwas für die Umwelt getan zu haben.

ENTSCHLACKUNG DURCH GEZIELTE ERNÄHRUNG

Mit den richtigen Lebensmitteln können Sie Ihren Organismus dazu anregen, vermehrt zu entgiften. Wenn Sie diese Lebesnmittel regelmäßig in Ihren Speiseplan einbauen, sorgen Sie dafür, dass Ihr Körper gar nicht erst so viele Schadstoffe einlagert.

INFO

Chemiecocktail Backmischung

Butter und Salz, Eier und Schmalz ... Alles schön einzeln einkaufen und zusammenrühren muss man heute nicht mehr und tut es auch immer seltener. Schließlich gibt es ja Backmischungen. Die gelingen todsicher und gehen schnell. Wie funktioniert das? Damit eine Backmischung sich lange aufbewahren lässt, kinderleicht zu verarbeiten ist und auch tatsächlich gelingt, enthält sie chemische Zusatzstoffe. Die sorgen zum Beispiel dafür, dass der Kuchen die richtige Farbe bekommt, dass sich der Teig gut rühren lässt oder dass die Luftbläschen im fertigen Gebäck die richtige Größe haben. Ist es denn wirklich den geringeren Mehraufwand nicht wert, alle Zutaten einzeln zusammenzurühren? Damit können Sie reichlich Substanzen sparen, von denen Sie nicht wissen, was sie langfristig in Ihrem Körper oder dem Ihrer Kinder anrichten.

Kräuter wie Koriander oder Schnittlauch in Suppe oder Salat schwemmen Abfallstoffe aus. Mineralien wie Magnesium, Kalium, Kalzium und Zink beeinflussen direkt die Zellreinigung. Das heißt, sie nehmen direkt Einfluss darauf, was die Zelle »ausspuckt« und welche Abfallprodukte sie abgibt.

Magnesium

Magnesium ist unentbehrlich bei der Energieversorgung aller Zellen sowie von Leber und Herz. Es regt den Stoffwechsel an und sorgt für eine gute Durchblutung. Damit löst es auf direktem Wege sogenannte »Stoffwechselblockaden«, die durch verschlackte oder vergiftete Zellen gebildet werden. Magnesium ist besonders reichlich in grünem Gemüse, in Bananen und Aprikosen enthalten.

Kalium

Kalium wirkt wie ein »Sondereinsatzkommando« des Stoffwechsels. Es fängt die Säuren in den Zellen ein und unterstützt und entgiftet damit den Stoffwechsel. Kalium wird von den Zellen des Körpers direkt aufgenommen und ist dort für die Nervenreizleitung und die Muskelaktivität zuständig. Außerdem reguliert es den Wasserhaushalt. Besonders bei Durchfällen und Darmentzündungen, zu viel Alkohol und bei Abführmittelmissbrauch findet sich oft ein Kaliummangel. Gute Kaliumquellen sind frische Gemüse- und Obstsorten. (Wichtig: Hochdosierte Kaliumkapseln nie länger als vier Wochen einnehmen und bei bereits bestehenden Nierenerkrankungen immer zunächst den Arzt fragen.)

Kalzium

Nicht nur die Knochen, sondern auch die Muskeln ebenso wie die Nerven brauchen täglich Kalzium. Der Mineralstoff behindert außerdem die Einlagerung von Schwermetallen – besonders von Blei – und hilft so bei der Entgiftung. Milchprodukte, grünes Blattgemüse, Hülsenfrüchte, Sojaprodukte und Sesam enthalten besonders viel Kalzium.

Zink

Hat der Körper genügend Zink, dann läuft die Säuberung wie geschmiert. Das liegt daran, dass Zink ein ganz wichtiges Enzym, die Carboanhydrase, stimuliert. Dieses entsäuert den Organismus und befreit ihn von Schlacken. Zink stärkt die Leber- und Nierenfunktionen und regt die Zellteilung an. 10 mg sollten Sie direkt abends vor dem Zubettgehen einnehmen, wenn Sie sich für ein Zinkpräparat entschieden haben. Gute Zinkquellen in Lebensmitteln sind aber natürlich viel besser. Hier empfehlen sich Meeresfrüchte, Hartkäse und Vollkornprodukte.

Eiweiß

Viele hochwertige Aminosäuren, also Eiweiß, unterstützen die Entgiftung und die Aufbauprozesse in den Zellen. Dabei sind ganz besonders die Eiweißbausteine Cystein, Glycin und Glutaminsäure von Bedeutung, weil sie das wichtige Glutathion (siehe Seite 179) bilden. Es ist einer unserer hervorragendsten Entgifter, denn unser Organismus entgiftet mehr als 10 000 Schad- und Abfallstoffe mit seiner Hilfe. Essen Sie also regelmäßig Fisch, besonders (Räucher-)Lachs, Heilbutt, Sardinen, Hering oder Thunfisch. Aber auch Meeresalgen, Sojaprodukte oder Geflügel können als hervorragende Aminosäurenquellen dienen.

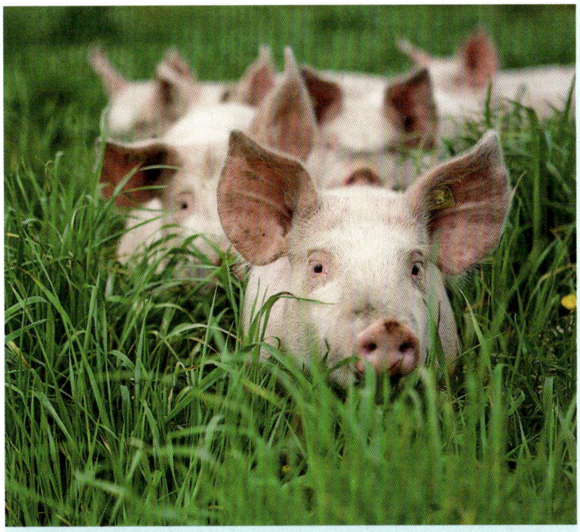

Massenproduktion oder »Bio« – die Entscheidung hat auch mit Respekt vor dem Leben zu tun.

TIPP

Fünfmal purer Eiweiß-Genuss

Rindfleisch
Das Filet enthält leicht verdauliches und gut verwertbares Eiweiß (etwa 20 Prozent). Aber auch abwehrstärkendes Zink, viel Vitamin B12 und Eisen.

Geräucherte Forelle
Die Forelle hat ein optimales Eiweiß-Fett-Verhältnis: bei etwa 25 Prozent Eiweiß nur etwa 5 Prozent Fett.

Putenbrust
Die Putenbrust hat fast kein Fett, dafür aber viel Eiweiß – etwa 25 Prozent. Sie ist reich an Vitaminen. Hähnchenbrust eignet sich gut als Alternative.

Seelachs
Wie der Rotbarsch und der Kabeljau zählt der Seelachs zu den fettarmen Weißfischen. Alle drei haben etwa 18 Prozent Eiweiß und liefern dem Organismus zusätzlich noch das Schilddrüsenhormon Jod.

Harzer Käse
Der Harzer Käse hat es in sich: 30 Prozent Eiweiß und nur 0,7 Prozent Fett. Ein echter Eiweiß-Turbo für den Körper.

LEBER UND NIEREN BEIM ENTGIFTEN UNTERSTÜTZEN

Die Leber ist arm dran. Sie steht an vorderster Front den Angriffen der Giftstoffe gegenüber und ist den höchsten Giftstoffkonzentrationen ausgesetzt, weil bei ihr alles zusammenläuft. Sie muss all jene biochemischen Giftstoffe entschärfen, die im Organismus nichts zu suchen haben und entsorgt werden müssen. Das hält nicht jede Leber ständig aus, und insbesondere die zarten Membranen der winzigen Leberzellen sind sehr anfällig. Je widerstandsfähiger diese Membranen als Schutz für die Leberzellen sind, umso leistungsfähiger ist und bleibt die Leber. Kräuter, Gemüse und andere wertvolle Dinge aus der Natur leisten gute Dienste:

Mariendistel

Das Besondere an der Mariendistel ist das Silymarin, ein Pflanzenfarbstoff, der das Eindringen von Lebergiften in die Zellen verhindert. Silymarin regt aber insbesondere die Zellneubildung in der Leber an, beschleunigt die Eiweißbildung und verhilft uns so zu einer »jugendlichen« Leber. Die Mariendistel ist vom Bundesgesundheitsamt als Heilpflanze für zahlreiche Leberschäden anerkannt. Zur allgemeinen Entgiftung trinken Sie am besten Mariendistel-Tee aus der Apotheke. Dort gibt es auch hochdosierte Tabletten, die jedoch nur bei extremen Leberbelastungen anzuraten sind und auch nur nach Rücksprache mit dem Arzt Ihres Vertrauens.

Vitamin C

Bei allen Entgiftungsprozessen ist die zusätzliche Einnahme von Vitamin C anzuraten sowie von reichlich Vitamin-C-haltigen Lebensmitteln wie etwa Beeren- und Zitrusfrüchten, Paprikaschoten oder grünem Salat.

Artischocke

Mit ihren zahlreichen sekundären Pflanzenstoffen hilft die Artischocke beim Schutz der Leber und fördert die Regeneration der Leberzellen. Sie können auch auf Kapseln aus der Apotheke zurückgreifen; diese enthalten die wichtigen Bestandteile in konzentrierter Form.

Taurin – der Alleskönner

Taurin hält die Galle flüssig und entlastet dadurch die Leber. Zusätzlich führt es der Leber organischen Schwefel zu und macht sie dadurch leistungsfähiger. Eine vierwöchige Kur mit 500 mg täglich (Apotheke) kann bei der Entgiftung helfen. Nach der Entschärfung der Gifte müssen diese natürlich ausgeschieden werden. Dies geschieht in erster Linie über die Nieren, die dazu viel Wasser benötigen. Deswegen dürfen Sie Taurin nicht ohne reichlich Wasser einnehmen.

DIE GALLE STÄRKEN

Es gibt viele Organe, die bei den komplexen Stoffwechselaufgaben wichtige Dienste leisten. Für unsere Ernährung mit den vielen versteckten Fetten spielt aber besonders die Leber mit der zu ihr gehörigen Gallenblase eine wichtige Rolle. Die Sekretion von Gallenflüssigkeit (oder einfach Galle) sorgt für die Verdauung und besonders für den Abtransport von Fetten. Die Galle hilft auch Fremdstoffe, Gifte und Abfallprodukte auszuscheiden, die dann über die Blutbahn entsorgt werden. Hierzu hat die Galle spezialisierte Transportsysteme entwickelt, über die alles was giftig ist, schnell weggeschafft werden kann.
Speziell Bitterstoffe lassen die Verdauungssäfte so richtig in Wallung geraten. Artischocken, Löwenzahn oder auch Wermut haben viel von diesen Stoffen, die unsere Gallensekretion verstärken. Würzen Sie mit Gelbwurz (Kurkuma), den es frisch (Asienladen) oder getrocknet und gemahlen gibt. Bauen Sie solche Bitterstoffe regelmäßig in Ihren Speiseplan ein, und Sie werden sehen, wie Ihre Galle sich wohlig »entspannt«. Das merken Sie übrigens daran, dass das Völlegefühl nach dem Essen verschwindet und alles viel besser verdaut wird.

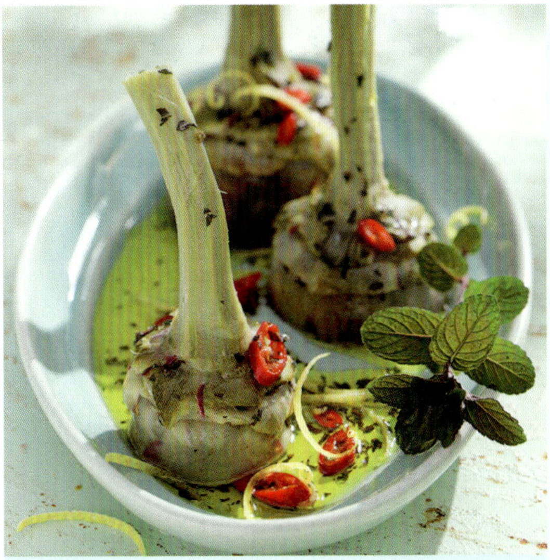

Die Bitterstoffe in Artischocken helfen zu entgiften und sind, so köstlich zubereitet, ein Genuss.

DEN DARM STÄRKEN

Sie erinnern sich: Auch der Darm entgiftet. Damit die mit der Nahrung aufgenommenen Giftstoffe nicht zu lange im Körper bleiben und entschärft werden, ist vor allem eine ballaststoffreiche Ernährung wichtig. Sie regt die Darmtätigkeit an, sodass der verdaute Speisebrei zügig weiter zur Ausscheidung transportiert wird. Aber auch die Darmflora spielt in diesem Zusammenhang eine wichtige Rolle. Denn nicht selten werden während des Verdauungsprozesses durch »schlechte« Nahrung wie Hamburger oder Pommes neue Giftstoffe produziert, die eingefangen werden müssen. Speziell Lactobacillus und Bifidobacter, die sich in probiotischen Drinks oder Joghurts finden, leisten dabei gute Dienste, die Funktionstüchtigkeit der Darmflora zu erhalten und die Entgiftung zu unterstützen.

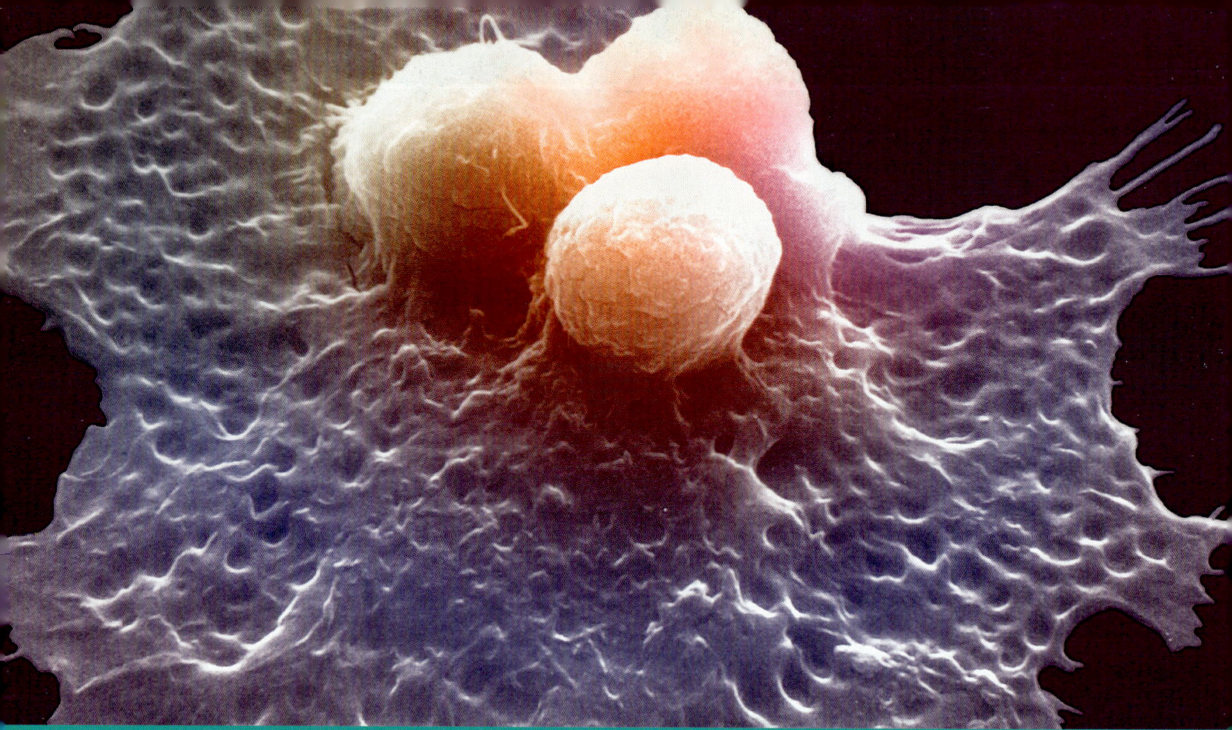

Das entgleiste Immunsystem

SIE KENNEN DAS: Wo immer Sie im feuchtkalten Frühjahr und Herbst hinkommen, es wird gekeucht, gehustet und geschnieft. Bakterien und Viren lauern nur darauf, unseren Körper befallen und Infektionskrankheiten wie Erkältung oder Grippe auslösen zu können. Trotzdem erwischt es Sie nur gelegentlich? Dann beschützt Sie Ihr intaktes Immunsystem. Es dient als unverzichtbarer, täglicher Wächter gegen alle Krankheitserreger, ist immer aktiv – auch nachts – und wehrt Angriffe von Mikroorganismen wie Bakterien, Viren und Parasiten ab. Ohne funktionierendes Abwehrsystem hätte der Organismus keine Überlebenschance, denn durch alle Körperöffnungen dringen ständig, in jeder Sekunde, Mikroorganismen in unseren Körper ein: beim Atmen, Trinken, Essen und durch jede kleinste Verletzung. Unser Immunsystem ist die wichtigste Barriere des Körpers gegenüber Gefahren von außen und innen und sorgt genauso dafür, dass wir einen Schnupfen unbeschadet überstehen, wie dafür, dass wir Salat, Joghurt oder Fleisch essen können, ohne krank zu werden. Unser Körper ist also auf Krankheitserreger von außen und innen normalerweise gut eingestellt. Um diesen Angriffen stets entgegenwirken zu können, ist unser zielsicher arbeitendes Immunsystem aus Billionen von Zellen und Molekülen geformt und bildet eines der größten und zugleich kompliziertesten »Organe« des menschlichen Körpers.

links: Eine Fresszelle (groß und blau) räumt auf und verspeist gleich drei Krebszellen (rosa).

Manchmal jedoch gerät die natürliche Balance des Wächters außer Kontrolle, denn Krankheitserreger haben zahlreiche Tricks auf Lager, um der Immunabwehr zu entkommen. Dann produziert das System eine Vielzahl von Entzündungen und greift dabei sogar intakte Strukturen des Körpers an. Eine Entzündung ist die »typische« Antwort des Immunsystems auf Eindringlinge – Allergiker können ein Lied davon singen. Allergische Erkrankungen haben in den letzten Jahren stark zugenommen und können mittlerweile als eine klassische Form der Entgleisung des Immunsystems bezeichnet werden. Jeder dritte Deutsche leidet unter einer Allergie. Wie aktuelle Studien zeigen, nimmt der Anteil stetig zu. Damit es nicht so weit kommt, ist es wichtig, das Immunsystem zu stärken.

WIE DER KÖRPER AUF EINEN ANGRIFF VON AUSSEN REAGIERT

Der Körper besitzt viele Waffen gegen alle möglichen Angreifer und eingenisteten Bakterien und Feinde. Je nachdem, welche Art Waffe er benötigt, baut er sich diese zusammen und bekämpft die Eindringlinge. Meist merken Sie davon gar nichts. Nur wenn es besonders viele Eindringlinge durch die Schutzmechanismen in Ihren Körper geschafft haben, kommt es zu einer stärkeren Entzündung, die Sie als Halsschmerzen, Fieber, juckende Schwellung oder andere Gesundheitsbeschwerden wahrnehmen. Sind alle Eindringlinge vernichtet, klingt sie ab, die Krankheitszeichen verschwinden, und Sie fühlen sich wieder wohl. Jede Erkrankung – mit Ausnahme von Knochenbrüchen – endet also letztlich in einer Entzündung.

SO EINFACH KOMMT KEINE BAZILLE REIN: DIE SCHUTZMECHANISMEN DES KÖRPERS

Viren, Bakterien, Pilze, Gifte oder Parasiten versuchen immer wieder, uns zu schaden. Um in den Körper eindringen zu können, müssen diese Krankheitserreger aber zunächst einige Hindernisse überwinden.

Schutzschild Haut

Die erste Barriere ist unsere Haut. Eine intakte Haut bietet einen wirksamen Schutz vor den infektiösen Eindringlingen. Doch bereits ein Insektenstich oder eine Schürfwunde reichen aus, um diesen Schutzschild zu durchbrechen.

Schutzschild Schleim

Noch wichtiger sind jene feinen Häute, die wir Schleimhäute nennen. Augen, Nase, Mund, Ohren und Genitalien sind am Übergang zum Körperinneren mit ihnen ausgekleidet. Gelangen Keime oder Viren in unsere Körperöffnungen, werden sie durch unsere Schleimhäute abgefangen und durch vermehrte Schleimbildung, Husten oder Niesen wieder abgestoßen.

Keine freie Magen-Darm-Passage

Was viele gar nicht wissen: Bei der Immunabwehr spielen auch Magen und Darm eine entscheidende Rolle, denn die meisten Erreger gelangen über die Nahrung in den Körper. Der Magen weist ein saures, für Bakterien unverträgliches Milieu auf, dessen Salzsäure ein Überleben der Krankheitserreger nahezu unmöglich macht. Haben es trotzdem welche bis in den Darm geschafft, geht es ihnen hier an den Kragen.

Die normale Darmflora – eine Mischung aus 300 bis 400 verschiedenen Bakterienarten – bietet einen fast undurchdringlichen Schutzmantel, den fremde und feindliche Bakterien,

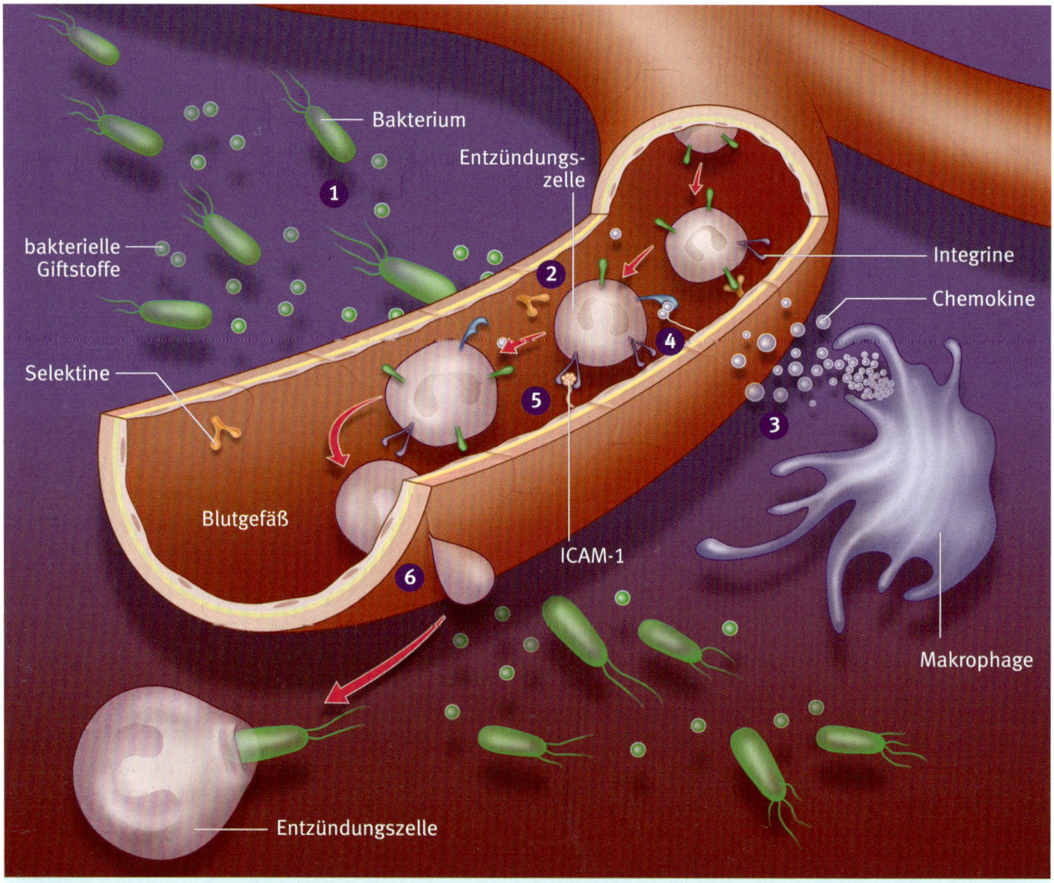

Im Kampf gegen Bakterien (1) halten die Wandzellen der Gefäße mithilfe ihrer Fühler (Selektine) vorbeischwimmende Entzündungszellen (2) auf, die sich mit ihren Greifarmen (Integrine, 4) an den Gefäßwänden festhalten (5). Makrophagen (3) erledigen den Rest.

Pilze oder Viren normalerweise nicht durchdringen können. So verhindert eine funktionierende Darmflora die Ansiedlung von Feinden im Körper. Deswegen steht der Darm an erster Stelle, wenn das Immunsystem gestärkt werden soll. Ohne eine intakte Darmflora klappt es jedenfalls nicht mit der Immunabwehr (siehe auch »Bakterien – die fleißigen Helfer des Darms«, Seite 84).

DEUTLICHE ANTWORT AUF EINEN ANGRIFF – DIE ENTZÜNDUNG

Was aber passiert, wenn ein Bakterium doch in die Nasenhöhle eingetreten ist? Oder wenn wir uns mit dem Fischmesser in den Finger geschnitten haben? Dann wird das Immunsystem aktiv, und es laufen eine Reihe biochemischer Prozesse ab, mit denen der Körper sich schützen und heilen möchte. Dies tut er mithilfe von weißen Blutkörperchen, spezifischen Zellen und besonders den Zytokinen – das sind die wichtigsten Entzündungsauslöser des Körpers. Sie alle arbeiten in einer ausgeklügelten Reaktion zusammen, um als Feinde identifizierte Eindringlinge zu bekämpfen, beschädigte oder zerstörte Zellen und Baumaterialien abzutransportieren sowie neues Baumaterial anzuliefern und aufzubauen. Diesen ganzen Prozess nennen wir Entzündung. Laut Weltgesundheitsorganisation WHO leiden aber weltweit 100 bis 150 Millionen Menschen an entzündlichen Erkrankungen, weil bei ihnen die Kontrolle der Entzündungen versagt.

Normalerweise nicht bedrohlich

Entzündungen kennen wir alle aus unserem täglichen Leben. Denn sie sind Teil des völlig normalen Abwehr- und Genesungsprozesses des Immunsystems und des Organismus als Reaktion auf Infektionen, Überbelastungen, Gifte, Bakterien und Viren. Die typischen Zeichen sind Schwellungen, Rötungen, Wärme oder Hitze und eventuell auch Schmerzen, zum Beispiel wenn sich ein Zahn »meldet«. Auch Halsschmerzen und rote, dicke Mandeln sind nichts anderes als eine entzündliche Reaktion unseres Körpers, der sich wehrt und etwas wieder in Ordnung bringen möchte. Meistens kommt es genau in der Region zu Entzündungen, in der es auch wehtut – zum Beispiel bei einer Gelenkentzündung im Knie.
Damit die Bekämpfung der winzigen Feinde auch funktioniert, benötigen wir ein intaktes Immunsystem. Vor allem in der Nacht regeneriert der Organismus und baut das Abwehrsystem immer wieder neu auf. So versetzt er es in die Lage, seine unterschiedlichen »Waffen« zu bauen und in ausreichender Zahl zur Verfügung zu stellen.

FÜR JEDEN FEIND DAS PASSENDE ABWEHRSYSTEM

Zum Sicherheitspersonal des Immunsystems gehört ein Netzwerk aus wenigen Ausbildungs- und Selektionsorganen wie Knochenmark, Thymus, Milz, Lymphknoten, Mandeln, lymphatischem Gewebe des Darms und den sogenannten Gliazellen des Gehirns. Sie alle haben spezielle Aufgaben zu erfüllen. Doch die schwierigste davon ist: zu unterscheiden, was einerseits fremd (»Nichtselbst«) ist und vernichtet werden muss und was andererseits zum Körper gehört (»Selbst«) und deshalb nicht angegriffen werden darf. Anhand von speziellen Oberflächenstrukturen wird diese Unterscheidung jedoch möglich. Ist das geschafft, werden unsere Abwehrsysteme in Stellung gebracht.
Die Wissenschaft unterscheidet insgesamt vier Teilsysteme der Abwehr. Die unspezifische Abwehr ist angeboren und richtet sich gegen alle Feinde im Körper. Die spezifische Abwehr wird erlernt und richtet sich gezielt gegen bestimmte Krankheitserreger. Erst wenn wir mit einem bestimmten Erreger in Kontakt gekommen sind, lernt das spezifische Immunsystem, diesen abzuwehren. Darüber hinaus gibt es noch die Unterteilung in zelluläre und humorale Abwehr. Zellulär bedeutet, dass die Abwehr durch Zellen erfolgt. Humoral umfasst alle anderen Abwehrformen etwa durch Antikörper oder Botenstoffe.

DIE ANGEBORENE IMMUNITÄT – UNSPEZIFISCHE ABWEHR

Die erste Verteidigungslinie des Immunsystems ist die angeborene Immunität, die sich bereits bei Ungeborenen im Mutterleib entwickelt. Dadurch sind Neugeborene meist gut gegen infektiöse Mikroben geschützt.

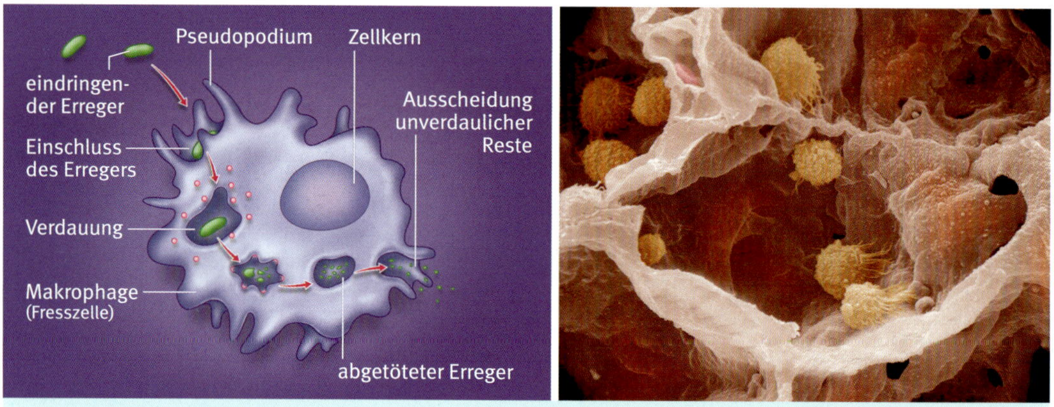

Makrophagen sind Riesenfresszellen, die fremde Eindringlinge als Ganzes verschlingen können. Rechts sitzen einige von ihnen (gelb) in einem Lungenbläschen zum Schutz vor Erregern.

Unsere Schutzpolizei: Fress- und Killerzellen

Trotz aller Schutzmechanismen gelangen doch immer wieder Krankheitserreger, auch Antigene genannt, ins Körperinnere. Für solche Fälle steht eine Armee aus weißen Blutkörperchen – die Fress- und Killerzellen – schon zum Angriff bereit. Sie attackieren alles, was als fremd identifiziert wird, und zerstören es an Ort und Stelle.

Fresszellen

Die Fresszellen (Phagozyten) unterscheidet man in Monozyten, Makrophagen und Granulozyten. **Monozyten** sind winzige, im Blut heranwachsende Zellen des Immunsystems. Ihre Aufgabe ist vor allem, körperfeindliche Substanzen zu erkennen und zu eliminieren. Sie entwickeln sich aus dem Knochenmark unter Einfluss komplizierter Hormonzellen und leben nur ein bis drei Tage. Dann wandern sie aus der Blutbahn ins Gewebe und werden zu Makrophagen. Die **Makrophagen** (Riesenfresszellen) reifen aus den Monozyten heran und können große, aggressive Krankheitserreger fressen. Nachdem sich die Makrophagen satt gefressen haben, treten sie ihren Verdauungsspaziergang an, bei dem sie Botenstoffe an ihre Umgebung abgeben. Dadurch werden weitere Fresszellen angelockt – das spezifische Immunsystem (siehe unten) wird unterstützt.

Die **Granulozyten** dagegen sind zu klein, um größere Antigene zu verschlingen. Sie besitzen aber im Inneren viele kleine Körnchen (Granulate), mit denen sie den Feind flintenähnlich durchlöchern können. Die zurückgebliebenen Trümmer sind unverdauliche Reste und bilden den Eiter, der dann aus den Wunden austritt.

Natürliche Killerzellen

Die natürlichen Killerzellen, abgekürzt auch NK-Zellen genannt, wirken hauptsächlich gegen virusinfizierte und tumorartig veränderte Zellen. Auch sie stellen eine der ersten Verteidigungslinien im Kampf gegen Infektionen und Krebs dar, weil sie infizierte Zellen vernichten können, ohne vorher mit dem Krankheitserreger selbst in Kontakt gewesen zu sein. Um ihren Feind zu erkennen, verwenden die natürlichen Killerzellen einen Mechanismus,

GUT ZU WISSEN

Mit Impfungen die erworbene Immunität gezielt steuern

Bei der Impfung werden per Injektion oder Schluckimpfung absichtlich Krankheitserreger in den Körper eingeschleust. Sie sind so dosiert, dass sie die entsprechende Krankheit nicht auslösen, wohl aber das Immunsystem so weit aktivieren, dass es Antikörper bildet und dadurch bei einer tatsächlichen Konfrontation mit dieser Krankheit immun ist. Manche Impfungen, etwa gegen Röteln, halten ein Leben lang, andere müssen nach einer bestimmten Zeit aufgefrischt werden. Dies ist etwa bei der Tetanus-Schutzimpfung der Fall.

Geimpft wird gegen Krankheiten, deren Folgen extrem schwer sind wie Behinderungen oder Tod. Durch die Impfung konnten beispielsweise die Pocken ausgerottet werden, an denen im 19. Jahrhundert noch Hunderttausende von Menschen starben. In Deutschland, Österreich und der Schweiz wird eine Impfung gegen folgende Krankheiten allen Bevölkerungsgruppen bereits innerhalb der ersten Lebensjahre empfohlen und auch von den Krankenkassen übernommen: Diphtherie, Haemophilus influenza Typ b, Masern, Meningokokken, Mumps, Windpocken, Keuchhusten, Pneumokokken, Poliomyelitis (Kinderlähmung), Röteln, Tetanus. Darüber hinaus gibt es Empfehlungen für bestimmte Berufsgruppen wie Krankenpfleger, die ein größeres Risiko für bestimmte Infektionskrankheiten haben, sowie für Auslandsreisen in Gebiete mit hohem Ansteckungsrisiko bei gefährlichen Krankheiten wie Malaria.

Infos zu allem Impfungen gibt es hier:

- Robert-Koch-Institut in Berlin: www.rki.de
- Deutsche Gesellschaft für Tropenmedizin und Internationale Gesundheit in Hamburg: www.dtg.org

der in den 1980er Jahren vom schwedischen Immunologen Klas Kärre entdeckt wurde und seitdem als »fehlendes Selbst« bezeichnet wird: NK-Zellen erkennen einen bestimmen Eiweißkomplex, der auf nahezu allen gesunden Körperzellen vorkommt und wie eine Art Ausweis wirkt. Führt eine Zelle keinen Ausweis mit sich – fehlt also der Eiweißkomplex auf der Zelloberfläche –, schließen die NK-Zellen messerscharf: »Diese Zelle gehört nicht zu uns und hat hier nichts zu suchen.« Sie werden angriffslustig und zerstören die veränderten Körperzellen durch Freisetzung von zellschädigenden Substanzen wie Granula. Das sind quasi Zellgifte, die durch ihr Sekret die befallene Zelle absterben lassen.

DIE ERWORBENE IMMUNITÄT – SPEZIFISCHE ABWEHR

Der erste rasche Verteidigungsmechanismus, die unspezifische Abwehr, reicht oft nicht aus, um Erreger vollständig zu vernichten. Für solche Fälle ist unser zweites Abwehrsystem, die erworbene Immunität, stets einsatzbereit. Dieses spezifische Abwehrsystem zeichnet sich durch seine Anpassungsfähigkeit an neue oder veränderte Krankheitserreger aus. Dadurch sind die Zellen der erworbenen Immunabwehr in der Lage, die typischen (also spezifischen) Strukturen der Angreifer zu erkennen und gegen die Antigene gezielt zelluläre Abwehrmechanismen und molekulare Antikörper zu bilden.

Wenn Sie sich die Antigen-Erkennungsmoleküle als Schlösser vorstellen, dann sind die Antigene die dazugehörigen Schlüssel. Passt der Schlüssel ins Schloss, wurde das Antigen erkannt, und die Immunreaktion kann eingeleitet werden. Hauptakteure sind dabei die T- und B-Lymphozyten. Sie tragen ihren Namen nach ihrem Reifeort: T-Zellen reifen im Thymus, einem maximal 40 Gramm schweren Organ über dem Herzen. B-Zellen im Knochenmark (engl. bone marrow).
Insgesamt sind die T- und B-Zellen die wichtigsten Abwehrmaßnahmen des Körpers. Und von beiden Typen wissen Forscher seit Langem, dass wir sie in ihrer Effektivität direkt beeinflussen können (wie das funktioniert, erfahren Sie ab Seite 150). Damit werden die von außen eingedrungenen Feinde (Bakterien, Viren sowie Nahrungsallergene und Pollen), aber auch die körpereigenen, »hausgemachten« Gegner (Biomüll des Körpers, freie Radikale, LDL-Cholesterin, entartete Zellen) schneller und nachhaltiger bekämpft. Es lohnt sich also, einen Blick auf diese »Truppen« des Immunsystems zu werfen.

UNSER SONDEREINSATZKOMMANDO – DIE T- UND B-ZELLEN

T- und B-Zellen werden nach dem Kontakt mit einem »Feind« geschult, diese fremden Strukturen immer wieder zu erkennen und zu bekämpfen. Sie agieren als »Sondereinsatzkommando« für besonders schwierige Aufgaben. Dabei greifen die T-Zellen den Gegner sofort und direkt an, quasi von Mann zu Mann. Die B-Zellen hingegen schießen spezielle Abwehrraketen, die Antikörper, auf den Feind ab.

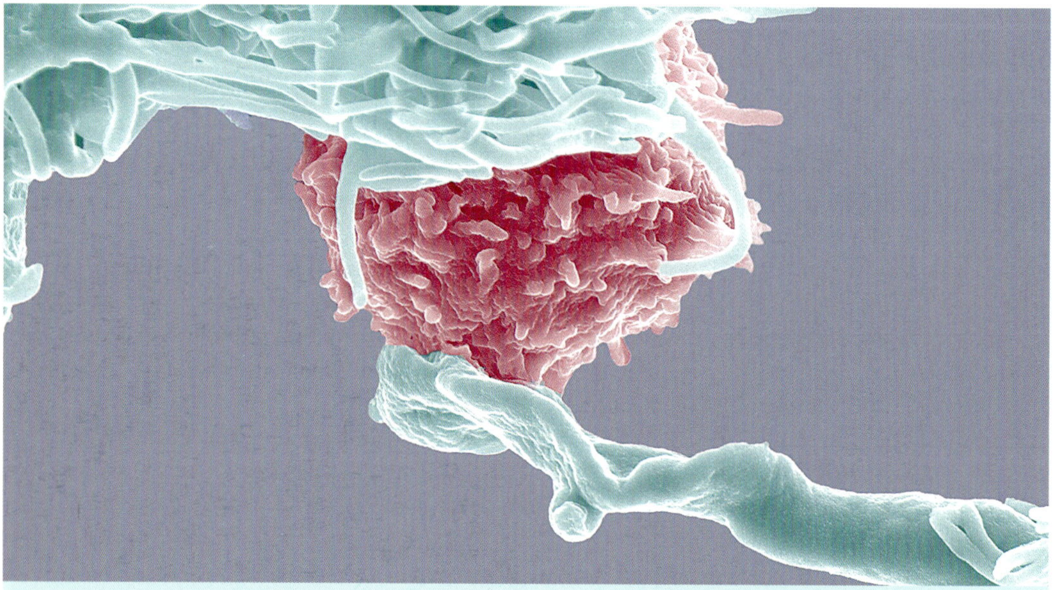

Zwei Immunzellen bei der Arbeit: Eine dendritsche Zelle mit langen Ausläufern (blau) nimmt Kontakt mit einer T-Zelle (rot) auf, der sie mitteilt, welche Antigene sie jagen soll.

T-Zellen – die direkten Angreifer

T-Zellen, auch »Killerzellen« genannt, können virusinfizierte Zellen oder Krebszellen direkt zerstören, gehören also zur zellulären, spezifischen Abwehr. Zunächst müssen sie jedoch wissen, gegen welchen Feind sie kämpfen sollen. Im Thymus – der Ausbildungszentrale – werden sie dazu einem regelrechten Drill unterzogen. Denn die wichtigste Aufgabe der T-Zellen ist das Unterscheiden zwischen gefährlichen Krankheitserregern und harmlosen Körperzellen. Haben die T-Zellen nun ihre Ausbildung gemeistert, werden sie mit speziellen Empfängern, sogenannten Rezeptoren, ausgestattet, die bei der Jagd auf die Antigene unabdingbar sind. T-Zellen, welche diese »Reifeprüfung« nicht bestehen, werden ausgesondert. Andernfalls würden sie das eigene Körpergewebe angreifen und dadurch zur Entwicklung von sogenannten Autoimmunkrankheiten wie multipler Sklerose und Rheuma beitragen.
Nachdem die T-Zellen nun wissen, welchen »Verbrecher« sie jagen sollen, vermehren sie sich massiv und wandern in Truppenstärke in den Blutkreislauf. Von dort geht es weiter zu ihrem Einsatzort – dem Entzündungsherd –, wo sie ihre Aufgabe verrichten: nämlich die virusinfizierten oder bösartig veränderten Zellen zu bekämpfen. Dabei fängt der T-Lymphozyt an, sich zu teilen und spezielle T-Zellen für unterschiedliche Aufgaben auszubilden. Zu den wichtigsten dieser Zellen gehören:

- T-Helferzellen: Sie können Antigene auf den »Verbrecher-Zellen« erkennen und diese somit als Angriffsziel identifizieren.
- T-Suppressorzellen: Sie haben eine wichtige Kontrollfunktion. Damit die Immunreaktion nicht unkontrolliert immer weiter läuft, können die T-Suppressorzellen die Reaktion je nach Bedarf hemmen und die Ausschüttung bestimmter Botenstoffe vermindern.
- T-Gedächtniszellen: Diese speziellen Helferzellen können die einmal gelernte spezielle Immunreaktion speichern. Kommt dann der Organismus wieder mit demselben Antigen in Kontakt, lösen die T-Gedächtniszellen schnell eine gezielte Abwehrreaktion aus.
- Zytotoxische T-Zellen: Diese Zellen wurden früher T-Killerzellen genannt. Sie sind auf die Abwehr von Viren (intrazelluläre Parasiten) spezialisiert.

INFO

Die Rolle der Zytokine

Die Zytokine sind die Botschafter unseres Immunsystems. Sie sind meist der Ursprung der Entzündung, weil ihre Botschaft lautet: »Feind gefunden, Entzündung aktivieren!« Durch Zytokine wird zum Beispiel ein Fieberschub ausgelöst. Mit großer Wahrscheinlichkeit sind sie auch für unsere seelische Befindlichkeit während einer Krankheit zuständig. Mit vielen Zytokinen im Blut fühlen wir uns schlapp, sind sehr empfindlich und haben »nah am Wasser gebaut«. Gewinnen die Zytokine jedoch die Oberhand, dann wird es problematisch. Deswegen ist es wichtig, die Balance der Zytokine zu garantieren. Wir brauchen sie dringend, müssen sie jedoch bändigen können.

B-Zellen – winzige Waffenfabriken

Hauptaufgabe der B-Lymphozyten ist die Bildung großer Mengen von Antikörpern, die das humorale, also nicht zellgebundene, System der spezifischen Abwehr repräsentieren. Wie Sie bereits erfahren haben, reifen diese Zellen im Knochenmark heran, und genau dort werden sie auch auf das Finden eines bestimmten Antigens trainiert. Ist das Training erfolgreich abgeschlossen, werden die B-Lymphozyten über das Blut und die Lymphbahnen entlassen. Dort zirkulieren sie langsam durch den gesamten Körper. Kommen sie dann mit »ihrem« Feind – dem spezifischen Antigen – in Berührung, wandeln sich die B-Zellen in Plasmazellen um. Diese Plasmazellen sind regelrechte kleine »Waffenfabriken«: Während ihrer kurzen Lebensdauer von nur wenigen Tagen produzieren sie eine riesige Menge an spezifischen Antikörpern. Gleichzeitig vermehren sie sich stark, und wandern – ebenso wie die T-Zellen – zum Ort der Infektion, um dort ihre Antikörper-Waffen gegen den Antigen-Feind einzusetzen. Das alles braucht seine Zeit: Vom Beginn einer Infektion bis zur Bereitstellung einer ausreichenden Zahl an Antikörpern vergeht meist etwa eine Woche.

WIE KOMMT DAS IMMUNSYSTEM ZUR RUHE?

Spätestens dann, wenn alle fremden Eindringlinge vernichtet sind, muss auch das Immunsystem seine Aufgabe beenden und seine »Waffen« niederlegen. Damit es sich beruhigt, weden schon während der Zeit, in der die Abwehrtätigkeit noch in vollem Gange ist, »dämpfende« Gegenmaßnahmen eingeleitet. Die Wissenschaft spricht in diesem Zusammenhang von »Down-Regulation«, also dem Herunterschalten des Systems. Dazu erhöht sich bereits während des Kampfes mit den Eindringlingen die Aktivität der bereits erwähnten T-Supressorzellen. Und mithilfe besonderer Botenstoffe werden die T-Helferzellen und auch die zytotoxischen T-Zellen gebremst. Das Immunsystem kann so nach seinem Einsatz allmählich wieder zur Ruhe kommen.

WENN DAS IMMUNSYSTEM ENTGLEIST

Manche Entzündungen treten nicht direkt zutage, und wir können sie auch nicht fühlen. Hitze, Wärme, Rötung oder Schwellung – die typischen Zeichen sind dann nicht zu finden, besonders dann nicht, wenn die Entzündung tief in unserem Körper abläuft – in den Zellen, den Organen oder den Gefäßen. Wir merken nichts, und dennoch ist es immer gefährlich. Dafür verantwortlich ist unser Immunsystem, das durch stetige Überforderung aus den Fugen gerät. Dann zeigt es falsche und meist übertriebene Abwehrreaktionen. So kann es geschehen, dass zum Beispiel kleinste Entzündungen der Leberzellen in einer umfassenden Zerstörung der Leber münden. Oder es kommt zu Abwehrreaktionen gegen vollig harmlose Stoffe wie Blütenpollen, die zu einer überschießenden Immunabwehr und zu Heuschnupfen führen. Manchmal laufen die Immunzellen sogar völlig in die Irre und greifen den eigenen Organismus an. Diese »Verletzung« der Selbsttoleranz kann sowohl B-Zellen als auch T-Zellen »passieren«. Die Folgen sind dann zum Beispiel akutes Fieber, Diabetes oder sogar multiple Sklerose, wenn die T-Zellen und Makrophagen Nervengewebe zerstören. Warum all das alles passiert, ist wissenschaftlich noch nicht geklärt.

ENTZÜNDUNG IST NICHT GLEICH ENTZÜNDUNG

Entzündungen sind oft nur durch eine Blutuntersuchung zu erkennen. Dabei muss man unterscheiden zwischen lokalen Entzündungen wie etwa Pickeln, die örtlich begrenzt sind, und sogenannten systemischen Entzündungen, die den gesamten Organismus befallen können.

Diese generalisierten systemischen Entzündungen wollen wir genauer betrachten, weil sie unserer Gesundheit langfristig gefährlich werden. Dabei ist der Entzündungslevel im Körper hoch und viele weitere schwerwiegende Entzündungen können sich entwickeln. Egal, ob es sich um Arthritis, Diabetes, Colitis, Prostatitis, Alzheimer oder Herzinsuffizienz handelt: All diese Probleme sind unter anderem darauf zurückzuführen, dass der Körper mit seinen Entzündungen nicht fertig wird und diese außer Kontrolle geraten, weil das Immunsystem es nicht mehr schafft oder aber »fehlgesteuert« wird. Das Immunsystem kann bei Irritationen drei verschiedene Reaktionen zeigen:

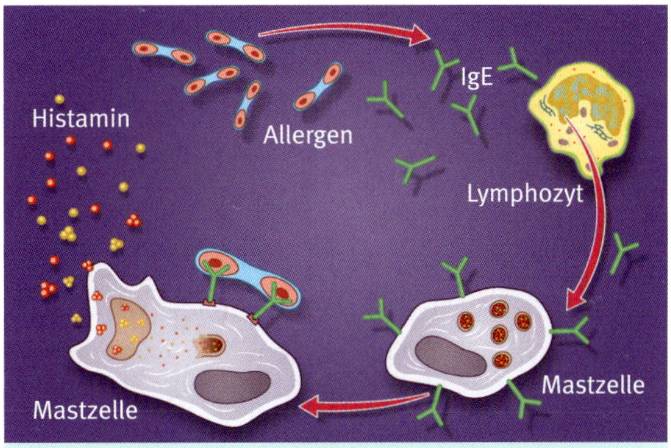

Bei Allergien läuft eine eigentlich sinnvolle Reaktion, die Abwehr von Fremdkörpern, aus dem Ruder.

Die überschießende Abwehr

Das Immunsystem kann gut zwischen körpereigenen und körperfremden Strukturen unterscheiden. Schwierig ist es für unsere Körperabwehr aber, zwischen gefährlich und ungefährlich zu unterscheiden. Wenn das Immunsystem bereits irritiert ist, verliert es oft die Verhältnismäßigkeit und reagiert auf einen ungefährlichen Fremdkörper völlig überzogen. Dies kennen Sie von den allergischen Reaktionen auf Blütenpollen oder Nahrungsmittel.

Autoimmunreaktionen

Heftige Reaktionen gegen körpereigene Strukturen beruhen auf Immunreaktionen, die weder gut noch böse erkennen. Davon können sowohl B- als auch T-Zellen betroffen sein. Die Folge sind meist lebenslange Erkrankungen wie rheumatisches Fieber, Arthritis, multiple Sklerose oder auch Diabetes mellitus. Bei letzterem werden die ß-Inselzellen in der Bauchspeicheldrüse, die für die Insulinausschüttung und damit für die Senkung des Blutzuckergehalts zuständig sind, nahezu unbemerkt vom Organismus durch zerstörerische T-Zellen vernichtet.

Überempfindlichkeit

Zu intensive oder völlig überflüssige Immunreaktionen führen zu Allergien oder Überempfindlichkeiten. Die dafür verantwortlichen Antigene werden dann meist als Allergene bezeichnet. Die Ursachen für die Überempfindlichkeit sind größtenteils noch unklar, wobei genetische Faktoren oder auch Umwelteinflüsse (siehe unten) diskutiert werden. Beispiele von Überempfindlichkeitsstörungen sind allergisches Asthma oder auch der weit verbreitete Heuschnupfen.

AUSLÖSER VON ENTGLEISTEN ENTZÜNDUNGEN

Systemische Entzündungen können viele Ursachen haben: Allergien, Sauerstoffmangel, freie Radikale, Zellzerstörung, Vergiftung, Insulinresistenz, Adipositas … Die Aufzählung ließe sich fast beliebig verlängern. Sie können sogar aus einer harmlosen Bronchitis oder anderen örtlich begrenzten Infektionen wie Haut-, Zahn- und Mandelentzündungen oder Entzündungen der Geschlechtsorgane entstehen.

INFO

Allergien: Was im Körper passiert

Allergien sind eine starke Überreaktion des Immunsystems. Bei Allergien kommt es – speziell durch die entzündungsfördernden Zytokine – nach einem Kontakt mit einem Antigen zu einer massiven Produktion und Vermehrung von Antikörpern, den sogenannten Immunglobulinen E (igE). Das igE bindet sich zunächst an Mastzellen, weiße Blutkörperchen mit Botenstoffen, und später nimmt es Kontakt mit dem Antigen auf, etwa Graspollen. Das regt die Mastzellen an, und diese setzen dann die typischen Botenstoffe wie Histamin frei. Dadurch kommt es zu den klassischen Symptomen allergischer Vorgänge: starke Durchblutungszunahme und erhöhte Schleimbildung wie beim Heuschnupfen oder Asthma bronchiale.

Aber auch Infektionen durch Zecken oder das Bakterium Helicobacter pylori (siehe Seite 91) können Entzündungen einleiten. Zeckeninfektionen führen zur gefürchteten Borreliose und Heliobacter nicht selten zu Magengeschwüren. Diese »Biester« bleiben manchmal Jahrzehnte unentdeckt und treiben ihr Unwesen. Daher sind umfangreiche sowie spezielle Tests nötig.

Allergien

Auch Umwelt- oder Nahrungsmittelallergien können Entzündungen verursachen. Gräser, Pollen, Getreide und Milch sind sehr verbreitete Auslöser für Entzündungen. Die Schleimhäute werden gereizt und reagieren darauf mit Schleim, der normalerweise den Verursacher des Reizes wegspülen würde. Wenn die »Nase läuft«, ist das nichts anderes als eine Entzündung. Eine ständig laufende Nase ist oft ein Hinweis auf eine Überreaktion und Entgleisung der Immunantwort.

Verletzungen

Verletzungen können ebenfalls örtlich begrenzte Entzündungen und vor allem chronische Entzündunsgprozesse nach sich ziehen. Aus dem Laufsport ist besonders die Entzündung der Achillessehne bekannt. Bei jeder noch so kleinen Verletzung durch Überbelastung, wie winzigen gerissenen Muskelfasern, wird Gewebe zerstört. Dadurch wird das gesamte »Reparatursystem« unseres Körpers aktiviert, und Entzündungsprozesse entstehen. Verletzungen blockieren aber auch die lokale Sauerstoffversorgung, und zwar durch das »zerrissene« Gewebe, einen Bluterguss oder Schwellungen. Je größer eine Verletzung, umso ausgeprägter ist der Sauerstoffmangel, und so führt eine »Unterversorgung« des Gewebes zwangsläufig ebenfalls zur Entzündung.

Schadstoffe

Auch Gifte begünstigen Entzündungen: Pestizide, Drogen, Kosmetika, Haushaltschemikalien, schlechtes Trinkwasser, Medikamente. Beispielsweise vernichten Antibiotika nicht nur die krankheitserregenden Bakterien, sondern auch die Darmflora. Als Folge kann der Darm weder seine Aufgaben im Rahmen des Immunsystems erfüllen noch im Bereich Verdauung und Nährstoffzufuhr. Damit sind weitere Entzündungen vorprogrammiert. Außerdem produziert der Körper manche Gifte selbst. Besonders im Magen-Darm-Trakt werden Stoffe, die Entzündungen verursachen können, als Abbauprodukte schlechter Ernährung produziert. Auch zu viel Fett am Bauch fördert Entzündungen (siehe nächste Seite).

VON DER BAGATELLE ZUR SCHWEREN ERKRANKUNG

Obwohl die Ursachen für die systemischen Entzündungen sehr unterschiedlich sein können, führen sie alle zum gleichen Ergebnis: Das Immunsystem kommt nicht etwa nach einem erfolgreichen Einsatz wieder zur Ruhe, sondern es wird nicht heruntergeregelt und ist dauerhaft auf einem hohen Level aktiv. Und das ist sehr gefährlich! Denn die »Mitarbeiter« unserer Immunabwehr sind überall in unserem Körper zu finden und wirksam. Das Immunsystem transportiert somit auch die Entzündung überall hin. Eine harmlose Infektion der Mandeln kann schnell lebenswichtige Organe erreichen (Gehirn, Herz, Leber, Nieren etc.), diese infizieren und schädigen, ohne dass Sie das frühzeitig bemerken.

So ist es zum Beispiel auch kein Wunder, dass Menschen mit schlechten Zähnen viel mehr Herz-Kreislauf-Probleme haben (Studien der Universitäts-Zahnklinik in Budapest konnten dies im Jahr 2006 zeigen) oder dass sogar Sportler mit leichten Infektionen im Körper ihren Herzmuskel allmählich »zerstören«, da in ihrem Körper alles intensiver zirkuliert.

TIPP

Kein Sport bei Entzündungen!

Ärzte raten aus gutem Grund dazu, auch leichte Erkrankungen wie einen Schnupfen oder Husten gründlich auszukurieren und erst danach wieder Sport zu treiben. Denn durch die körperliche Belastung und den angeregten Stoffwechsel verbreitet sich die Entzündung noch schneller im Körper.

Entzündungen machen müde

Nicht nur akute, auch schleichende Entzündungen können müde machen: Wissenschaftler des Universitätskrankenhauses Zürich haben 2007 herausgefunden, dass Entzündungen den Bewegungsdrang hemmen, müde und erschöpft machen und die innere Uhr beeinflussen. Verantwortlich dafür ist der Entzündungsbotenstoff TNF-alpha, den die Immunzellen produzieren, um die Entzündung einzudämmen. Das heißt, auch die Helfer gegen die Entzündungen führen zu Schlappheit. Dass dieser Botenstoff bei rheumatischen Erkrankungen, multipler Sklerose und anderen chronischen Entzündungen ständig erhöht ist, weiß man jetzt auch.

Zu viel Fett fördert die Entstehung von Entzündungen

Kardiologen der Universität von Texas haben 2007 herausgefunden, dass vor allem Fett am Bauch besonders gefährlich ist. Mittels Computertomographie untersuchten sie die Blutgefäße des Herzens, die Koronararterien, und fanden heraus, dass Menschen mit Fettpolstern am Bauch doppelt so oft Gefäßverkalkungen aufweisen wie diejenigen mit wenig Fett. Das Risiko der Verkalkung an der Hauptschlagader, der Aorta, war sogar dreimal so hoch.

Das Fett am Bauch ist gefährlicher als unsere übrigen Fettpolster, weil es biologisch besonders aktiv ist. Rund um den Bauch ist es ständig im Umbau und gibt vermehrt entzündungsfördernde Eiweiße ab, welche dann die Verkalkungen in den Gefäßen verursachen. An den anderen Stellen unseres Körpers dagegen ist das Fett weitaus weniger aktiv. Damit haben übergewichtige Männer in puncto Entzündungen ein höheres Risiko als Frauen, denn sie lagern ihre Reserven im berühmten Bierbauch an, Frauen dagegen vor allem an Oberschenkeln und Gesäß.

(Weiter Seite 149)

Ein starkes Immunsystem kann fast jeden Infekt besiegen. Checken Sie mit dem folgenden Test, wie gut Ihre Abwehr aufgestellt ist!

1 Sind Sie öfter als zweimal pro Jahr erkältet?

A Ja, ich bin sehr oft erkältet und fange mir aus meiner Umgebung alles ein.

B Trotz ausreichender Vorsorge erwischt mich manchmal eine Erkältung.

C Erkältet bin ich eigentlich nie.

2 Schlafen Sie ausreichend?

A Ja, ich habe meine sieben bis acht Stunden Schlaf in der Nacht.

B Nicht immer, oft liege ich nachts wach oder ich schaffe es einfach nicht, pünktlich ins Bett zu gehen.

C Nein, länger als fünf bis sechs Stunden schlafe ich nie.

3 Essen Sie Eiweißprodukte/Aminosäuren?

(Hinweis: Die Abwehrzellen des Körpers werden alle aus Eiweiß vom Körper aufgebaut.)

A Ja, jeden Tag!

B Nur manchmal, oft schaffe ich es einfach nicht.

C Nein, ich bin ich überhaupt kein Fan davon.

4 Stehen Sie stark unter belastendem Stress?

(Hinweis: Bei Dauerstress schüttet der Körper vermehrt das Stresshormon Kortisol aus. Und Kortisol unterdrückt die Aktivität des Immunsystems, siehe auch Seite 158.)

A Ja, mein Job nimmt mich ziemlich in Anspruch. Da bin ich oft gestresst!

B Ich bemühe mich, den Stress von mir fernzuhalten. Aber manchmal holt er mich doch ein.

C Nein, ich bin die Ruhe selbst. Nichts und niemand kann mich stressen.

5 Sind Sie täglich mindestens eine halbe Stunde aktiv an der frischen Luft?

A Ja! Ich liebe die Aktivität im Freien – auch bei schlechtem Wetter.

B Nur manchmal, oft schaffe ich es einfach nicht.

C Nein, dazu fehlt mir einfach die Lust und/oder Zeit, und bei schlechtem Wetter schickt man doch keinen Hund vor die Tür.

6 Treiben Sie intensiv Sport oder gehen Sie einer körperlich anstrengenden Tätigkeit nach?

A Ja, ich powere mich mehrmals pro Woche aus und bin abends richtig kaputt.

B Nur manchmal, ein- bis zweimal pro Woche »übertreibe« ich es schon mal.

C Nein, ich treibe zwar Sport, aber ich überanstrenge mich nie!

7 Wie ist das Verhältnis Ihres Taillenumfangs zu Ihrem Hüftumfang (WHR)?

A Frauen: WHR kleiner 0,85;
Männer: WHR kleiner 1

B Frauen: WHR gleich 0,85;
Männer: WHR gleich 1

C Frauen: WHR größer 0,85;
Männer: WHR größer 1

TIPP

So messen Sie Ihren Taillen- und Hüftumfang:

Mit dem Maßband wird der Taillenumfang zwischen Becken-Oberkante und unterster Rippe gemessen, zirka auf Höhe des Bauchnabels. Den Hüftumfang messen Sie auf der Höhe der größten Breite, also an der breitesten Stelle über dem Po. Die Maße setzen Sie dann in folgende Formel ein:

Taillenumfang : Hüftumfang = Waist to Hip Ratio (WHR)

AUSWERTUNG

Frage	1			2			3			4			5			6			7			
Antwort	A	B	C	A	B	C	A	B	C	A	B	C	A	B	C	A	B	C	A	B	C	Gesamt
Punkte	0	1	2	2	1	0	2	1	0	0	1	2	2	1	0	0	1	2	2	1	0	

Ab elf Punkte
Gratulation! Ihre Abwehrkräfte scheinen in Ordnung zu sein. Unternehmen Sie auch weiterhin alles dafür, dass es so bleibt – ausgewogene Ernährung, ausreichend Schlaf und vor allem Bewegung!

Überprüfen Sie trotzdem von Zeit zu Zeit Ihr Risiko für eine Abwehrschwäche mit diesem Immunsystem-Test. So können Sie schnell auf Veränderungen reagieren.

Zehn bis acht Punkte
Ihre Abwehrkräfte scheinen Ihnen im Allgemeinen genügend Schutz zu bieten. Trotzdem macht Ihr Immunsystem manchmal schlapp, und es könnte etwas Unterstützung brauchen. Sprechen Sie darüber doch einmal mit Ihrem Hausarzt und reduzieren Sie – falls nötig – die Risikofaktoren wie etwa unausgewogene Ernährung, Stress und/oder Schlafmangel! Gönnen Sie sich Ruhepausen, und schalten Sie besonders am Wochenende mal richtig ab. Vielleicht folgen Sie ja auch einfach unseren Praxistipps.

Unter acht Punkte
Sie sollten unbedingt zu Ihrem Arzt gehen und sich gründlich beraten lassen, weil Ihr Immunsystem sehr wahrscheinlich nicht optimal arbeitet und überlastet ist. Schalten Sie zusätzliche Risikofaktoren aus, und sorgen Sie für einen gesunden Lebensstil. Ihr Abwehrsystem wird es Ihnen danken! Und vor allem: Schalten Sie zwei Gänge zurück, damit Ihr Immunsystem endlich einmal durchatmen kann.

Wenn Sie mehr wissen wollen, fragen Sie Ihren Arzt nach weiteren Untersuchungen:

Untersuchung	Laborpreise
CRP-Test	ca. 12,00 €
Fibrinogen	ca. 6,00 €
Allergietest je nach Allergen	ca. 15,00 €
Transglutaminase-Antikörper	ca. 27,00 €
Blutsenkung	ca. 3,50 €

Impfstatus: Lassen Sie Ihren Arzt auch überprüfen, ob Ihr Impfschutz ausreichend ist, und frischen Sie ihn nach Bedarf auf. Gerade Erwachsene gehen damit oft schludrig um.

Die Eiweißmoleküle, die in den am Bauch angesiedelten Fettzellen produziert werden, beeinträchtigen auf direktem Wege den gesamten Stoffwechsel. Sie erhöhen die Entzündungsaktivitäten im Organismus und steigern den Appetit, verringern dagegen die Fettverbrennung und veranlassen die Ausschüttung des Stresshormons Kortisol.

Besonders wenn Ihr Stoffwechsel aus dem Gleichgewicht gerät, kursieren diese entzündungsfördernden Eiweiße in Hülle und Fülle in Ihrem Körper – eine der fatalen Folgen von zu viel Zucker, zu vielen Fetten, zu viel Stress, zu vielen Giften. (Siehe auch die Kapitel »Der gestörte Stoffwechsel« ab Seite 50 und »Der ungezähmte Stress« ab Seite 184).

SO STÄRKEN SIE IHR IMMUNSYSTEM

Eine gut funktionierende körpereigene Abwehr ist entscheidend für Ihre Gesundheit, denn ohne Ihr Immunsystem könnte jeder Krankheitserreger ungehindert seine zerstörerische Wirkung entfalten. Häufige Infekte sind ein wichtiges Indiz dafür, dass die Abwehrkräfte nicht optimal arbeiten.

Schlafen Sie ausreichend

Während des Schlafes schöpft die Abwehr neue Kraft und ist gleichzeitig besonders aktiv. Eine ungestörte, ausgiebige Nachtruhe ist eine Grundvoraussetzung für ein schlagkräftiges Immunsystem, wie etwa Forschungen der Pennsylvania State University 2008 zeigten.

Verzichten Sie auf Nikotin

Ganz besonders das Rauchen schädigt den Organismus, und das nicht nur wegen der giftigen Inhaltsstoffe. Die Lunge mit ihrer enormen Oberfläche ist auch ein Immunorgan. Ist die Lungenoberfläche jedoch geschädigt, etwa durch Rauchen, kann sie diese wichtige Funktion nicht mehr erfüllen. Tun Sie Ihrer Lunge also einen Gefallen, und legen Sie den Glimmstängel zur Seite! Essen Sie lieber täglich Obst und Gemüse, möglichst auch Vollkornprodukte, denn das stimuliert das Immunsystem nachweislich.

Vermeiden Sie Dauerstress

Zusätzlich belastet negativer Stress das Immunsystem besonders stark. Damit ist Stress gemeint, der starken inneren Druck erzeugt und von dem man nicht mehr abschalten kann. Dann schüttet der Körper besonders viele Stresshormone aus, die unter anderem das Immunsystem schwächen (siehe auch Kapitel »Der ungezähmte Stress« ab Seite 184).

Ist Ihr Arbeitsalltag auch noch so stressig – versuchen Sie, zwischendurch oder spätestens am Abend einfach einmal abzuschalten (siehe auch ab Seite 201). Besonders gut tut ein Spaziergang an der frischen Luft. Ihr Immunsystem wird es Ihnen danken. Die kühle Luft regt die Durchblutung an, die Schleimhäute der Atemwege arbeiten wieder intensiver und wehren Krankheitserreger besser ab. Dabei bringt vor allem die Bewegung im Freien das Immunsystem auf Trab. Atmung, Durchblutung und Puls steigern sich. Damit erhöht sich auch die Leistungsfähigkeit der Abwehrkräfte. Die positiven Effekte von Bewegung kehren sich aber ins Gegenteil um, wenn man sich zu sehr auspowert (siehe Seite 176).

Bleiben Sie am Ball

Nachhaltige Abwehrstärke aufzubauen ist eine Daueraufgabe, der Aufwand ist jedoch überschaubar. Starten Sie also noch heute ein Fitnessprogramm für Ihr Immunsystem: Eine ausgewogene, vitamin- und ballaststoffreiche Ernährung, Reduzierung aller Genussmittel auf ein Minimum, ausreichend Schlaf und regelmäßige körperliche Bewegung sind ein erfolgversprechendes Trainingsprogramm für Ihre körpereigene Abwehr. Auch die bekannten Kreislaufanreger Sauna, Wechselbäder und kalte Duschen können gute Trainingseinheiten für Ihr Immunsystem sein.

Alles in Maßen

Wichtig ist nur, dass Sie nichts übertreiben! Und kommen Sie nicht auf die Idee, ausgerechnet dann, wenn Sie schon krank sind, Ihren Kreislauf noch durch wechselnde Temperaturen oder Sport anzuregen. Denn zum einen hat Ihr Organismus dann sowieso schon genug zu tun und zum anderen verteilt das die Entzündung überall im Körper.

NATÜRLICHE MASSNAHMEN ZUR STÄRKUNG DES ABWEHRSYSTEMS

Selbst wenn Sie nur wenig Zeit haben, finden auch Sie im Folgenden sicher eine Methode zur Anregung Ihres Immunsystems, die Sie gut umsetzen können.

SCHWEISSTREIBEND – SAUNA

Mit der Wirkung des Saunabades haben sich Wissenschaftler in zahlreichen Studien ausgiebig beschäftigt und dabei viel Positives festgestellt: Regelmäßige Saunabesuche wirken wie ein »künstliches Fieber«, und das wirkt wie eine natürliche Abwehr. Saunabesuche

- stärken das Immunsystem und reduzieren die Infektanfälligkeit,
- erweitern die Bronchien,
- entspannen die Muskulatur,
- regen den Stoffwechsel an,
- trainieren die Elastizität der Blutgefäße,
- beeinflussen die Stimmung positiv.

Saunabesucher besitzen viel effektivere Killer- und Fresszellen. Das liegt vor allem daran, dass der Organismus bemüht ist, die Körpertemperatur unter allen Umständen (Kälte oder Wärme) stabil zu halten, denn nur dann ist ein reibungsloses Funktionieren der Organe gegeben. Die ideale Temperatur von Herz, Gehirn und Verdauungstrakt liegt bei 37 ± maximal 0,5 °C. Durch die starken Temperaturreize in der Sauna oder gar ihren regelmäßigen Wechsel nehmen die Anzahl der Leukozyten (weißen Blutkörperchen), die Aktivität der T-Zellen und auch das »immunologische Gedächtnis«, also die erworbene Immunabwehr, zu.
Wie eine Studie der Charité in Berlin von 2007 zeigt, können durch regelmäßiges Saunieren wichtige Entzündungsparameter, wie die Aktivität der entzündungsauslösenden Zytokine,

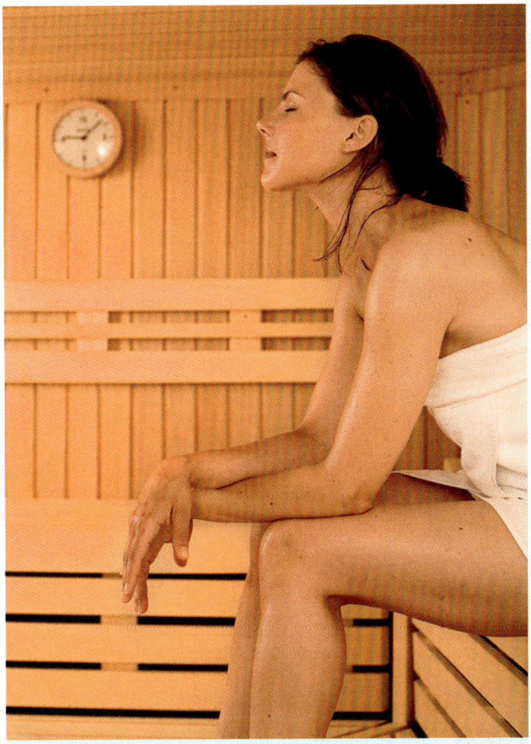

Heißer Tipp für mehr Wohlbefinden und Gesundheit: regelmäßige Saunagänge.

zurückgedrängt werden. Besonders Entzündungen in den Blutgefäßen können um mehr als die Hälfte gesenkt werden. Außerdem wurde belegt, dass sich der regelmäßige Saunabesuch blutdrucksenkend auswirkt, das Immunsystem stärkt, die Durchblutung fördert und den Kreislauf stabilisiert. Durch Saunabesuche wird Ihr Körper also regelrecht »abgehärtet«.

Richtig saunieren

Um Ihr Immunsystem wirkungsvoll zu stärken, sollten Sie regelmäßig (ein- bis dreimal in der Woche) in die Sauna gehen. Dabei sind die folgenden »Rituale« zu beachten:

- Nehmen Sie zwei große Handtücher mit: eins, um aus hygienischen Gründen darauf zu sitzen oder zu liegen, und das zweite Handtuch zum Abtrocknen nach dem Duschen.
- Vor dem ersten Saunagang warm abduschen: Das warme Wasser durchwärmt den Körper.
- Für die Hygiene in der Saunakabine ist gründliches Duschen erforderlich.
- Nach dem Duschen abtrocknen und ohne Bekleidung mit dem Saunagang beginnen.
- Beim ersten Saunagang sollten Sie sich auf die untere Bank setzen, weil die Luft oben mit 90 °C bis 100 °C viel heißer ist als unten.
- Haben Sie sich nach etwa fünf Minuten an die Temperatur angepasst, können Sie sich auf die nächsthöhere Bank setzen. Dabei können Sie sowohl im Sitzen als auch im Liegen saunieren – so, wie es für Sie am angenehmsten ist.
- Nach acht bis zehn Minuten (Anfanger) oder nach einer Viertelstunde (trainierte Saunagänger) wird der erste Saunagang beendet.

Abkühlen und Ruhen

Je nach Verträglichkeit können Sie sich sanft kalt abduschen oder kräftiger mit einem kalten Guss aus dem Wasserschlauch abkühlen. Wichtig: Beginnen Sie mit dem Kaltwasserreiz immer herzfern, also von den Füßen oder den Händen zur Körpermitte hin. Sind Sie bereits ein trainierter Saunagänger, können Sie zur Abkühlung auch für 10 bis 15 Sekunden ein Tauchbad nehmen.

Anschließend folgt eine mindestens zehnminütige Ruhephase auf einer Liege im Ruheraum. Hierbei sollten Sie sich leicht mit einem Bademantel oder einem Handtuch bekleiden.

Der zweite und für Anfänger letzte Saunagang dauert maximal eine Viertelstunde. Danach wird der Körper wieder abgekühlt, gerne auch durch Bewegung an der frischen Luft. Abschließend gönnen Sie sich wieder eine Ruhezeit.

Wann Sie auf die Sauna verzichten sollten

Nicht für jeden ist der Gang in die Sauna geeignet. Bei Beschwerden wie Asthma, Epilepsie, Herz-Kreislauf-Erkrankungen oder akuter Migräne sollten Sie auf einen Saunabesuch verzichten. Sind Sie sich unsicher, ob der Saunabesuch für Sie wirklich wohltuend und gesund ist, ziehen Sie bitte Ihren Arzt zu Rate.

FÜR JEDEN GESCHMACK DIE PASSENDE SAUNAFORM

In öffentlichen Saunabetrieben werden unterschiedliche Saunaformen angeboten. Nachfolgend sind auch Formen aufgeführt, die im Grunde nicht als eigentliche Variante des Saunabadens zu bezeichnen sind. Im Rahmen von Badeformen mit erhöhten Temperaturen für das Schwitzbaden sollen sie dennoch nicht unerwähnt bleiben, weil auch sie das Immunsystem stärken und trainieren.

Finnische Sauna

In der finnischen Sauna beträgt die Temperatur zwischen ca. 85 °C und 95 °C bei einer Luftfeuchtigkeit von ca. 10–30 %. Mit Aufgüssen wird die Luftfeuchtigkeit kurzzeitig erhöht und ein verstärkter Hitzereiz erzeugt. Die finnische Sauna ist häufig auch als Blockhaus-Sauna zu finden.

Bio-Sauna

Die Bio-Sauna ist eine Niedertemperatursauna und damit eine kreislaufschonende Saunavariante mit einer Temperatur von 50–75 °C bei einer Luftfeuchtigkeit von 15–30 % (bis zu 40 %). In der Bio-Sauna können Sie länger verweilen (bis zu 30 Minuten). Häufig wird dieses Saunabad mit ätherischen Ölen angereichert und durch unterschiedliche Licht-Farbenreize ergänzt.

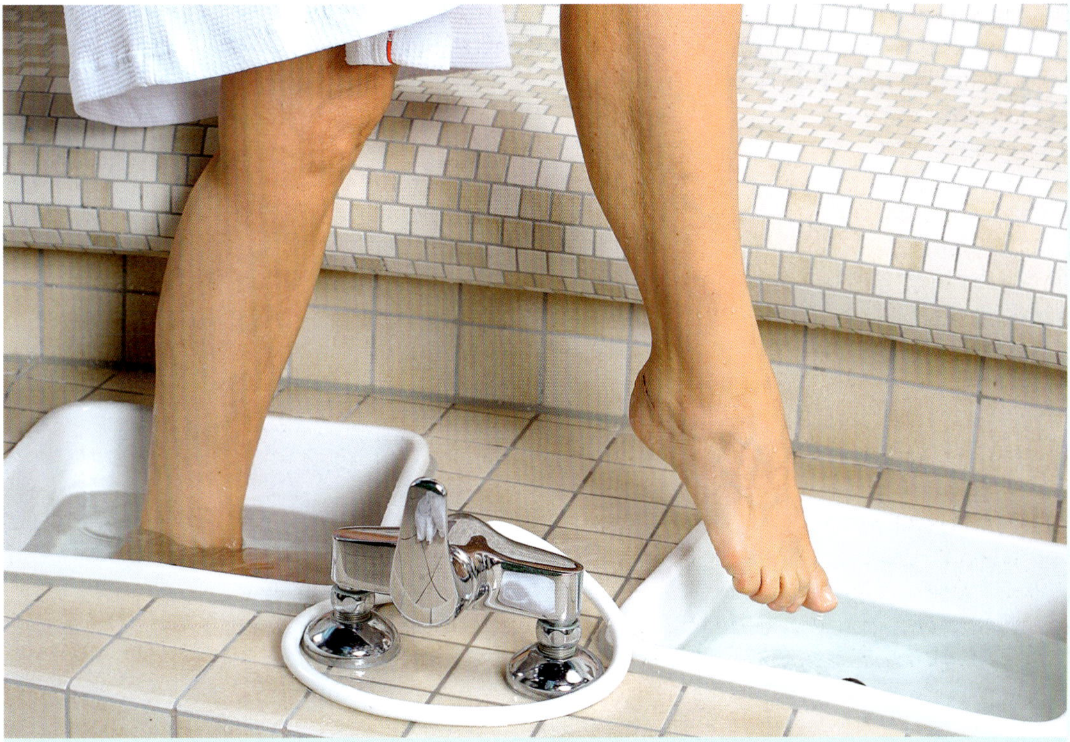

Wasseranwendungen haben eine lange Tradition. Ihr berühmtester Vertreter ist der Pfarrer Sebastian Kneipp. Ein wichtiges Element dabei sind ständige Wechsel von heiß und kalt.

Sanarium

Das Sanarium ist eine Mischform aus Sauna und Dampfbad. Die Temperatur beträgt 60–65 °C bei einer Luftfeuchtigkeit von etwa 40–50 %. Diese Saunaform wird oft mit ätherischen Ölen variabel gestaltet.

Dampfbad

Im Dampfbad beträgt die Temperatur 40–55 °C bei einer Luftfeuchtigkeit von 80–100 %. Das typische Klima wird durch Wasserdampf aus einem Dampfkessel erreicht. Dampfbäder mit Eukalyptus-Zusatz können beispielsweise helfen, Atemwegserkrankungen zu lindern.

NOCH EINFACHER: BARFUSS- UND TAULAUFEN

Auf der Unterseite des Fußes ist unser gesamtes Organsystem abgebildet. Das heißt: Der Fuß kann in etliche kleine Areale aufgeteilt werden, die jeweils durch Nervenstränge mit einem Organ verbunden sind. Sie stimulieren also mit jeder gezielten Berührung einzelner Fußpartien ein bestimmtes Organ Ihres Körpers. Dies ist der Ansatzpunkt von Fußreflexzonenmassagen. Die rechte Hälfte des Körpers ist dabei auf dem rechten Fuß repräsentiert, die linke Hälfte auf dem linken Fuß. Massiert man den Fußbereich,

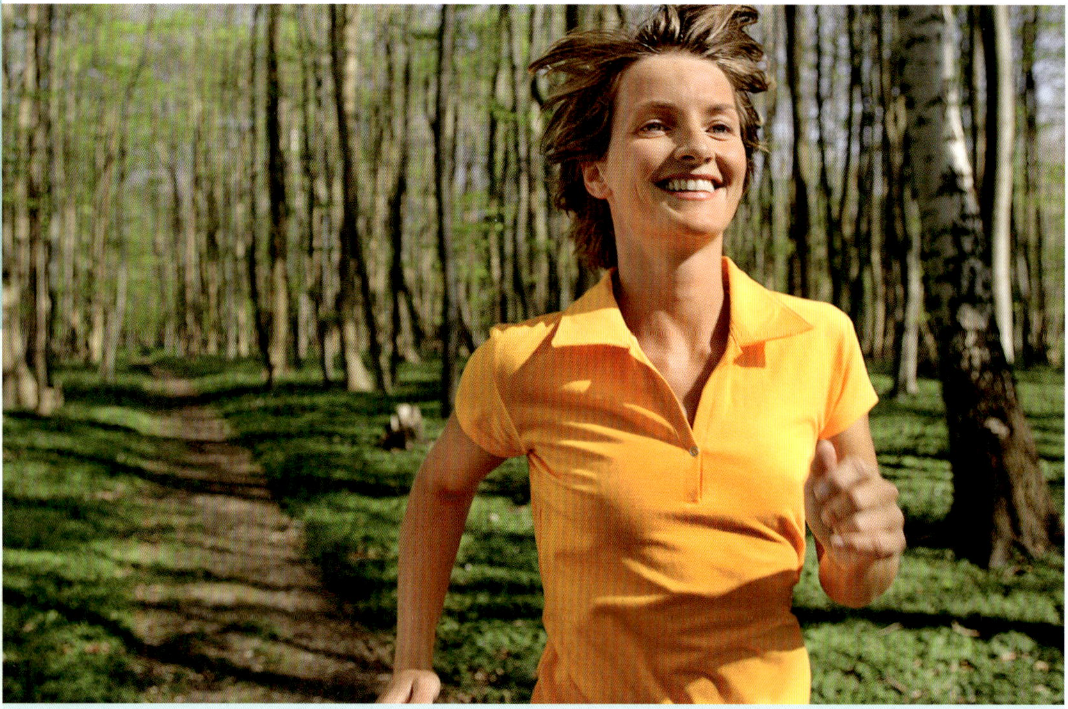

Bewegung stärkt das Immunsystem erheblich und sehr nachhaltig. Weniger Fett, mehr Muskeln, viel frische Luft bringen außerdem Körper, Geist und Seele in Schwung.

der mit einem bestimmten Organ in Verbindung steht, so hat dies eine positive Auswirkung auf jenes Organ, es wird durch die Massage angeregt und gesundheitsfördernd beeinflusst. Simulieren Sie eine solche Massage, indem Sie auf unebenem Boden laufen, etwa auf Steinen oder im Wald auf Ästen. Der Kältereiz trainiert zudem bei kaltem Untergrund die Gefäße, sie werden dadurch widerstandsfähiger. Auch die Organe werden gestärkt, weil sie das Signal bekommen, sich der Umgebung anpassen zu müssen. Laufen Sie zunächst zu Hause barfuß, in der Wohnung und im Garten. Besonders gut stimuliert grober Kies, eine wahre Wohltat dagegen ist warmer Sand.

Beim Taulaufen läuft man am frühen Morgen barfuß über die taunasse Wiese. Dabei bewirkt der Kältereiz eine Anregung der Blutzirkulation in den Beinen. Wer morgens also einen niedrigen Blutdruck hat, kann seinen Kreislauf mit regelmäßigem Taulaufen in Schwung bringen. Damit Sie nicht auskühlen, sollten Sie zu Beginn des Laufs warme Füße haben. Beginnen Sie mit ein bis zwei Minuten und steigern Sie die Dauer in den Folgetagen auf etwa fünf Minuten. Regelmäßig durchgeführt wird Ihr Abwehrsystem gestärkt und die Durchblutung der Beine und der Beckenorgane gefördert. Besonders schön ist es, wenn Sie dann im Winter im Schnee laufen. Sinnlicher Genuss pur!

WECHSELDUSCHEN

Diese Anregung ist einfach durchzuführen, denn Sie duschen ja sowieso. Er kostet nur ein wenig Überwindung: Schließen Sie Ihre tägliche Dusche mit einem Temperaturwechsel zwischen heiß und kalt ab. Das regt den Kreislauf enorm an, und der Körper erhält das Signal, sich in verschiedenen Umgebungen gleich gut zurechtzufinden. Er wird darauf getrimmt, sich wechselnden Außentemperaturen flexibel anzupassen, und kann dadurch mit einem Kälteeinbruch oder der Erkältungszeit besser fertig werden. Schon der legendäre Pfarrer Sebastian Kneipp – Urvater der deutschen Kuren – schwor auf die Hilfe und Wirkung des Wassers. Er wusste bereits, dass der Wechsel zwischen kaltem und warmem Wasser die Regulationsfähigkeit des menschlichen Körpers trainiert und die Sensibilität des Immunsystems aktiviert. Umfangreiche Studien der Forschergruppe des Deutschen Bäderverbandes von 2006 bestätigen, dass diese »Trainingsform« gerade für Menschen mit Störungen des Immunsystems hervorragend geeignet ist.
Achtung: Sind Sie bereits geschwächt oder erkrankt, duschen Sie nur warm, niemals wechselnd warm-kalt! Die zusätzliche Belastung würde die Regeneration des Körpers stören. Sollten Sie anfänglich Probleme mit dem kalten Wasser haben, starten Sie mit kleinen Temperaturschwankungen und steigern Sie sich langsam. Sie werden erstaunt sein, nach wie wenigen Tagen Sie schon »abgehärtet« sind und das kalte Wasser sogar genießen können!

Warm starten, kalt aufhören

Beginnen Sie mit einer warmen Dusche für etwa zwei bis drei Minuten. Dann reduzieren Sie den Warmwasseranteil möglichst sofort auf kalt, so weit wie Sie es »aushalten«, für ein bis zwei Minuten. Wiederholen Sie diesen Zyklus zwei-, später auch dreimal, und enden Sie kalt. Bürsten Sie dabei Ihre Haut, besonders während der Kaltwasserphase. Beginnen Sie damit an den Beinen und gehen dann über die Arme zum Rumpf. Das ist ein herrliches Gefühl! Morgens werden Sie davon wunderbar wach, abends allerdings auch. Deshalb sollten Sie am Abend besser darauf verzichten.

Tageslicht stärkt die Abwehr

Sonnenlicht unterstützt die körpereigenen Abwehrkräfte. Das hat man zwar schon bei den alten Römern gewusst, jedoch wurde die wissenschaftliche Erklärung dafür erst 2007 in einer großen internationalen Gemeinschaftsstudie gefunden.
Einige Abwehrzellen besitzen auf ihrer Oberfläche den sogenannten Toll-like-Rezeptor. Dieser Rezeptor aktiviert die Abwehrzelle, eine Vorstufe des Licht-Vitamins D zu produzieren. Zusätzlich bildet die Abwehrzelle einen zweiten Rezeptortyp aus, der für die Erkennung von Vitamin D verantwortlich ist. Das Sonnenlicht wandelt die von der Zelle erzeugte Vitamin-D-Vorstufe in das aktive und brauchbare Vitamin D um, das sich an den zweiten Rezeptor bindet. Dies veranlasst dann die Abwehrzellen, das antibakterielle Cathelizidin zu bilden. Aus diesem Grund sollten Sie täglich mindestens 15 bis 20 Minuten Tageslicht tanken. Denn nur dann entwickelt sich das für das Immunsystem so wichtige Vitamin D.
Also: Viel Spaß beim nächsten Spaziergang an der frischen Luft! Der sollte übrigens auch an einem regnerischen Novembertag nicht ausfallen. Denn selbst wenn es Ihnen nicht so vorkommt: Das Streulicht der Sonne, dass sich seinen Weg durch die Wolken bricht, ist immer noch sehr hell. Und Ihre Laune wird durch das Licht auf jeden Fall besser!

INFO

Endorphine – unsere Glückshormone

Endorphine, auch bekannt unter dem Namen Glückshormone, sind vom Körper produzierte Opioide mit schmerzhemmender Wirkung. Sie sind in ihrem chemischen Aufbau den Morphinen sehr ähnlich und werden daher auch als »körpereigene Drogen« bezeichnet. Funktionell betrachtet sind sie Neurotransmitter, die auch bei der Informationsweiterleitung eine wichtige Rolle spielen. Sie wirken schmerzhemmend, beruhigend, angstlösend und verschaffen eine wohlig-glückliche Stimmung bis hin zu Ekstase, unterstützen einen guten Schlaf und erhöhen die Wahrnehmung. Endorphine greifen zudem regelnd in das Hunger- und Schmerzempfinden ein und stehen in enger Verbindung mit den Sexualhormonen.

Aktiviert wird das Endorphinsystem in Extremsituationen, sei es etwa bei einer Geburt oder bei Unfällen. Nur dadurch empfinden verletzte Menschen zunächst keine Schmerzen und können noch handeln, etwa Hilfe leisten oder sich in Sicherheit bringen.

EIN STARKES IMMUNSYSTEM DURCH AUSDAUERTRAINING

Regelmäßige Bewegung wirkt sich auf vielerlei Art positiv auf Körper und Psyche aus – das hat eine Vielzahl an wissenschaftlichen Studien des Kölner Immunologen Gerd Uhlenbruck gezeigt. Wer Sport, vor allem Ausdauersport treibt, leidet seltener an Infekten. Wenn Sie körperlich aktiv sind, werden vor allem jene Abwehrmaßnahmen stimuliert, die der Organismus beim Angriff von Erregern als Erste einleitet, also die vermehrte Produktion von Abwehrzellen.

Mäßig, aber regelmäßig

Allerdings geht die Formel »Mehr Training = stärkere Immunabwehr« nicht auf. Zwar steigert eine hohe körperliche Belastung wie bei Leistungssportlern kurzfristig die Immunabwehr. Doch diese fällt in den Stunden der Erholung wieder stark ab – sogar unter das Ausgangsniveau. Und dann ist der Körper besonders anfällig für Infekte. Die Wissenschaftler sprechen in diesem Zusammenhang vom »Open-Window-Phänomen« – es stehen quasi alle Fenster und Türen für die Angreifer offen. Die positiven Effekte des Ausdauertrainings erntet also nur derjenige, der moderat trainiert und vor allem genügend Zeit für die Erholung einplant! Wer sich bis zur Erschöpfung verausgabt, fördert sogar das Gegenteil. Extreme Anstrengung belastet die Körperabwehr und schwächt sie dadurch. Denn dann wird das Stresshormon Kortisol ausgeschüttet, das die Aktivität des Immunsystems hemmt. Haben Sie jedoch eine vernünftige Mischung aus Bewegung und Ruhephasen gefunden, kommen Sie nicht nur stressfreier durchs Leben, sondern auch gesünder durch die feuchtkalten Jahreszeiten.

GLÜCKLICHER MIT AUSDAUERTRAINING

Dass sich Ausdauertraining auch auf das psychische Wohlbefinden positiv auswirkt, zeigten Untersuchungen an der Deutschen Sporthochschule Köln. Diese direkte Verbindung von Psyche und Immunsystem wird über das ß-Endorphin hergestellt. Und dadurch werden die Killerzellen vermehrt aktiviert.

Viele Sportler beschreiben gerade bei sehr hohen Belastungen einen Zustand von Ekstase und Glück, der auch unter dem Namen »Runners High« bekannt ist. Manche empfinden es auch so, als würden sie außerhalb ihres Körpers stehen und sich selbst beim Laufen beobachten. Für dieses Glücksgefühl sind die Endorphine verantwortlich. Sie werden nämlich auch bei körperlichen Anstrengungen gelegentlich ausgeschüttet.

Runners High noch ungeklärt

Mediziner und Wissenschaftler konnten jedoch den genauen Wirkmechanismus, der diesem Glücksgefühl zugrundeliegt, bisher nicht eindeutig erklären. Sie vermuten, dass wegen der (hohen) Belastungen beim Sport Endorphine ausgeschüttet werden, um den Körper vor Schmerzen zu schützen, die eventuell durch eine Übersäuerung der Muskulatur entstehen könnten. Außerdem ist auch noch unklar, wann dieser Zustand einsetzt und wie lange er eigentlich anhält. Daher geht man davon aus, dass nicht nur biochemische, sondern auch psychologische Ursachen für das Zustandekommen des Runners High verantwortlich sein müssen.

Zu diesen Ursachen, die für das Auslösen von Glücksgefühlen in Betracht kommen könnten, gehört: Sport lenkt ab. Wir konzentrieren uns auf unseren Körper und vergessen unsere Alltagssorgen und -grübeleien. Vielleicht reicht aber auch einfach nur das Gefühl aus, etwas Gutes für sich zu tun. Außerdem spielt die Umgebung, in der Sport betrieben wird, eine sehr wichtige Rolle und beeinflusst unsere Stimmung und unser Wohlbefinden während und nach sportlicher Aktivität: Freier Himmel, Bäume, Bäche und schöne Wege sind eben doch anregender für die Sinne als immer nur vier Wände (und ein Bildschirm …).

GUT ZU WISSEN

Wie stärkt Sport unser Immunsystem?

Gäbe es eine Pille, die alle positiven Wirkungen des Sports auf die Gesundheit in sich vereinen würde, sie wäre der Verkaufsschlager der Pharmaindustrie. Nicht nur Herz, Kreislauf und Co. profitieren von der Bewegung, auch das Immunsystem reagiert auf moderate Bewegung sehr positiv. So haben wissenschaftliche Studien der Universität Köln gezeigt, dass Bewegung und Sport zu einer höheren Konzentration der Abwehrzellen führen. Und nicht nur das: Auch die Qualität der natürlichen Killerzellen wird durch Ausdauertraining verbessert. Die Killerzellen eines Trainierten können Viren, Krankheitserreger und Tumorzellen besser binden und vernichten als die Killerzellen eines Untrainierten.

Unterschiedliche Studien gibt es über die Reaktion der T- und B-Zellen bezogen auf die körperliche Aktivität. In einigen stieg die Zahl der spezifischen Zellen an, in anderen fiel sie beim Sport ab. Letzteres insbesondere dann, wenn die Belastung zu intensiv war. Moderater Sport schützt also vor Infekten, übertriebener Sport macht krank!

Auf alle Fälle schafft Sport Awechslung vom Alltag und hilft Aggressionen abzubauen, wodurch Bewegung häufig auch indirekt dazu beiträgt, dass wir uns allgemein wohler fühlen. Ob diese positiven Effekte für Gesundheit und Wohlbefinden nun über biochemische oder psychische Mechanismen hervorgerufen werden, sollte für uns eher zweitrangig sein.

INFO

Was es mit dem Laktat auf sich hat

Laktat ist auch bekannt als das Salz der Milchsäure. Sie spüren es immer dann, wenn Ihre Beine »brennen«, zum Beispiel wenn Sie losrennen, um noch den Bus oder die Bahn zu erwischen, oder wenn Sie sich zu intensiv sportlich betätigt haben. Denn dann hatte der Muskel für seine Aktivität nicht genug Sauerstoff und vergärt Milchsäure zu Energie. Das alles passiert im Blut, und dort ist auch das Endprodukt Laktat messbar: Je mehr Laktat, desto erschöpfter der Körper. Übrigens ist Laktat – was lange Zeit angenommen wurde – nicht die Ursache für den Muskelkater. Das sind winzige Muskelverletzungen und -entzündungen.

BITTE MIT SAUERSTOFF – AEROBES AUSDAUERTRAINING

Zur Stärkung Ihres Immunsystems eignet sich im Allgemeinen das sogenannte aerobe Ausdauertraining, also eine länger dauernde gemäßigte Belastung, am besten. Beim moderaten Training wird die Mobilisierung und Aktivierung der Fresszellen (Phagozyten) und der natürlichen Killerzellen bis zu 80 Prozent gesteigert, wie Studien des bekannten Immunologen Rincón E. Ortega nachweisen konnten.
Aerob bedeutet sauerstoffabhängig: Für die zu leistende Arbeit steht den Muskeln immer genügend Sauerstoff zur Verfügung. Wandern oder joggen Sie aber über einen längeren Zeitraum zügig einen Berg hinauf, so steigt die Belastungsintensität an und die anaerobe (sauerstoffunabhängige) Energiegewinnung setzt ein. Das ist ungünstig, vor allem fürs Immunsystem. Denn bei dieser Form der Energiegewinnung wird ein Abfallprodukt, das Laktat, produziert (siehe Kasten links). Die unangenehmen Folgen: Ihre Muskulatur übersäuert, die Muskelfunktion wird gehemmt, und über kurz oder lang muss die Belastung abgebrochen werden. Zur Stärkung des Immunsystems ist die anaerobe Variante also ungeeignet.

AUSDAUERTRAINING RICHTIG DOSIERT

Um Ihrem Körper – und damit Ihrem Abwehrsystem – nicht durch zu intensives Ausdauertraining zu schaden, sollten Sie Ihre Belastung richtig einordnen können. Suchen Sie sich einfach die Methode aus, die am besten zu Ihnen passt:

Laufen, ohne zu schnaufen
Ob Sie nun wandern, walken oder joggen möchten – während der Ausdauerbelastung sollten Sie sich ohne Atembeschwerden mühelos unterhalten können.

Laufen im Dreier-/Vierer-Rhythmus
Auf drei/vier Schritte ausatmen, ohne zu »schnaufen«. Der »Vier-Schritt-Rhythmus« gilt für Anfänger, der »Drei-Schritt-Rhythmus« für Fortgeschrittene.

MODERATES AUSDAUERTRAINING – DIE PRAXIS

Um einen langfristigen Effekt für Ihr Immunsystem zu erzielen, müssen Sie regelmäßig und am besten lebenslang trainieren. Schließlich wollen Sie Ihr Immunsystem immer fit haben und nicht nur gelegentlich. Dennoch lohnt sich auch schon jede einzelne Trainingseinheit, die erste Erfolgserlebnisse und damit Anstöße zur

Fortführung des Trainings gibt. Die größte Wirkung entsteht aber durch ein kontinuierliches und planvolles Training.

Um einen gesundheitlichen Nutzen zu erzielen, reichen schon zwei bis drei Trainingseinheiten à 45 Minuten in der Woche. Trainieren Sie gar drei- bis viermal, sorgen Sie nicht nur für Ihre Gesundheit vor, sondern bekommen auch mehr Kondition. Daher trainieren ambitionierte Sportler und Wettkampfsportler viermal die Woche oder täglich, um ihre persönliche Bestform zu erreichen. Bei diesen Sportlergruppen nimmt sowohl die Länge einer Trainingseinheit als auch die Intensität zu.

Wichtiger als Intensität und Umfang der Trainingseinheiten ist aber, dass Sie Ihren Sport kontinuierlich ausüben. Trainieren Sie lieber zwei- bis dreimal die Woche 30 Minuten als einmal in der Woche 90 Minuten. Ebenfalls effektiver: von Woche zu Woche gleichmäßig trainieren statt mal viel und mal gar nicht.

Spaß muss sein

Welche Sportart ist die richtige für Sie? Ganz einfach: die, an der Sie Spaß haben und die zu Ihnen passt. Am besten beginnen Sie mit einer, die wenig Mühe und Aufwand erfordert. Das könnte Wandern oder Walking sein, Joggen, Fahrradfahren oder Schwimmen. Öffnen Sie einfach Ihre Haustür, und los geht's! Müssen Sie erst lange Anfahrtswege bis zur Sportstätte auf sich nehmen, werden Sie wahrscheinlich nicht lange am Ball bleiben.

Am Beispiel des Wanderns und Walkens möchten wir Ihnen im Folgenden die wichtigsten Praxistipps für Ihr Ausdauertraining mitgeben.

GUT ZU WISSEN

Bestimmung der Trainingsherzfrequenz-Obergrenze

Damit Sie sich nicht überfordern, sollten Sie für das Ausdauertraining Ihren Pulswert kennen. Die folgenden Formeln bieten sich vor allem fürs Laufen, Joggen, Walking und fürs Nordic Walking an:

Frauen: THF = RHF + [(240 – LA – RHF) x T]
Männer: THF = RHF + [(220 – LA – RHF) x T]

Die Gleichungen sind unkompliziert, wenn Sie die zugehörigen Abkürzungen kennen:
THF = Trainingsherzfrequenz-Obergrenze, also der Pulswert, den Sie auch bei körperlicher Belastung nicht überschreiten sollten.
RHF = Ruheherzfrequenz (Herzfrequenz morgens vor dem Aufstehen), auch Ruhepuls genannt.
LA = Lebensalter.
T = Trainingszustand: Je nachdem, wie trainiert Sie sind, müssen Sie wie folgt unterscheiden:

- Untrainiert: Trainingszustand T = 0,5
- Mäßig trainiert: Trainingszustand T = 0,6
- Trainiert: Trainingszustand T = 0,7

Das Rechenbeispiel für einen 30-jährigen untrainierten Mann mit einem Ruhepuls von 75 Schlägen pro Minute funktioniert so:

75 + (220 – 30 – 75) x 0,5

Das ergibt eine Trainingsherzfrequenz-Obergrenze (THF) von 132. (Für eine Frau mit den gleichen Werten wäre das Ergebnis 142.)

Am leichtesten überprüfen Sie Ihre THF mit einem Pulsmessgerät, das es im Fachhandel schon zu moderaten Preisen gibt.

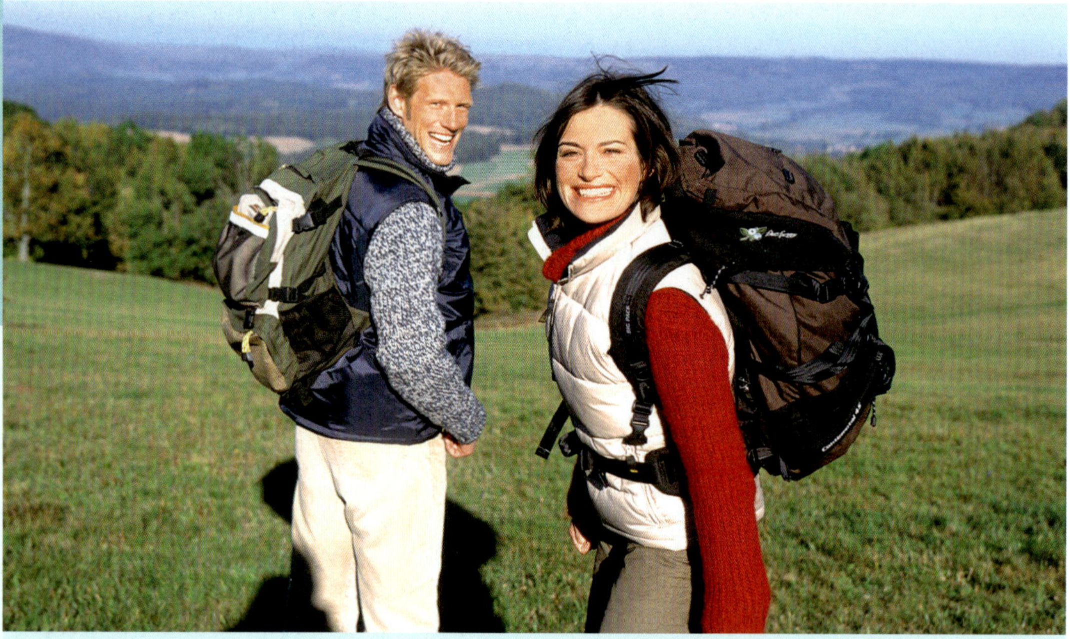

Schöne Aussichten: Wandern oder Walking in der freien Natur eignen sich ideal für Einsteiger. Und vielleicht macht es Ihnen ja so viel Spaß, dass Sie auf Dauer dabeibleiben!

Warum gerade Wandern oder Walken? Die Antwort ist ganz einfach: Wandern und Walken kann fast jeder, es kostet wenig und kann an jedem Ort zu jeder Jahreszeit durchgeführt werden. Probieren Sie es einfach aus!

Walking und Wandern

Walking ist ein lockeres, aber zügiges Gehen in aufrechter Körperhaltung. Es ist schneller als das Spazierengehen, aber langsamer und vor allem gelenkschonender als Joggen, da beim Walken nie beide Füße vom Boden abheben. Die körperliche Belastung beim Walken ist wesentlich geringer als beim Joggen, die Leistungssteigerungen sind dafür aber auch nicht so groß. Für das Immunsystem bietet es genau den richtigen Reiz.

Werden die Muskelgruppen von Armen und Schultergürtel zusätzlich bewusst eingesetzt (Power-Walking), können der Trainingseffekt und die Fettverbrennung noch gesteigert werden. Einen ganz ähnlichen Effekt erzielt das Wandern.

Somit sind Wandern oder Walking vor allem für Anfänger und Übergewichtige – für stark Übergewichtige empfiehlt sich Schwimmen oder noch besser Aquajogging, weil es die Gelenke entlastet – ein idealer Einstieg: Der Organismus kann dabei langsam an die körperliche Belastung herangeführt und gewöhnt werden. Und dies ist sehr wichtig, denn wenn man sich zu Beginn des Trainings überfordert, können Freude und Lust an der Bewegung sehr schnell wieder verloren gehen.

GUT GEPLANT IST NOCH BESSER GEWANDERT

Gerade in den ersten Tagen, an denen wir uns einen gesünderen und bewegteren Alltag vornehmen, ist unser »innerer Schweinehund« besonders hartnäckig. Um ihn zu überwinden und somit einen dauerhaften Erfolg zu erzielen, bedarf es einer bewussten Vorbereitung, zu der Sie im Folgenden einige Tipps erhalten.

Integrieren Sie das Training in Ihren Alltag:

Um das Ausdauertraining regelmäßig durchführen zu können, sollten Sie sich überlegen, wie und wann Sie es am besten in Ihren Arbeitsalltag integrieren können. Machen Sie sich auch Gedanken dazu, wie Sie das Training mit Ihren familiären Verpflichtungen und anderen Aktivitäten in der Freizeit vereinbaren können.

Stellen Sie einen Walking- oder Wanderplan auf

Auf der Grundlage dieser Überlegungen verfassen Sie nun einen Wochenplan. Das könnte so aussehen: Montag: 18.00 Uhr, Mittwoch: 18.00 Uhr, Samstag: 9.00 Uhr. Wichtig ist, den Plan diszipliniert einzuhalten. In den ersten zwei Monaten sollten Sie sich diese Zeiten als feste Termine – wie eine Verabredung mit sich selbst – in Ihren Terminplaner eintragen. So kommen Sie nicht in die Versuchung, Ihre Walkingtermine ständig zu verschieben. Auf diese Weise wird Ihr Erfolg schnell spür- und sichtbar, und Ihre Motivation bleibt erhalten.

Legen Sie Bedingungen für Ausnahmen fest

Legen Sie fest, unter welchem Bedingungen Ihr Training abgesagt werden kann oder muss. Sind Sie zum Beispiel einmal erkrankt (grippaler Infekt, Fieber, Zahnschmerzen ...), sollten Sie definitiv nicht trainieren, denn damit würden Sie sich mehr schaden als nutzen (siehe Infokasten Seite 147). Auch wenn Sie merken, dass Familie oder Beruf einmal nicht mit Ihrem Training zu vereinbaren sind, dürfen Sie eine Einheit sausen lassen oder einfach durch eine Wanderung mit Ihrer Familie ersetzen. Aus anderem Anlass sollten Sie Ihre Einheiten aber nicht absagen. Denn dann finden Sie plötzlich etliche Gründe, warum Sie gerade heute keine Zeit zum Training haben.

Sicher ist sicher: Check-up beim Arzt

Nachdem Sie nun Ihren Plan erstellt und die Ausnahmebedingungen festgelegt haben, sollten Sie vor dem Trainingsbeginn unbedingt noch bei Ihrem Hausarzt einen Gesundheitscheck durchführen lassen! Teilen Sie Ihrem Arzt Ihre Trainingsambitionen mit und bitten Sie ihn, ein Belastungs-EKG und eine Blutuntersuchung zu machen.

Die richtige Ausrüstung

Vor allem gutes Schuhwerk mit guten Dämpfungsmechanismen und ausreichender Stabilität sind für den Wander- und Laufsport unabdingbar. Lassen Sie sich zudem über Bekleidung aus »Funktionsgewebe« beraten. Im Gegensatz zu Baumwollshirts kann funktionale Sportbekleidung den Schweiß von der Haut schnell nach außen befördern, sodass Sie nicht durch einen Feuchtigkeitsstau auskühlen.
Die Pulsuhr sollte zur Herzfrequenzmessung natürlich gerade bei Anfängern nicht fehlen. Damit können Sie Ihre Belastungsintensität dauerhaft überprüfen (siehe Kasten Seite 159).

Genuss statt Frust

Letztlich sollten Sie Ihr Ausdauertraining vor allem genießen und nicht als belastende Verpflichtung sehen. Dann ist ein nachhaltiger Erfolg garantiert!

Die richtige Technik

Die Walkingtechnik ist sehr leicht zu erlernen und zu beherrschen. Walking erhöht die Leistungsfähigkeit, reduziert Beschwerden und führt deshalb dazu, dass Sie sich mit Ihrem Sport wohl und zufrieden fühlen. Achten Sie auf Ihre Körperhaltung, Ihre Arme und Beine, Ihre Atmung und auf das Lauftempo.

Körper: Walken Sie mit aufrechtem Oberkörper. Ihr Blick sollte stets nach vorn gerichtet sein. Dadurch verhindern Sie, dass der Oberkörper nach vorn gebeugt und die Atmung dadurch behindert wird – außerdem sehen Sie dann immer, was Ihnen entgegenkommt.

Arme: Die Arme sollten seitlich am Körper und leicht angewinkelt geführt werden. Die Unterarme bewegen sich dabei parallel zum Boden. Schwingen Sie die Arme kräftig aus der Schulterpartie vor und zurück. Die Arme bewegen sich immer gegengleich zu den Beinen: Wenn das rechte Bein nach vorn geht, schwingt der linke Arm vor und umgekehrt. Die Hände sind zu lockeren Fäusten geformt.

Beine: Die Knie werden beim Walking nie ganz durchgestreckt. Der Fuß muss von der Ferse über die ganze Fußsohle zu den Zehen vollständig abgerollt und mithilfe der gesamten Beinmuskulatur aktiv von der Erde abgedrückt werden. Den hinteren Fuß schwingen Sie locker knapp über dem Boden nach vorn und setzen dann mit der Ferse wieder auf. Die Länge Ihrer Schritte sollte nach Ihrem Empfinden wie die beim normalen Gehen sein und nicht extra verändert werden. Am besten fangen Sie mit kürzeren Schritten an, denn dann haben Sie mehr Kontrolle. Große Schritte bergen darüber hinaus die Gefahr, dass sie die Gelenkbelastung unnötig erhöhen.

TIPP

Gemeinsam macht es mehr Spaß

Gerade wenn Sie mit dem Ausdauertraining anfangen, kann es sehr hilfreich sein, gemeinsam mit Bekannten oder mit einer Freundin zu trainieren. Denn dann verabreden Sie sich jedes Mal zum Training und lassen es nicht ausfallen. Inzwischen gibt es auch in fast allen Städten Lauf- und Wandertreffs: Da finden Sie Gleichgesinnte und lernen neben dem richtigen Bewegungsablauf auch noch neue Menschen kennen.

Der zuverlässigste Laufpartner von allen ist sicher der Hund: Wenn Sie schon immer mit einem Vierbeiner geliebäugelt haben, sollten Sie das jetzt noch einmal prüfen. Oder Sie fragen einen Nachbarn, ob Sie regelmäßig seinen Hund zum Laufen ausleihen dürfen. Davon haben schließlich alle etwas.

DER 4-WOCHEN-POWERPLAN FÜR EINSTEIGER

Damit Sie ganz einfach mit Walking oder Wandern beginnen können, haben wir Ihnen einen Plan für vier Wochen zusammengestellt.

VOR DEM TRAINING

Beginnen Sie Ihr Training nie mit einem Kaltstart, sondern wärmen Sie Ihre Muskulatur und Ihre Bänder etwa fünf Minuten durch Mobilisations- und Gymnastikübungen auf. Das Aufwärmen dient Ausdauersportlern dazu, Körper und Geist auf die kommende körperliche Belastung vorzubereiten.

Beim Walken und Wandern stehen besonders die Gelenke der unteren Extremitäten, der Hüfte und des Schulterbereichs im Vordergrund. Durch aktive Mobilisationsübungen wie Arm- und Hüftkreisen wird der passive und aktive Bewegungsapparat auf die Belastung vorbereitet. Und so wird's gemacht:

Arme mobilisieren

- Schulterkreisen nach vorn und nach hinten (5- bis 10-mal).
- Diagonales Armpendeln (20–30 Sekunden).
- Arme und Schultern locker ausschütteln.

Kopf und Rumpf mobilisieren

- Rumpfneigung zu jeder Seite mit Ausatmung (2- bis 4-mal).
- Abwechselnd die Hüften nach links und nach rechts schieben (2- bis 4-mal).
- Rumpfkreisen (5- bis 10-mal).

Beine mobilisieren

- Kreisen im Fußgelenk (15–20 Sekunden pro Seite).
- Marschieren auf der Stelle (als Variation auf den Zehen und Fersen).
- Beine locker ausschütteln.

UND LOS GEHT'S

Auf Seite 165 finden Sie den 4-Wochen-Power-Plan im Überblick. Beginnen Sie mit dem Plan für Woche 1 und testen Sie, wie gut Ihnen diese Zusammenstellung liegt. Im Idealfall gehen Sie zwei- bis dreimal pro Woche walken und steigern sich nach Ihrem eigenen Wohlbefinden. Aber Achtung: Überschreiten Sie im Schwung der ersten Begeisterung nicht die moderate Trainingsintensität. Achten Sie also immer auf Ihre Atmung und die richtige Herzfrequenz (siehe ab Seite 158).

NACH DEM TRAINING

Das Abwärmen zur Regeneration leitet den Übergang von der Belastungsphase in die Erholungsphase ein. Es gliedert sich in zwei Teile: Lockeres Auslaufen zur Regulierung des Herz-Kreislauf-Systems und Dehnung der Muskulatur.

Lockeres Auslaufen

Um schon während des Trainings die Grundlage für eine anschließende optimale Erholung zu legen, gehen Sie im Anschluss an den Hauptteil noch für zirka fünf Minuten in einer langsamen, lockeren Spaziergeschwindigkeit. Dies führt dazu, dass Ihre Muskulatur sich lockert und Ihre Herzfrequenz sich wieder auf einem niedrigeren Level einpendelt. Bei kalten Außentemperaturen sollten Sie unbedingt darauf achten, dass Ihr Körper nicht auskühlt. Das erreichen Sie durch die richtige Kleidung (siehe Seite 161) und das richtige Tempo beim Auslaufen, das sich mit etwas Erfahrung fast ganz von selbst einspielen wird.

Dehnung der Muskulatur

Vergessen Sie nach dem Training nicht, Ihre Muskulatur ausgiebig zu dehnen. Ein regelmäßiges Dehntraining hat folgende positive Auswirkungen:

- Die Leistungsfähigkeit der Skelettmuskulatur erhöht sich.
- Muskeln, Sehnen und Bindegewebe bleiben elastisch und geschmeidig.
- Muskelverspannungen wird vorgebeugt.
- Ebenso wird Haltungsfehlern wie einem Hohlkreuz oder Rundrücken vorgebeugt.
- Körper, Geist und Seele finden zu einem Zustand wohliger Entspannung.

Im Folgenden zeigen wir Ihnen einige Beispiele für Dehnübungen.

DEHNUNG

OBERSCHENKELVORDERSEITE 1

› Im aufrechten Stand umfassen Sie Ihr Fußgelenk und ziehen die Ferse zum Gesäß. Das Standbein bleibt dabei ein wenig gebeugt. Die Bauchmuskulatur wird angespannt und der Oberschenkel sanft nach hinten geführt (der Rumpf bleibt aufrecht), bis eine Dehnspannung in der Oberschenkelvorderseite zu spüren ist. Als Hilfe bei Gleichgewichtsproblemen können Sie sich beispielsweise an einem Zaun festhalten.

OBERSCHENKELRÜCKSEITE 2

› Im aufrechten Stand stellen Sie ein Bein auf die Ferse nach vorn (Bein dabei nicht ganz durchstrecken) und ziehen die Zehen mit dem Vorfuß Richtung Schienbein. Das hintere Bein ist leicht angewinkelt und trägt das Körpergewicht. Die Arme strecken Sie nach vorn; die Handflächen zeigen zueinander. Beugen Sie sich jetzt mit geradem Oberkörper nach vorn, bis Sie die Dehnung an der Oberschenkelrückseite des gestreckten Beines deutlich spüren. Seitenwechsel nicht vergessen.

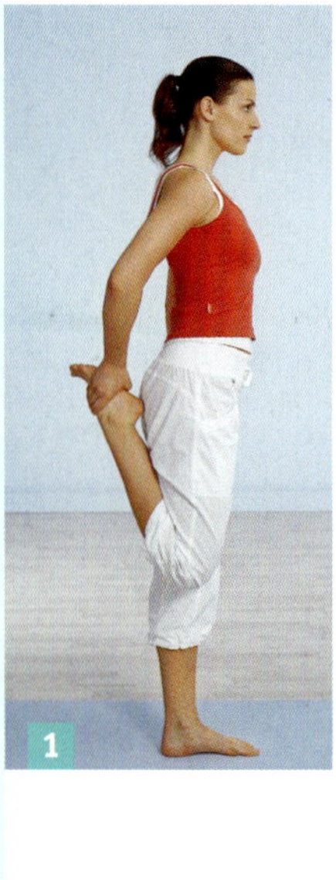
1

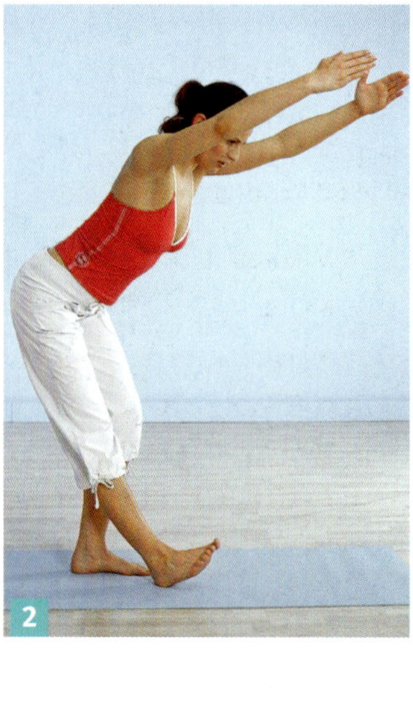
2

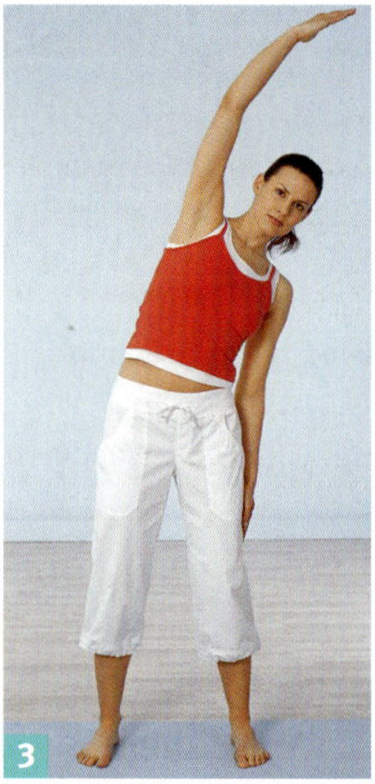
3

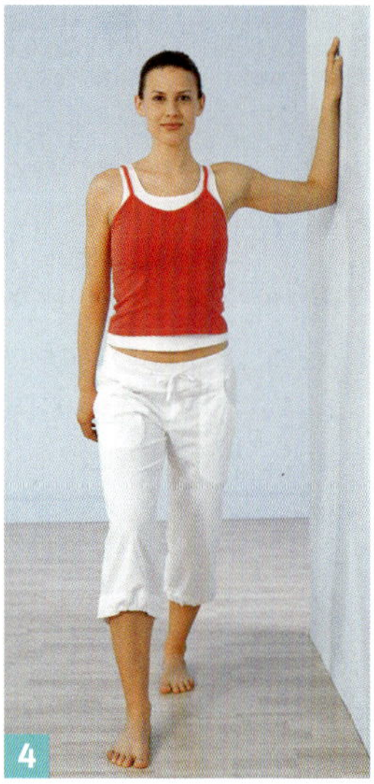
4

SEITLICHE RUMPFMUSKULATUR 3

› Im aufrechten Stand neigen Sie den Oberkörper leicht zur linken Seite. Den rechten Arm führen Sie langsam und kontrolliert über den Kopf so weit zur linken Seite, bis Sie ein leichtes Ziehen entlang der rechten Rumpfseite spüren. Danach Seitenwechsel.

BRUSTMUSKULATUR 4

› Halten Sie im aufrechten Stand den Oberarm etwas über die Waagerechte. Den Unterarm und die Kleinfingerkante legen Sie an einen Baum oder eine Wand. Drehen Sie nun den Oberkörper vom Arm weg, bis eine Dehnung in der Brustmuskulatur spürbar wird. Danach Seitenwechsel.

Wichtig: Bleiben Sie bei allen Übungen mindestens 30 Sekunden lang in der Dehnposition, damit der Dehnungsreiz seine positive Wirkung richtig entfalten kann.
Übertreiben Sie es aber nicht: Ein bisschen ziehen darf es beim Dehnen schon, aber richtig wehtun sollte es auf keinen Fall.

Intensität	Zeit	Tipps
Woche 1: Trainieren Sie in der ersten Woche je 30 Minuten		
Niedrige Intensität	5 Minuten	Suchen Sie sich zur Abwechslung einen schönen Park oder Wald in Ihrer Nähe – Körper und Seele werden es Ihnen danken!
Gemäßigte Intensität, mit großen Schritten	5 Minuten	
Gesteigerte Intensität, kleine, schnelle Schritte	5 Minuten	
Gemäßigte Intensität, mit großen Schritten	5 Minuten	
Gesteigerte Intensität, kleine, schnelle Schritte	5 Minuten	
Niedrige Intensität	5 Minuten	
Woche 2: Trainieren Sie in dieser Woche mindestens zwei- bis dreimal je 45 Minuten		
Niedrige Intensität	5 Minuten	Suchen Sie sich einen Walking-Treff in Ihrer Nähe oder animieren Sie Freunde dazu. So macht das Training Spaß und führt zum Erfolg!
Gemäßigte Intensität, mit großen Schritten	10 Minuten	
Gesteigerte Intensität, kleine, schnelle Schritte	8 Minuten	
Gemäßigte Intensität, mit großen Schritten	10 Minuten	
Gesteigerte Intensität, kleine, schnelle Schritte	8 Minuten	
Niedrige Intensität	5 Minuten	
Woche 3: Trainieren Sie in dieser Woche dreimal je 55 Minuten		
Niedrige Intensität	5 Minuten	Nun sind Sie bereits in der Lage, sich Strecken mit moderaten Steigungen zu suchen, so trainieren Sie automatisch intensiver.
Gemäßigte Intensität, mit großen Schritten	5 Minuten	
Gesteigerte Intensität, kleine, schnelle Schritte	5 Minuten	
Gemäßigte Intensität, mit großen Schritten	15 Minuten	
Gesteigerte Intensität, kleine, schnelle Schritte	5 Minuten	
Gemäßigte Intensität, mit großen Schritten	15 Minuten	
Niedrige Intensität	5 Minuten	
Woche 4: Trainieren Sie diese Woche drei- bis viermal je 60 Minuten		
Niedrige Intensität	5 Minuten	Herzlichen Glückwunsch – Sie sind bereits in der Lage, eine Stunde am Stück zu wandern oder zu walken. Weiter so! Sind Sie zwei bis drei Monate regelmäßig gewalkt, so können Sie mit Ihren Hausarzt über einen Umstieg aufs Joggen sprechen – natürlich nur, wenn Sie mögen.
Gemäßigte Intensität, mit großen Schritten	5 Minuten	
Gesteigerte Intensität, kleine, schnelle Schritte	10 Minuten	
Gemäßigte Intensität, mit großen Schritten	20 Minuten	
Gesteigerte Intensität, kleine, schnelle Schritte	5 Minuten	
Gemäßigte Intensität, mit großen Schritten	10 Minuten	
Niedrige Intensität	5 Minuten	

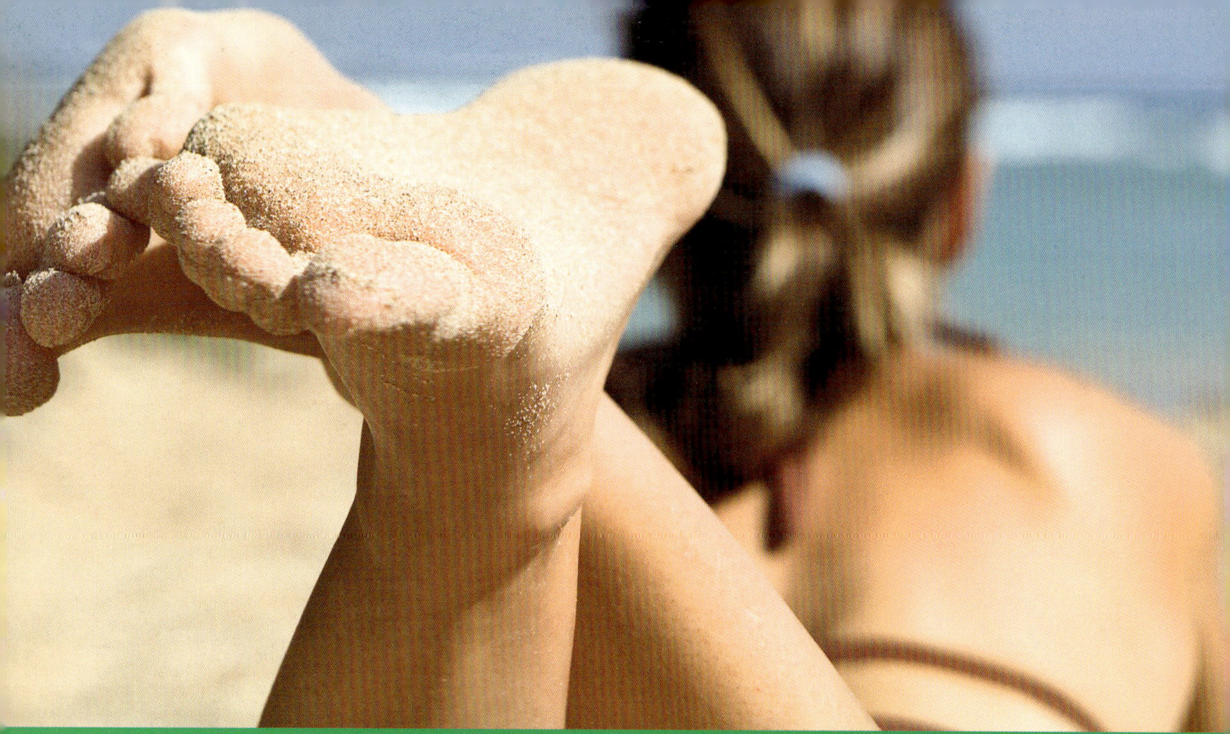

Freie Radikale im Übermaß

WENN EISEN ROSTET, ist dies das Ergebnis eines chemischen Prozesses, den wir als Oxidation bezeichnen. Dabei verbindet sich ein Stoff – im Beispiel Eisen – mit Sauerstoff. Wir sagen: Das Eisen oxidiert. Der Sauerstoff stiehlt Elektronen aus dem Metall, was letztlich die Eigenschaften des Metalls sowie sein Aussehen verändert und besonders seine Belastbarkeit verringert. Der Rost ist also das nach außen sichtbare Zeichen der Schädigung des Metalls durch oxidative Prozesse.

Sie fragen sich, was das mit Ihnen und Ihrer Gesundheit zu tun hat? Oxidation findet auch in lebenden Zellen statt: Beißen Sie in einen Apfel und lassen Sie ihn an der Luft liegen. Schon nach kurzer Zeit wird das Fruchtfleisch des Apfels braun. Auch dafür ist die Oxidation mit Luftsauerstoff verantwortlich. Diese natürliche Reaktion auf Sauerstoff finden wir auch im Inneren unseres Körpers: Wenn Teile eines Sauerstoffmoleküls, sogenannte freie Radikale, in Kontakt mit Geweben des Körpers kommen, stehlen sie den Gewebemolekülen ebenfalls ein Elektron. Sie verändern die Gewebemoleküle sowie ganze Körperzellen und schädigen sie dadurch.

Freie Radikale schädigen die Körperzellen tagein, tagaus und sind ständig im Kampf um Elektronen unterwegs. Doch erst wenn sie überhandnehmen, sprechen wir von »oxidativem Stress«. Er bewirkt den Tod vieler Körperzellen und ist dadurch verantwortlich für Alte-

links: Sonnenbad mit Folgen: Durch UV-Strahlen entstehen freie Radikale, die die Haut schädigen.

rungsprozesse im Körper – wie vorzeitige Faltenbildung – und für sehr viele Erkrankungen, darunter Arteriosklerose, manche Krebsarten, Grauer Star, Demenz und Alzheimer.
All diesen Krankheiten können Sie wirksam vorbeugen, indem Sie die freien Radikale in Schach halten und dadurch oxidativen Stress vermeiden. Das ist zum Glück gar nicht so schwierig, wie es klingt. Damit Sie unsere praktischen Tipps ab Seite 176 besser verstehen, schauen wir uns die Vorgänge, die zu oxidativem Stress führen, zunächst genauer an.

WAS SIND FREIE RADIKALE?

Egal ob Tier, Mensch, Stein oder Pflanze – jede Materie auf unserer Erde besteht aus kleinsten Teilen: den Atomen. Ihre unterschiedliche Anordnung, Vielzahl und Konstruktion bewirkt Eigenschaften und Aussehen der jeweiligen Materie. Im inneren Kern jedes Atoms befinden sich Protonen und Neutronen und um den Kern kreisen die sogenannten Elektronen. Jeweils zwei von ihnen bilden ein Paar – fast ein Leben lang, weil die Beziehung sehr eng und stabil ist.
Bei den unzähligen chemischen Prozessen im Körper entstehen ständig auch einzelne, partnerlose Elektronen, die frei herumschwirren. Diese »Singles« sind sehr reaktionsfreudig: Sie sind ständig auf der »Pirsch« und daran interessiert, sich mit Elektronen anderer Atome zu verbinden. Dabei kümmert es sie wenig, dass sie mit einer solchen Verbindung das Ursprungspaar zerstören. Kein Wunder, dass sich der Name »freie Radikale« für diese ungebundenen Elektronen durchgesetzt hat.

Kettenreaktion

Freie Radikale attackieren also benachbarte Moleküle, indem sie sich von diesen ein Elektron »klauen«, um selbst wieder ein stabiles ganzes Molekül zu werden. Dieser Elektronenverlust verändert selbstverständlich auch das angegriffene Molekül biochemisch: Von zwei eng vereinten Elektronen ist nur noch eins übrig. Es hat keine Bindung mehr – und wird so selbst ein freies Radikal, das nach einer Bindung strebt. Das ist der Beginn einer Kettenreaktion.
Während der Energieproduktion entstehen in jeder Zelle ohne Pause freie Radikale. Werden sie nicht neutralisiert, können sie mit ihrem Aggressionspotenzial viele Biomoleküle schädigen und funktionsuntüchtig machen: Proteine, Zucker, Fettsäuren und auch unsere Erbsubstanz, die DNA.

Freie Radikale sind nicht per se schädlich

Wer sich schon häufiger mit der Natur und besonders dem Wunderwerk des menschlichen Körpers befasst hat, weiß, dass alles, was dort

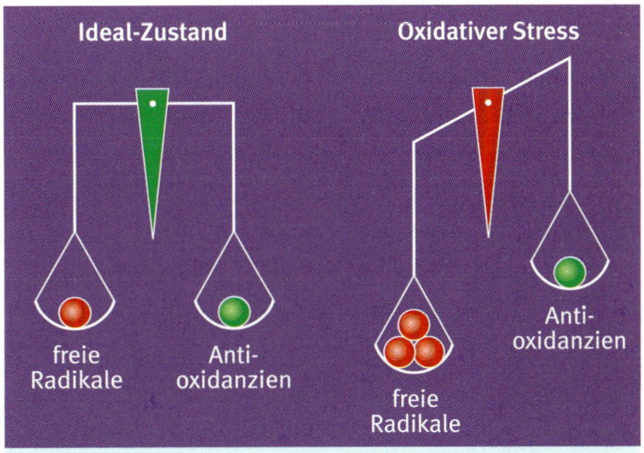

Idealerweise werden freie Radikale im Körper von Antioxidanzien neutralisiert. Nehmen sie jedoch überhand, drohen Krankheiten.

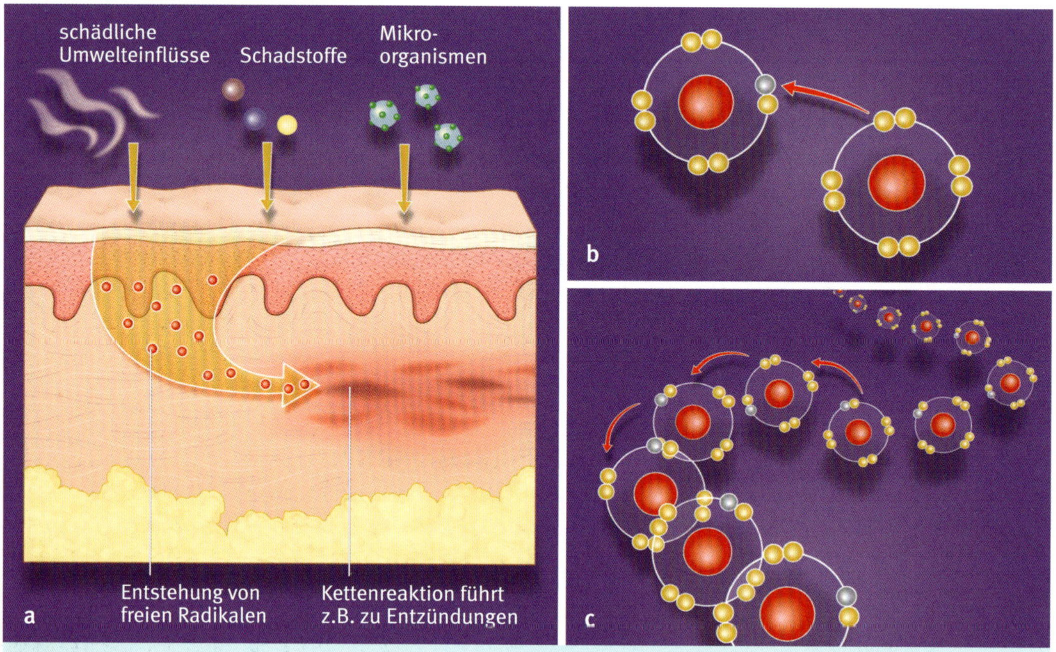

Schädliche Umwelteinflüsse begünstigen die Entstehung freier Radikale (a). Dabei entzieht ein freies Radikal einem intakten Molekül ein Elektron (b), das dadurch dem nächsten ein Elektron entzieht und so fort (c). Eine Kettenreaktion ist in Gang gesetzt, die zum Beispiel in der Haut zu Entzündungen und vorzeitiger Hautalterung führen kann (a).

vorkommt, im größeren Zusammenhang einen Sinn hat. So ist auch die Freisetzung von freien Radikalen ein ganz normaler Vorgang, der unserem Körper zunächst nicht schadet. Im Gegenteil, freien Radikale in normaler Menge nutzen dem Organismus, denn sie schützen uns vor Krankheiten: Sie unterstützen durch ihre Reaktionsfreudigkeit die Immunzellen und die Fresszellen im Kampf gegen Bakterien, Viren und andere Fremdstoffe. Denn auch deren Moleküle zerstören sie, indem sie ihnen Elektronen entziehen. Ob man sich diese Eigenschaft in der Tumorbekämpfung zunutze machen kann, wird gerade in aufwändigen Forschungsarbeiten analysiert.

ANTIOXIDANZIEN – DIE GEGENSPIELER DER FREIEN RADIKALE

Ein gesunder Körper hat den freien Radikalen einiges entgegenzusetzen, nämlich die sogenannten Antioxidanzien. Diese »Radikalfänger« können leicht ein Elektron an freie Radikale abgeben und sie so entschärfen. Alterungsprozesse können dadurch sogar in umgekehrter Richtung beeinflusst werden – »Anti-Aging« ist also nicht nur ein Modewort. Um eine Vorstellung zu bekommen, wie das funktioniert, erinnern wir uns kurz an den angebissenen Apfel vom Anfang dieses Kapitels: Durch die Reaktion mit Sauerstoff ist er

INFO

Auch der Körper produziert freie Radikale – in den Mitochondrien

Mitochondrien sind unsere Energiefabriken. Sie befinden sich in jeder einzelnen Körperzelle und stellen die Energie für sämtliche Lebensvorgänge zur Verfügung. Die Stoffwechselaktivität der Zelle bestimmt die Anzahl der Mitochondrien, so haben beispielsweise Leberzellen bis zu 6000 Mitochondrien pro Zelle. Eine typische Muskelzelle hat demgegenüber nur 1000–2000 Mitochondrien. Besonders häufig kommen die Mitochondrien auch in den Körperzellen vor, die Fette (Lipide) speichern, aber auch im Herzmuskel.

Die Anzahl der Mitochondrien kann maßgeblich durch Bewegung und Sport beeinflusst werden. Denn wenn der Körper aufgrund der vielen Bewegung signalisiert: »Ich brauche mehr Energie, um das alles zu leisten«, dann können sich Mitochondrien durch Teilung vermehren. So stellte der Sportwissenschaftler Horst de Marées fest, dass ein trainierter Muskel einen etwa doppelt so hohen Anteil an Mitochondrien hat wie Muskeln von untrainierten Menschen. Auch die Mitochondrienoberfläche ist bei trainierten bis zu 40 Prozent größer als die Oberfläche eines Mitochondriums einer untrainierten Vergleichsperson. Damit hat es eine größere Austauschfläche für die Herstellung von Energie bei der Atmung.

Die kleinen Mitochondrien spielen also eine wichtige, lebenserhaltende Rolle. Aber leider gibt es auch eine Kehrseite der Medaille. Denn die Mitochondrien sind auch Hauptquelle für im Körper selbst hergestellte freie Radikale. Sekunde für Sekunde entstehen während des Energiestoffwechsels in der Atmungskette durch die Freigabe der Elektronen eine Vielzahl von freien Radikalen: Täglich mehrere 10 000 Radikale pro Zelle, von denen wir etwa 70 Billionen haben. Freie Radikale entstehen also als Nebenprodukt bei der Energiegewinnung in den Mitochondrien.

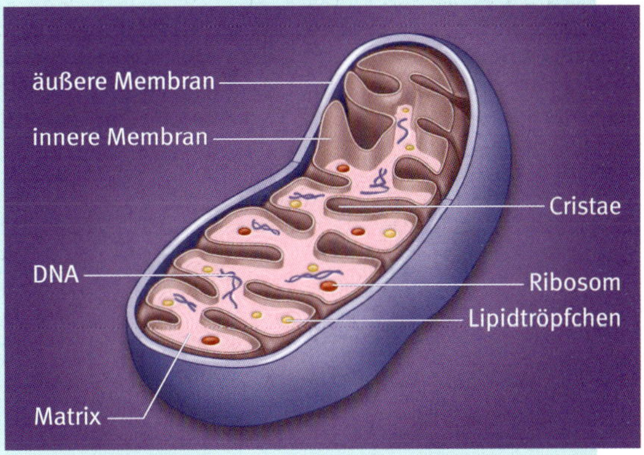

Je aktiver eine Zelle ist, desto mehr energieproduzierende Mitochondrien enthält sie.

braun geworden. Verhindern kann man dies, indem man die angebissenen Stellen mit Zitrone beträufelt. Denn Zitronensaft enthält Vitamin C, ein sehr wirksames Antioxidans. In einem gesunden Organismus befinden sich freie Radikale und Antioxidanzien in einem harmonischen Verhältnis.

Wie wirken Antioxidanzien?

Es gibt zwei Typen von Antioxidanzien: Zum einen sind antioxidative Enzyme als Radikalfänger aktiv. Sie machen die Radikale unschädlich, indem sie diese einfangen und zersetzen. Diesen Typ Radikalfänger synthetisiert sich der Körper selbst mithilfe von wichtigen Spuren-

elementen wie Zink, Selen und Eisen, die wir mit der Nahrung aufnehmen.
Der andere Typ sind Substanzen, die die freien Radikale neutralisieren, indem sie ihnen einfach ein Elektron übergeben, ohne dabei selbst zum freien Radikal zu werden. Die wichtigsten Antioxidanzien dieses Typus sind die Vitamine A, C, E, Betakarotin und die Flavonoide, die für Geruch und Farbe von Obst und Gemüse zuständig sind, sowie das Coenzym Q 10, das ebenfalls in vielen Lebensmitteln enthalten ist. Auch der Liponsäure und pflanzlichen Polyphenolen (etwa im Rotwein) wird eine solche Wirkung nachgesagt. All diese Stoffe erhält der Körper durch die tägliche Nahrung. Deshalb spielt die Ernährung bei der Vorbeugung gegen oxidativen Stress eine bedeutende Rolle, wie Sie im Praxisteil ab 177 sehen werden.

OXIDATIVER STRESS DURCH EIN ÜBERMASS AN FREIEN RADIKALEN

Solange sich freie Radikale und Antioxidanzien im Körper die Waage halten, ist alles in Ordnung. Erst wenn größere Mengen an freien Radikalen überwiegen und das Gleichgewicht zwischen den Gegenspielern zugunsten der freien Radikale gestört ist, werden sie schädlich und es entsteht sogenannter oxidativer Stress. Freie Radikale leben zwar nur sehr kurze Zeit (Millisekunden) und sind dabei auch winzig klein, können aber in großer Zahl enorm zerstörerisch wirken. Ob durch die freien Radikale oxidativer Stress entsteht, hängt also von ihrer Menge im Körper ab. Und die wiederum wird durch innere (endogene) und auch äußere (exogene) Faktoren beeinflusst.

Innere Ursachen

Während des Energiestoffwechsels entstehen ununterbrochen eine Vielzahl von freien Radikalen: die unglaubliche Zahl von etwa 10 000 Radikale pro Körperzelle von denen wir wiederum mehrere Billionen haben! Die Menge an freien Radikalen wird größer bei gesteigerter Stoffwechselaktivität, beziehungsweise bei großem Energiebedarf. Dies ist zum Beispiel beim Sport oder bei Stress der Fall, aber auch bei der Aktivierung von Immunzellen wie den weißen Blutkörperchen, wenn der Körper gegen Entzündungen ankämpft.

Äußere Belastungen

Bisher haben wir uns nur mit den freien Radikalen beschäftigt, die der Körper selbst aufgrund innerer Ursachen produziert. Es gibt aber auch noch exogene, also äußere Faktoren, die eine Bildung von freien Radikalen im Körper und damit letztlich oxidativen Stress begünstigen. Extreme Hitze, starke Sonneneinstrahlung (UV-Strahlen), Röntgenstrahlen, Ozon, Smog, Autoabgase und andere Belastungen der Umwelt gehören zu diesen äußeren Ursachen. So zerstören UV- und Röntgenstrahlen Moleküle direkt im Körper und setzen dabei Radikale frei, wie in der Zeichnung auf Seite 168 zu sehen ist.
Zudem beeinflusst unser Lebensstil ihre Entstehung maßgeblich: Rauchen, Alkohol, Drogen, Medikamente, Pflanzengifte und Schwermetalle in unserer Nahrung führen zur Bildung von freien Radikalen.

Die Situation eskaliert

Unser Organismus reagiert auf diese »Verseuchung«, indem er die Stoffwechselraten hochreguliert – und damit seinerseits noch mehr freie Radikale produziert. Dagegen kommen die körpereigenen Antioxidanzien nicht mehr an und das ganze System »kippt« schließlich auf die negative Seite. Diesen Zustand nennt man oxidativen Stress.

OXIDATIVER STRESS UND SEINE GEFÄHRLICHEN FOLGEN

Hat der Körper ein defektes Schutzsystem – zum Beispiel ein geschwächtes Immunsystem – und zu wenig Antioxidanzien im Angebot, dann wird es gefährlich, weil die freien Radikale zunehmend freie Bahn haben beim Elektronenklau aus intakten Zellmolekülen. Die Zellen bekommen Defekte, altern und verlangsamen ihre zelleigenen Reparatursysteme. Bei einer stetigen Zunahme von oxidativem Stress entgleist irgendwann das System, was die Entstehung zahlreicher Erkrankungen begünstigt:

- Arteriosklerose, aus der sich Herzinfarkt und Schlaganfall entwickeln können
- Chronische Entzündungen und Autoimmunerkrankungen
- Krebserkrankungen
- Neurologische Erkrankungen wie Morbus Parkinson und Altersdemenz
- Stoffwechselstörungen, die langfristig zu Diabetes führen können
- Rheumatische Erkrankungen
- Atemwegserkrankungen
- Grauer Star

All diese Krankheiten werden den freien Radikalen ursächlich zugeschrieben. Die negativen Auswirkungen von oxidativem Stress verdeutlichen die folgenden Beispiele.

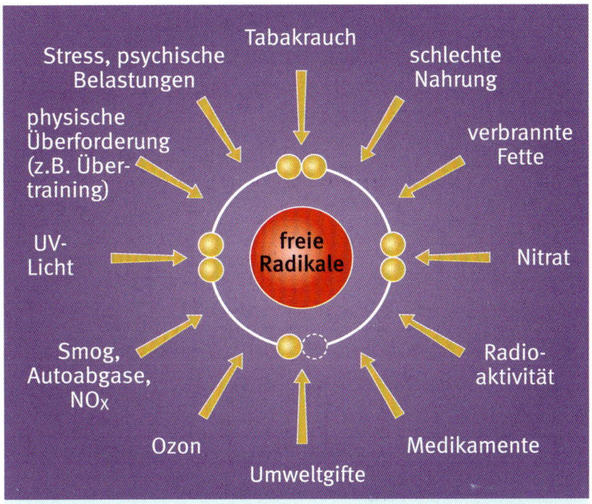

Viele Umwelteinflüsse führen zur Bildung von freien Radikalen und schaden so dem Körper.

STERBENDE ZELLEN

Was bedeutet es für unsere Zellen, wenn ständig freie Radikale produziert werden und diese versuchen, an andere Elektronen heranzukommen? Beliebtes Ziel der freien Radikale ist die Zellmembran, weil dort die Moleküle dicht beieinander liegen und somit einen optimalen Zugang für die freien Radikale bieten. Eine intakte Membran ist wichtig für die Zelle, weil zum einen die im Inneren liegenden Zellteile geschützt werden und zum anderen die Zellmembran bedeutend für den Nährstofftransport in die Zelle und den Abtransport von Abfall- und Giftstoffen aus der Zelle heraus ist. Ist diese schützende Membran beschädigt, können freie Radikale ohne Weiteres in die Zelle und bis zum Zellkern vordringen und dabei die Erbsubstanz DNA schädigen. Ist die Erbsubstanz fehlerhaft, kann sie nur noch mangelhaft kopiert bzw. reproduziert werden, und dies kann für die Zellregeneration gefährliche Dimensionen annehmen, wie Sie im nächsten Abschnitt sehen werden.
Nicht so dramatisch, dafür aber für jeden sichtbar sind unsere Hautfalten oder Altersflecken. Hier haben bei der Zellteilung zur Erneuerung der Haut fehlerhaft vervielfältigte Zellen Einzug erhalten. Da die Haut unsere Grenze zwischen dem Organismus und unserer Umwelt ist, wirken sich die äußeren

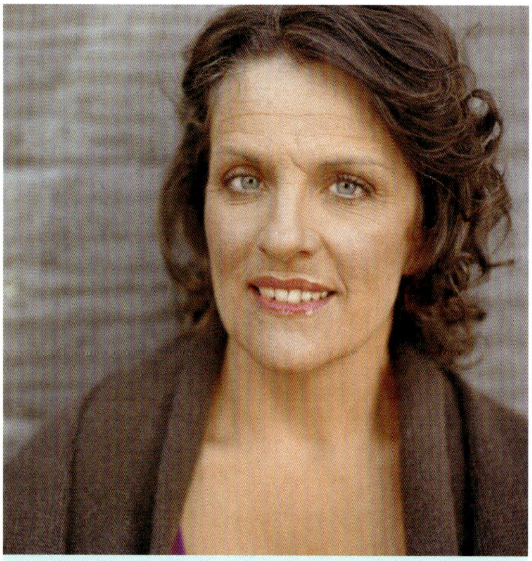

Vorzeitige Hautalterung mit Faltenbildung – dafür sind freie Radikale verantwortlich.

Ursachen für freie Radikale und oxidativen Stress besonders nachhaltig aus. Nicht umsonst wird seit Jahrzehnten vor zu starker und ausgiebiger Sonneneinstrahlung gewarnt. Allerdings muss man berücksichtigen, dass Falten- und Fleckenbildung bis zu einem gewissen Grad ganz normale physiologische Vorgänge sind, weil Zellen natürlicherweise altern. Doch freie Radikale behindern die Teilungsfähigkeit der Zellen, sodass sie sich nur noch begrenzt erneuern können.

GESCHÄDIGTE NERVEN

Viel dramatischer als Falten oder Flecken ist die Rolle der freien Radikale bei schwerwiegenden Erkrankungen des Nervensystems. So scheint sich nach neuesten Studien ein enger Zusammenhang zur Parkinson-Krankheit und der Alzheimer-Krankheit, aber auch zu anderen degenerativen Erkrankungen zu bewahrheiten. Insbesondere bei der Parkinson-Krankheit wird die Umwandlung von Proteinen im Gehirn (genauer in der Region der *Substantia nigra* in den Basalganglien) durch freie Radikale in Kombination mit dem Mineral Eisen vermutet. Dadurch kommt es zu einem massiven Zellsterben in der betroffenen Gehirnregion, was letztlich zur Schädigung der Neuronen und damit zu einer unterbrochenen Reizweiterleitung und -verarbeitung führt.

ENTZÜNDETE GELENKE

Speziell bei entzündlichen Erkrankungen der Gelenke (Arthritiden) spielen freie Radikale im Übermaß ebenfalls eine entscheidende Rolle. Denn sie greifen in der Gelenkflüssigkeit (Synovia) direkt die Mikro-Polysaccharide an, die beim gesunden Gelenk durch ihre »Schmierwirkung« die Beweglichkeit garantieren. Durch die freien Radikale verliert die Gelenkflüssigkeit ihre Wirksamkeit und die Gelenke entzünden sich. Gelegentliche leichte Schmerzen in den Gelenken sind ein erstes Warnzeichen, dem mit kurzfristiger Entlastung der Gelenke und antioxidanzienreicher Ernährung (Seite 180) begegnet werden kann.

VERSTOPFTE BLUTGEFÄSSE

Immer wenn freie Radikale Cholesterin-Moleküle angreifen (insbesondere das LDL-Cholesterin), können sich Ablagerungen, sogenannte Plaque, an den Wänden der arteriellen Blutgefäße bilden. Die Arterien werden dadurch mit der Zeit immer enger, bis kaum noch Blut hindurchfließen kann. Es drohen Herzinfarkt und Schlaganfall. Vor allem Menschen mit Übergewicht sind davon bedroht, weil ihre Cholesterinwerte im Blut häufig erhöht sind. Der erste Schritt dieses Prozesses ist die Attacke der Radikale auf die im LDL-Cholesterin enthaltenen ungesättigten Fettsäuren. Dabei entzieht ein Radikal einer Fettsäure des Cholesterin-Transportsystems (LDL-Lipoprotein) ein Elektron. Durch diesen Verlust wird die Fettsäure selbst zum Radikal und entreißt ihrer Nachbarin, der nächsten ungesättigten Fettsäure, ein Elektron. Damit wird eine fast unendliche Kettenreaktion in Gang gesetzt und immer mehr freie Radikale entstehen.

Oxidiertes LDL-Cholesterin – die Keimzelle der Plaques

Aus dem LDL-Cholesterin wird durch die Kettenreaktion oxidiertes LDL-Cholesterin. Durch immer mehr Angriffe der Radikale häuft sich das oxidierte Cholesterin im Blutplasma an und lagert sich – weil es nicht gebraucht wird – in den Zellen der Gefäßwand ab. Der menschliche Organismus setzt daraufhin umfangreiche Abwehrmechanismen in Gang: Er hält das oxidierte Cholesterin für einen eingedrungenen Fremdling – ähnlich wie ein Bakterium – und sendet Fresszellen (Makrophagen) zur Bekämpfung. Die fressen nun das abgelagerte Cholesterin, bis sie so dick sind, dass sie platzen. Dabei setzen sie das oxidierte LDL-Cholesterin wieder frei. Dieses lagert sich nun nicht mehr *in* der Wand des Blutgefäßes an, sondern *an* der Innenseite – es entstehen die berühmten Plaques, die Keimzelle der Gefäßverengung, der sogenannten Arteriosklerose. In deren Verlauf verengt sich die Blutbahn immer weiter, sodass es unter Belastung zu gefährlicher Unterversorgung von Organen, insbesondere des Herzens kommen kann.

INFO

Zweimal Cholesterin

Cholesterin wird auch Cholesterol genannt und ist ein fettähnlicher Stoff. Der Körper benötigt ihn zur Bildung einiger Hormone und Gallensäuren. Cholesterin wird sowohl vom Organismus gebildet als auch über die Nahrung aufgenommen. Man unterscheidet zwischen HDL- und LDL-Cholesterin: High Density Lipoprotein und Low Density Lipoprotein, also mit hoher und niedriger Dichte.

FREIE RADIKALE VERÄNDERN HDL-CHOLESTERIN VON GUT ZU SCHLECHT

Welche vertrackten Wirkungen die freien Radikale in einem so fein aufeinander abgestimmten System wie unserem Organismus haben, wenn sie in der Überzahl sind, zeigt sich nicht nur an ihrer Wirkung auf das LDL-, sondern auch auf das HDL-Cholesterin. Bisher galt, dass HDL – das sogenannte gute Cholesterin – überschüssiges Cholesterin aus dem Blut entfernt und zur Leber bringt. Es fängt das wasserunlösliche LDL-Cholesterin ab und entschärft damit seine negativen Wirkungen auf die Blutgefäße. Doch aktuelle Forschungen zeigten: Das »gute« HDL-Cholesterin schützt nicht immer – wenn es von freien Radikalen angegriffen wird, dann kann zu viel davon auch schädlich sein.

HDL ist ein sogenanntes Lipoprotein, das bedeutet, es ist aus Fett und Eiweiß zusammengesetzt. Forscher aus Washington untersuchten 2008 diese Fett-Eiweiß-Aggregate näher und haben insgesamt 48 unterschiedliche Proteine entdeckt – davon 13 allein im HDL.

(Weiter Seite 175)

TEST: LEIDEN SIE UNTER OXIDATIVEM STRESS?

1 Wie würden Sie Ihre eigene Ausdauer einschätzen?

A Eher schlecht: Wenn ich die Treppe hochgehe, komme ich recht schnell aus der Puste und muss ganz schön hecheln.

B Sehr gut, ich mache häufig Ausdauersport und das macht sich auch im Alltag bemerkbar.

C Es könnte besser sein, aber an sich bin ich ganz zufrieden, fühle mich für den Tag einigermaßen gewappnet, obwohl ich nicht gezielt trainiere.

Hinweis: Durch regelmäßiges moderates Ausdauertraining erhöht sich die Fähigkeit des Körpers, freie Radikale abzufangen.

2 Rauchen Sie?

A Nein.

B Ja, ich rauche regelmäßig.

C Nicht regelmäßig. Aber beim einen oder anderen Anlass lasse ich mich schon mal verführen.

Hinweis: Raucher werden allein durch den Tabakgenuss mit durchschnittlich zehnmal mehr freien Radikalen konfrontiert.

3 Gehen Sie regelmäßig auf die Sonnenbank oder im Sommer in die pralle Sonne?

A Nein, ich war noch nie auf der Sonnenbank.

B Ja, wöchentlich. Ein schöner Teint gehört für mich dazu. Ich fühle mich damit einfach wohler.

C Ganz selten. Wenn ich lange keine Sonne abbekomme, dann greife ich schon mal auf das künstliche Sonnenlicht zurück.

4 Hat Ihr Arzt bei Ihnen schon eine Arteriosklerose diagnostiziert oder aber haben Sie das Gefühl, dass Ihr Herz nicht mehr so leistungsfähig ist?

A Ja, beides.

B Nein, aber mein Arzt hat mich schon darauf hingewiesen, dass ich einen Risikofaktor für Arteriosklerose habe.

C Nein, habe ich nicht.

5 Haben Sie im Alltag oft Stress?

A Nein. Mein Alltag ist ausgeglichen und entspannt.

B Ja. Ich bin oft angespannt und habe wenig Möglichkeiten zum Ausgleich.

C Manchmal habe ich Zeiten, in denen ich wenig Zeit zum Durchschnaufen habe. Es gibt aber auch Zeiten, in den ich mich dann wieder erhole.

6 Bewegen Sie sich regelmäßig?

A Ja, ich bewege mich mindestens zwei- bis dreimal pro Woche und gehe dabei Spazieren, Radfahren, Joggen oder Walken.

B Nein, ich würde mich als Bewegungsmuffel bezeichnen.

C Ja, ich mach gerne Sport. Ich muss mich dann immer richtig auspowern.

Hinweis: Durch eine Überanstrengung des Körpers werden die freien Radikale aktiviert und damit steigt der oxidative Stress.

7 Haben Sie in letzter Zeit deutliche Hautveränderungen (Falten etc.) bemerkt?

A Nein, mein Aussehen ist unverändert und eher jugendlich.

B Ja, ein bisschen schon – ich sehe, wie der Zahn der Zeit an mir nagt.

C In letzter Zeit habe ich viele Falten und auch braune Flecken bemerkt.

AUSWERTUNG

Frage	1			2			3			4			5			6			7			Gesamt
Antwort	A	B	C	A	B	C	A	B	C	A	B	C	A	B	C	A	B	C	A	B	C	
Punkte	0	2	1	2	0	1	2	0	1	0	1	2	2	0	1	2	0	1	2	1	0	

Über 11 Punkte

Sie setzen Ihren Körper keinen unnötigen Belastungen aus und das ist gut so. Denn auf Dauer wird sich der Körper Belastungen, für die er nicht geschaffen ist, merken und nicht ohne Folgen wegstecken können. Oxidativer Stress kann auf vielfältige Weise entstehen. Die Faktoren dafür können tückisch zusammenwirken. Was der eine gut wegsteckt, kann für einen anderen Menschen schon fatal sein.

AUSWERTUNG

Bleiben Sie weiter so besonnen und versuchen Sie bei äußeren Belastungen, die Sie verhindern können, noch an sich zu arbeiten. Bleiben Sie dabei, sich zu bewegen und achten Sie auch weiterhin auf eine ausgewogene Ernährung.

Zwischen 8 und 10 Punkte
In einigen Bereichen achten Sie bereits darauf, Ihren Körper nicht allzu viel oxidativem Stress auszusetzen – das ist gut. Allerdings gibt es noch einige Bereiche in Ihrem Leben, die Ihren Körper sehr belasten. Versuchen Sie, sensibler zu werden und darauf zu achten, Ihren Körper zu stärken, sei es durch Ausschalten von äußeren Umwelteinflüssen, durch vermehrte moderate körperliche Aktivität oder durch eine bewusste Ernährung.

Unter 8 Punkte
Sie setzen sich verschiedenen Risikofaktoren leichtsinnig aus. In einigen Fällen wissen Sie es sicherlich. Versuchen Sie, das zu ändern: Ihr Körper wird es Ihnen danken. Es ist viel leichter, Erkrankungen zu verhindern, als sie im Nachhinein zu behandeln und zu kurieren. Denn die Regeneration des Körpers funktioniert nicht auf Knopfdruck.

Wenn der Organismus in die Knie geht, ist schon einiges passiert. Folgen Sie unserem Aktiv-Programm und Sie werden sehen, wie schnell sich Ihr Befinden positiv verändert.

Wenn Sie bei den Fragen für sich ein hohes Risiko für oxidativen Stress erkannt haben, dann sollten Sie bei Ihrem Arzt folgende Labortests machen lassen.

Untersuchung	Kosten
Messung von freien Radikalen:	
d-ROMs-Test	ca. 47,00 €
Messung von antioxidativem Schutz:	
BAP-Test	ca. 46,50 €
Antioxidanzien-Test:	
Vitamine A, C, E und Selen	ca. 67,00 €

Hinweis: Wenn Sie bei den Fragen gut abgeschnitten haben, sind diese Labortests sinnvoll und hilfreich, aber nicht notwendig.

Ein Teil dieser Proteine spielt vermutlich eine bislang noch unbekannte Rolle bei der Prävention von Herzinfarkt und Schlaganfall. Dagegen übernehmen leider einige andere auch eine negative Rolle. Denn speziell bei Menschen, deren Herzkranzgefäße erste krankhafte Veränderungen zeigen, enthält das HDL-Cholesterin besonders viele von den eher schädlichen Proteinen.
Die Forscher konnten auch die Ursache dafür entdecken. Es sind die freien Radikale: Sie greifen die Proteine im HDL an und verändern sie so, dass die Entstehung von Krankheiten dadurch begünstigt wird. Hatte man früher gedacht, ein hoher HDL-Spiegel sei wichtig und gut, weiß man es nun besser (hoffentlich auch Ihr Arzt). Es kommt auf die richtigen HDL-Protein-Bestandteile an. Das bedeutet für die Ernährungsempfehlungen, dass mehrfach ungesättigte Fettsäuren wie in Soja und fettigem Fisch zwar nach wie vor gesünder sind als die gesättigten, die etwa in Butter vorkommen. Keinesfalls empfiehlt sich jedoch ein übermäßiger Genuss.

FREIE RADIKALE AKTIV IN SCHACH HALTEN

Oxidativer Stress wird ausgelöst durch zuviel freie Radikale, also gilt es, sie zu vermeiden, wenn Sie sich etwas Gutes tun wollen. Damit schlagen Sie zwei Fliegen mit einer Klappe: Sie beugen den erwähnten Krankheiten vor und verlangsamen den Alterungsprozess, tun also etwas fürs Anti-Aging.

MIT AUSDAUER DEM OXIDATIVEN STRESS DAVONLAUFEN

Freie Radikale werden wie bereits erwähnt grundsätzlich bei körperlicher Belastung – also auch beim Sport – vermehrt produziert. Sport ist also doch Mord? Lautet die neue Devise: »Bloß nicht bewegen«? Andererseits aber soll gerade Sport gut für den Körper sein. Wie passt das zusammen?
Viele Forschungsergebnisse zeigen, dass besonders intensive sportliche Aktivitäten zu einer gesteigerten Produktion von freien Radikalen führen. So konnte festgestellt werden, dass hoch belastendes, intensives Training zur Zellbeschädigung und sogar zur Schädigung des genetischen Materials führen kann. Diese Schäden wurden sowohl am Herzen als auch in den Muskeln und anderen Organen wie Leber und Nieren beobachtet.
Auf der anderen Seite konnte aber auch in wissenschaftlichen Studien bewiesen werden, dass durch trainingsbedingte Anpassungen des

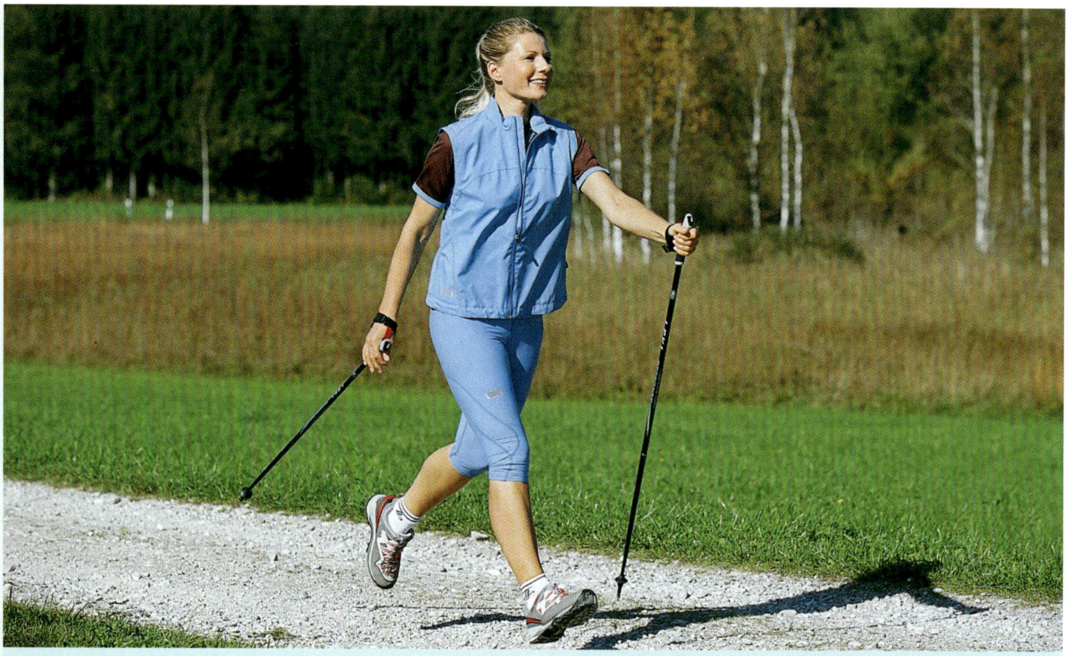

Beim Nordic Walking benutzen Sie durch den Stockeinsatz mehr Muskeln für die Fettverbrennung, als beim Joggen, weil die Rückenmuskulatur und der Schulter-Arm-Bereich mit trainiert werden.

Körpers die Produktion der freien Radikale im Verlauf mehrerer Monate deutlich reduziert werden kann. Besonders das Ausdauertraining erhöht die antioxidativen Fähigkeiten des menschlichen Gewebes über eine Zunahme antioxidativer Enzyme in den Muskeln. Ebenso konnte belegt werden, dass sowohl die Mitochondrien als auch die weißen Blutkörperchen (Leukozyten) deutlich weniger freie Radikale während einer Ausdauer-Trainingseinheit produzieren. Die Ursachen dafür sind bisher noch völlig unklar.

Nicht übertreiben!

Heute wissen wir, dass es von der Dosis der Bewegung abhängt, ob der Körper zu viele freie Radikale bildet oder einen eigenen Schutz entwickelt. Vor allem hohe bis höchste körperliche Belastungen führen zu intensivem oxidativem Stress, den Sie unbedingt vermeiden sollten. Regelmäßiges, moderates Training dagegen stärkt von Anfang an den antioxidativen Selbstschutz und verringert die Produktion von freien Radikalen. Im nächsten Schritt verbessert es die Toleranz gegenüber oxidativem Stress, sodass der Organismus mehr freie Radikale ertragen kann, ohne Schaden zu nehmen. Wie Sie Ihre Ausdauer am besten gezielt steigern, zeigen wir Ihnen ab Seite 156 im Kapitel über das Immunsystem.

Vereinzelte Sportaktionen sind keine gute Idee

Sporadischer, unregelmäßiger Sport ist allerdings tatsächlich ungesund. Denn die Belastung durch freie Radikale ist bei Gelegenheitssportlern extrem hoch. Bei ihnen wurden zu wenig Spurenelemente und mehrfach ungesättigte Fettsäuren sowie höhere Oxidationswerte gemessen, weil der Körper aufgrund der unregelmäßigen sportlichen Betätigung keinen ausreichenden Reiz zur verstärkten Bildung körpereigener antioxidativer Enzyme erhält. Die Synthese dieser Enzyme wird nur angeregt durch gleichbleibende körperliche Anforderungen über einen längeren Zeitraum. Das Immunsystem wird durch vereinzelte sportliche Aktivitäten also nicht etwa gestärkt, sondern eher geschwächt. Folglich klagen Betroffene nach unüberlegten, meist überfordernden Sportaktionen häufig über wiederkehrende Entzündungen der Nasennebenhöhlen, Infektanfälligkeit, Magenbeschwerden und Kniegelenkschmerzen.

GUT ZU WISSEN

Leistungssport – Selbstmord auf Raten?

Hochleistungssportler gehen immer wieder an die Grenzen der Leistungsfähigkeit ihres Körpers. Entstehen dabei soviel freie Radikale und so starker oxidativer Stress, dass eine Schädigung der Organe unausweichlich ist? Tatsächlich kann sich beim Hochleistungssport die Belastung mit Radikalen aufgrund des erhöhten Sauerstoffumsatzes bis auf 600 % steigern! Doch nachweislich besitzt der Organismus von Spitzensportlern die Fähigkeit, sich innerhalb bestimmter Toleranzen an diesen oxidativen Stress anzupassen. Denn – im Unterschied zu vielen Freizeitsportlern – bauen Leistungssportler ihr Trainingsprogramm sehr gezielt und dosiert auf und unterstützen es durch eine gesunde Ernährung mit genügend Antioxidanzien. Dadurch können Spitzensportler die Zusatzbelastungen mit freien Radikalen besser neutralisieren als Gelegenheitssportler.

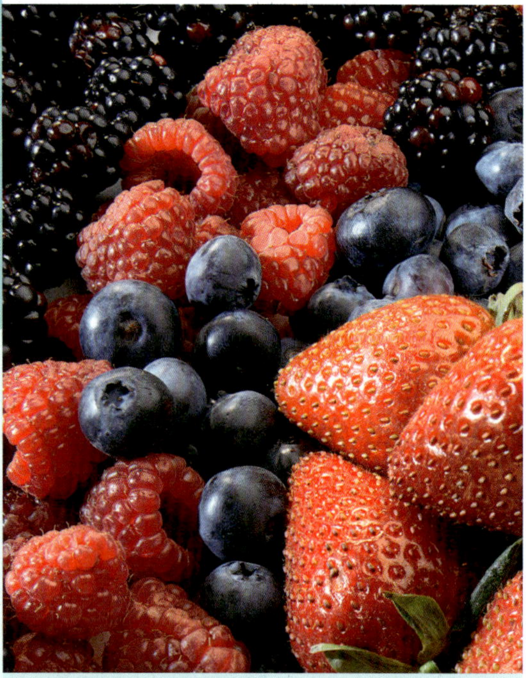

Gemischte rote Beeren sind der absolute Antioxidanzien-Power-Mix – am besten frisch genießen!

FANGEN SIE MIT ANTIOXIDANZIEN DIE RADIKALE EIN

Sie wissen aus den Erläuterungen zum oxidativen Stress, dass unser Körper Antioxidanzien einsetzt, um die freien Radikale auf eine gesunde Menge zu begrenzen. Was liegt also näher, als unseren Organismus durch eine entsprechende Ernährung zu unterstützen? Mit viel Obst und Gemüse auf dem Speiseplan sind Sie in jedem Fall gut bedient. Aber weil manche Nahrungsmittel besonders viele Antioxidanztien enthalten, sollten Sie diese besonders berücksichtigen, wenn Sie krank sind oder viel Sport treiben.

Eine Extraportion Vitalstoffe für Sportler

Sportler scheiden durch die vermehrte Schweißsekretion und die erhöhte Ausscheidung über die Nieren erhebliche Mengen an Mineralien und Spurenelementen aus, die es nachzuliefern gilt. Eine unzureichende Versorgung mit Antioxidanzien, Mineralstoffen und Spurenelementen kann sich bei sportlich Aktiven und Berufssportlern sehr ungünstig auswirken: Das reicht von einer geringeren Leistungsfähigkeit und verringerter Ausdauer, über eine verstärkte Schmerzempfindung, einer längeren Regenerationsphase, bis zu unzureichender geistiger Verfassung und ungenügender Ausgeglichenheit, was sich schließlich vor allem in Trainingsausfallzeiten durch erhöhte Anfälligkeit für Erkrankungen niederschlägt.

Mehr Schaden als Nutzen durch künstliche Antioxidanzien

Häufig wird im Sport eine zusätzliche Einnahme von Antioxidanzien durch Nahrungsergänzungsmittel diskutiert, meist in Form von Multivitamintabletten und Ähnlichem. Sie sollen einerseits vor oxidativem Stress schützen und andererseits auch die sportliche Leistung steigern. Allein in Deutschland konnte 2006 mit dem Verkauf von Antioxidanzien ein Umsatz von 78 Millionen Euro erreicht werden. Der tatsächliche Nutzen ist allerdings noch sehr fraglich.

In einer Studie der Deutschen Sporthochschule Köln wurde 2007 der Einsatz von Antioxidanzien bei Marathonläufern während des Wettkampfs untersucht. Erstaunlicherweise wurde festgestellt, dass die Läufer, die vor dem Wettkampf zusätzlich Antioxidanzien zu sich genommen hatten, im Ziel höhere Werte für oxidativen Stress aufwiesen als die Läufer ohne zusätzliche Antioxidanzien. Das bedeutet, dass eine zusätzliche Gabe zum Aufschaukeln des

HITLISTE NATÜRLICHER RADIKALFÄNGER

Lebensmittel	Antioxidanzien-Anteil in Millimol pro Portion
1. Brombeeren	5,7
2. Walnüsse	3,7
3. Erdbeeren	3,6
4. Artischocken	3,5
5. Preiselbeeren	3,1
6. Kaffee	3,0
7. Himbeeren	2,9
8. Heidelbeeren	2,7
9. Traubensaft (rot)	2,5
10. Sauerkirschen	2,2
11. Rotwein	2,2

(Quelle: American Journal of Clinical Nutrition)

Systems führen und sich letztendlich sogar kontraproduktiv auswirken kann.
Auch Wissenschaftler der Universität Tübingen warnten 2008 vor hoch dosierten Gaben von Antioxidanzien, weil erste Ergebnisse zeigten, dass es sogar zu einer Abschwächung von Anpassungsreaktionen des körpereigenen Stress-Toleranz-Systems kommen kann und sich dadurch der oxidative Stress sogar steigert. Zudem können gesundheitliche Risiken bisher noch nicht ausgeschlossen werden.
Allerdings ist in diesem Bereich noch vieles unerforscht, denn die Zufuhr von geringen Mengen an Antioxidanzien kann im Einzelfall für Athleten mit sehr hohem Energieumsatz in Erwägung gezogen werden. Am besten ist, Sie sorgen durch eine bewusste Ernährung mit Lebensmitteln, die viele Radikalfänger enthalten, für einen Ausgleich, das ist der beste Schutz vor zu vielen freien Radikalen. Dabei hilft Ihnen unsere Hitliste der effektivsten natürlichen Antioxidanzien – alle miteinander leckere Lebensmittel für Genießer.

Glutathion – die Wunderwaffe

Ein ganz besonderes Antioxidans ist Glutathion – vielleicht sogar das wichtigste, denn es kann Elektronen auf freie Radikale übertragen und ist so in der Lage, sie unschädlich zu machen. Glutathion wird in der Leber, aber auch in allen anderen Körperzellen gebildet und besteht aus drei lebenswichtigen Aminosäuren: Glutaminsäure, Cystein und Glycin. Es ist in jeder Körperzelle vorhanden und bietet nicht nur den direkten Schutz vor freien Radikalen, sondern ist auch in der Lage, bestimmte Radikalfänger wie Vitamin C, Flavonoide oder Vitamin E zu »reparieren«, die durch die Reaktion mit freien Radikalen selbst zu Radikalen geworden sind.
Gerade innerhalb der roten Blutkörperchen, die den Sauerstoff durch unseren Körper transportieren, leistet Glutathion hervorragende Arbeit, weil dort viele freie Radikale herumschwirren. Glutathion verhindert dort den Abbau und Zerfall der angegriffenen Blutkörperchenmembran. Außerdem hat es auch wichtige Funktionen für die Stärkung des Immunsystems, bei der Entgiftung und ist ein

TIPP

Achtung: Nicht überdosieren!

Es gibt wissenschaftliche Hinweise darauf, dass eine dauerhafte Einnahme und hohe Dosierung der fettlöslichen Vitamine E, D, K, A und Betakarotin negative Folgen nach sich zieht. In einer großen Metaanalyse einer serbischen Forschungsgruppe bestätigte sich sogar der Verdacht auf ein höheres Risiko für eine kürzere Lebenserwartung. Beraten Sie sich also immer mit Ihrem Arzt.

bedeutender Brennstoff für unser Gehirn. Ein dauerhaft niedriger Glutathion-Spiegel wird häufig bei chronischen oder degenerativen Erkrankungen beobachtet wie Krebs, Autoimmun- oder Stoffwechselkrankheiten – die Bandbreite ist groß. Bei diesen Erkrankungen ist der Körper vielen freien Radikalen ausgesetzt, sodass der Verbrauch von Glutathion extrem hoch ist.

Wichtig ist für uns, dass wir durch eine ausgewogene, gezielte Ernährung den Glutathion-Spiegel in unserem Körper konstant halten. Proteine und hier besonders die essenziellen Aminosäuren sind zur Synthese von Glutathion lebenswichtig. Folgen Sie einfach unseren Eiweiß-Tipps im Kapitel »Muskelschwund« ab Seite 46. Das als Nahrungsergänzungsmittel angebotene Glutathion ist dagegen sinnlos, weil es in dieser Form nicht in die Zellen aufgenommen werden kann.

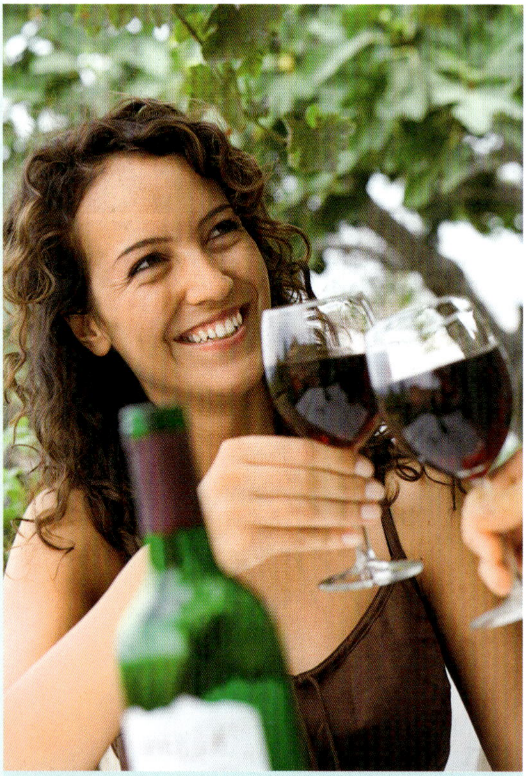

Ein gutes Glas Rotwein ist nicht nur ein Genuss sondern enthält eine Menge Antioxidantien.

ANTIOXIDANZIEN-TAG

Mit einem Antioxidanzien-Tag führen Sie Ihrem Körper ganz gezielt Radikalfänger zu, die den oxidativen Stress in Schach halten. Unser Beispiel soll Ihnen außerdem zeigen, wie einfach – und schmackhaft! – sich der Speiseplan mit antioxidativen Lebensmitteln gestalten lässt. Wenn Sie öfter einen Tag wie diesen einführen, kann vielleicht mittelfristig eine Ernährungsumstellung daraus werden. Dann haben Sie einen entscheidenden Schritt zur dauerhaften Vorbeugung gegen oxidativen Stress gemacht.

Die im Folgenden aufgeführten Nahrungsmittel enthalten nicht nur ausschließlich Antioxidanzien, sondern auch wichtige Nährstoffe wie Ballaststoffe, Fette, Spurenelemente und andere, die für die Bearbeitung und Aufspaltung und damit für die Nutzung der Antioxidanzien eine entscheidende Rolle spielen. So ist es nicht ratsam, nur Antioxidanzien – etwa in Form von Tabletten – zu sich zu nehmen, denn erst in Kombination mit dem dazugehörigen Nährstoffmix können sie nutzungsgerecht aufzuspalten und an die richtigen Stellen transportiert werden. So benötigt Vitamin A zum Beispiel Fette, damit es vom Körper aufgenommen werden kann.

Alle Mengenangaben in den Rezepten sind für zwei Personen, sodass Sie nach Bedarf leicht durch Halbieren für eine Person und durch Verdoppeln für vier umrechnen können.

FRÜHSTÜCK

Frischkäsebrötchen mit rosa Grapefruitfilets und Kiwi

150 g körniger Frischkäse
2 EL Sanddornsaft oder Ahornsirup
1 rosafleischige Grapefruit, 1 Kiwi
2 Mehrkornbrötchen
2 Walnusshälften

Körnigen Frischkäse mit Sanddornsaft verrühren, Vollkornbrötchen damit bestreichen, mit Grapefruitfilets und Kiwischeiben belegen, mit Honig beträufeln, mit gehackten Nüssen bestreuen.
Enthält: Karotinoide und Vitamin C in der Grapefruit; Kalzium, Vitamin B2 im Frischkäse; Vitamin C in Sanddornsaft; Vitamin C und Phenolsäure in Kiwis; Vitamin E und Nussfette in den Nüssen.

ZWISCHENMAHLZEIT

Kiwi-Smoothie

2 Kiwis
1 kleine Banane
1 Vanilleschote
je 150 ml Apfel- und Ananassaft

Kiwis und Banane schälen, mit Vanillemark pürieren. Mit Ananas- und Apfelsaft aufmixen.
Enthält: Vitamin C und Phenolsäure in den Kiwis; Ballaststoffe, Kalium, Vitamin B6 (zur Beruhigung) in der Banane; Pektin und Quercetin aus dem Apfelsaft.

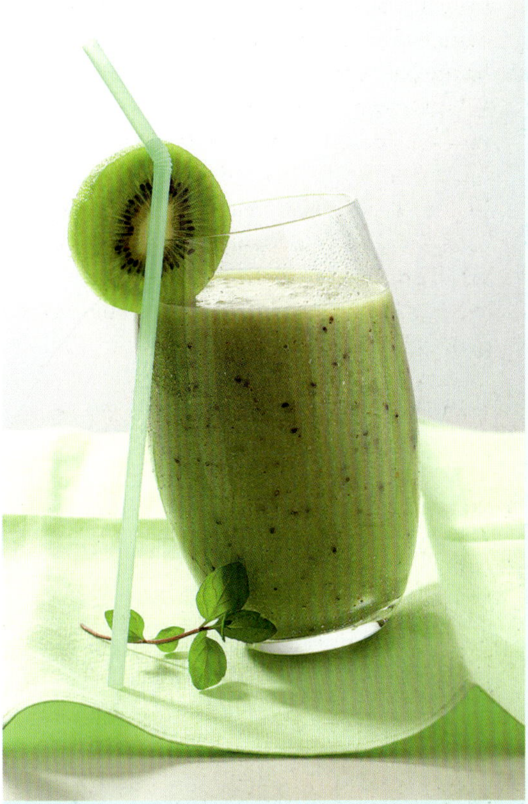

Smoothie mit Kiwi, Banane und Ananassaft – leckerer kann man Radikale nicht verscheuchen.

MITTAGESSEN

Lachsfilet auf Spargelsalat

300 g kleine fest kochende Kartoffeln
800 g grüner und weißer Spargel
1/2 EL Butter
1 Prise Zucker
Salz
6 TL weißer Aceto balsamico
1 EL Senf
100 ml Gemüsebrühe
1 1/2 EL Rapsöl
Salz
frisch gemahlener Pfeffer
2 Lachsfilets (à ca. 150 g)
1 EL Zitronensaft
1 EL Rapsöl

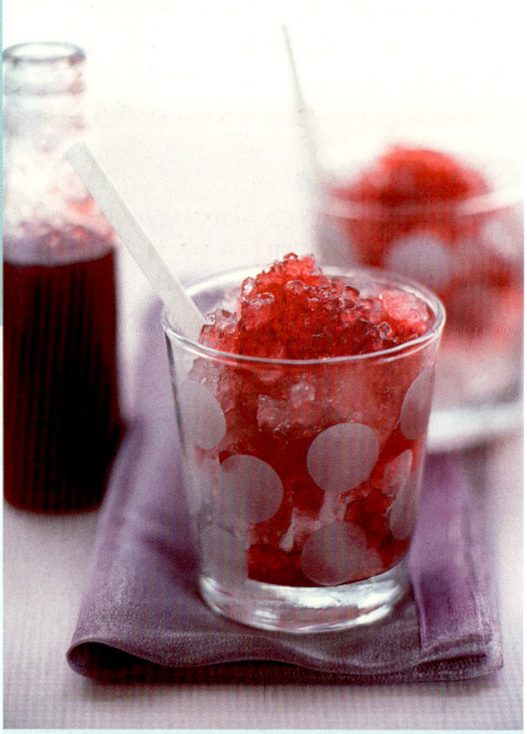

Erfrischung nicht nur für heiße Tage mit viel Antioxidanzien-Power: Himbeer-Granita.

Die Kartoffeln waschen, abgießen und pellen. Beide Spargelsorten waschen und von den harten unteren Enden befreien. Den weißen Spargel ganz schälen, den grünen bei Bedarf im unteren Drittel. Die Stangen in etwa 5 cm lange Stücke schneiden.
Reichlich Salzwasser mit Butter und Zucker aufkochen und zuerst die weißen Spargelstücke einlegen. Nach 5 Minuten Garzeit den grünen Spargel zugeben und die Stangen weitere 10 bis 15 Minuten köcheln lassen.
Inzwischen Essig, Senf, Brühe und Öl verrühren und mit Salz und Pfeffer würzen. Den Spargel abgießen, abtropfen lassen, im Dressing wenden und darin erkalten lassen.

Den Lachs waschen und trocken tupfen. Auf beiden Seiten mit Zitronensaft, Salz und Pfeffer würzen. Das Öl in einer Pfanne erhitzen und die Lachsfilets darin von jeder Seite 2 Minuten braten. Vom Herd ziehen, den Pfannendeckel schließen und die Filets in der Restwärme noch etwas ziehen lassen.
Die Kartoffeln mit dem Spargelsalat und dem Lachs auf Tellern anrichten.
Enthält: Lachs mit Omega-3-Fettsäuren, außerdem die Aminosäure Methionin, die beim Aufbau der fettzehrenden Stresshormone Adrenalin und Noradrenalin benötig wird; Vitamine A, E, C und B-Vitamine, Eisen, Folsäure, Kalium, Kalzium und Magnesium aus Spargel; Ballaststoffe, Kalium, Zink etc. aus Kartoffeln; Omega-3-Fettsäure aus Rapsöl.

ZWISCHENMAHLZEIT

Himbeer-Granita

200 g pürierte Himbeeren
1 EL Ahornsirup
2 EL Apfelsaft

Pürierte Himbeeren mit Ahornsirup und Apfelsaft verrühren und einfrieren. Immer wieder durchrühren, bis es zu Granita wird, oder fest werden lassen und am Ende zu Granita schaben.
Enthält: Ballaststoffe, Vitamin C und Käpferol sowie Salicylsäure in den Himbeeren; Pektin und Quercetin aus Apfelsaft; Kalzium, Eisen, Phosphor und Kalium aus Ahornsirup.

ABENDESSEN

Paprikasuppe mit Truthahnbrust

4 rote Paprikaschoten
2 Zwiebeln
1 walnussgroßes Stück Ingwer

ANTIOXIDANZIEN – WO SIND SIE DRIN?

Antioxidans	Vorkommen
Vitamin C	Kiwis, Zitrusfrüchte, schwarze Johannisbeeren, Erdbeeren, Paprika, Tomaten, Kartoffeln
Vitamin E	Pflanzenöle, Nüsse, Samen, Getreide
Betakarotin	Möhren, Kürbis, Tomaten, Paprika, Brokkoli, Spinat, Grünkohl, Aprikosen
Flavonoide	Zwiebeln, Radieschen, Auberginen, Radicchio, Pflaumen, Beeren, Äpfel, Trauben, Tee
Coenzym Q 10	Fleisch, Geflügel, Hülsenfrüchte, Nüsse, Soja
Liponsäure	Kartoffeln, Spinat, Fleisch
Polyphenole	Rotwein, schwarzer und grüner Tee, dunkler Traubensaft
Indole	Blumenkohl, Rosenkohl, Weißkohl, Grünkohl, Brokkoli
Sulfide	Zwiebeln, Knoblauch, Lauch
Saponine	Erbsen, Bohnen, Spinat

1 rote Chilischote
1 TL Olivenöl
Salz, frisch gemahlener Pfeffer
1 Knoblauchzehe
600 ml Gemüsebrühe
125 ml Kokosmilch (aus der Dose)
200 g geräucherte Putenbrust am Stück

Den Backofengrill auf 200 °C vorheizen. Die Paprika halbieren, von Kernen und Scheidewänden befreien und waschen. Mit den Schnittstellen nach unten im heißen Ofen (oben) 10–15 Minuten grillen, bis die Haut Blasen wirft. Kurz ausdampfen lassen, dann die Haut abziehen. Zwiebeln schälen und in Ringe schneiden. Den Ingwer schälen und würfeln. Die Chili aufschlitzen, von Kernen befreien, waschen und in Ringe schneiden.
Das Öl in einem Topf erhitzen und die Zwiebelringe darin anbraten. Salzen, pfeffern und herausheben. Den Knoblauch schälen und ins verbliebene Öl pressen. Ingwer und Chili zugeben, kurz andünsten und mit der Brühe ablöschen. Aufkochen und zugedeckt bei schwacher Hitze 10 Minuten köcheln lassen.
Die vorbereiteten Paprika grob würfeln, mit der Kokosmilch zur Suppe geben, aufkochen und pürieren. Mit Salz und Pfeffer abschmecken.
Die Putenbrust fein würfeln, in die Suppe geben und bei schwacher Hitze darin 5 Minuten erwärmen.
Enthält: Vitamin C und E sowie Capsaicin aus Paprika; Capsaicin aus Chili; Bitterstoffe und ätherische Öle aus Ingwer; schwefelhaltige ätherische Öle und Quercetin aus Zwiebeln; Vitamin B, Zink und Eisen aus Truthahnbrust.

URSACHEN FÜR FREIE RADIKALE MEIDEN

Zu guter Letzt sollten Sie noch prüfen, inwieweit Sie äußere Anreize für die Bildung freier Radikale in Ihrem alltäglichen Leben meiden können. Verzichten Sie nach Möglichkeit auf das Rauchen und auf zu viel Alkohol: Mehr als ein kleines 0,1- bis 0,2-Liter-Glas Rotwein abends sollte es nicht regelmäßig sein.
Meiden Sie zu starke Sonneneinstrahlung, indem Sie sich entsprechend kleiden, sich im Schatten aufhalten oder mit hohem Lichtschutzfaktor eincremen. Lassen Sie Röntgenuntersuchungen nicht ohne Not vornehmen und nehmen Sie Medikamente nur nach Anweisung des Arztes ein. Wenn Sie biologisch angebaute Lebensmittel kaufen, senken Sie erheblich die Einflüsse, die chemische Pflanzenschutzmittel und Dünger haben können.

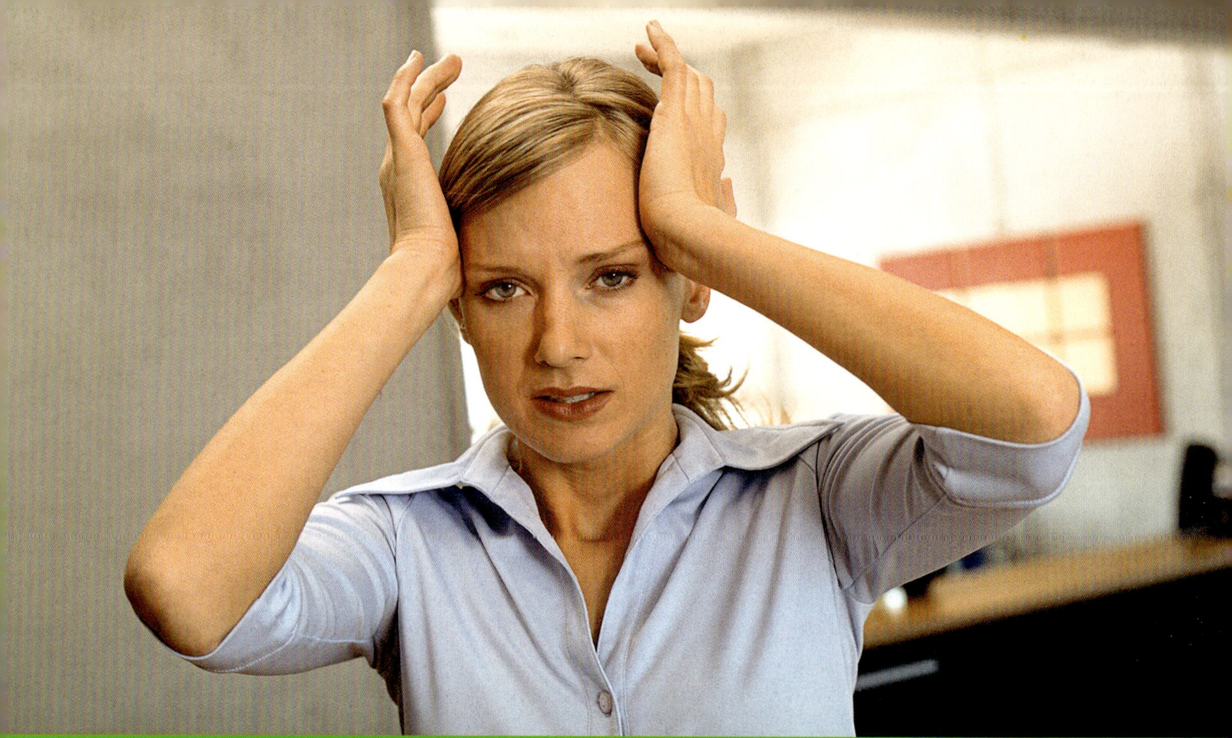

Der ungezähmte Stress

»ICH BIN IM STRESS!« Wie oft sagen Sie diesen Satz, wie oft hören Sie ihn? Stress ist in aller Munde. Die tatsächlichen Belastungen des alltäglichen Lebens in Haushalt und Beruf, familiäre Probleme, Geldsorgen und anderes, dazu noch die Angst vor Arbeitslosigkeit und vielem anderen können sich auf Leib und Seele legen und dort deutliche Spuren hinterlassen. Hinzu kommt, dass wir uns sogar in unserer freien Zeit noch unter Druck setzen. Nicht umsonst erklärte die Weltgesundheitsorganisation (WHO) Stress zur größten Gesundheitsgefahr des 21. Jahrhunderts! Diesen Trend bestätigte auch eine repräsentative Emnid-Umfrage der Kaufmännischen Krankenkasse von 2006. Danach fühlt sich fast jeder zweite Deutsche regelmäßig gestresst. Zudem empfindet ein Drittel der Befragten, dass der Stress von Jahr zu Jahr ansteigt. Das ist ein enorm hoher Anteil, und vielleicht gehören Sie selbst auch zu diesen Menschen? Oder gar zu jenen, die unter Dauerstress stehen? Stress lässt sich nicht immer vermeiden, ist aber auch nicht immer schädlich, manchmal sogar hilfreich. Kritisch wird es, wenn wir nicht für einen angemessenen Ausgleich sorgen: Dann schadet Stress unserer seelischen und körperlichen Gesundheit und wird zur Hauptursache für zahlreiche Krankheiten wie hohem Blutdruck und Herzbeschwerden, Infektionen und Depressionen. Wie das passiert und was Sie dagegen tun können, erfahren Sie in diesem Kapitel.

links: »Der Kopf tut weh und mir wird alles zu viel!« Eine typische Reaktion auf Dauerstress.

STRESS – EIN URALTER ÜBERLEBENSMECHANISMUS

Wie alles, was sich unser Körper »ausdenkt«, hat auch die Stressreaktion ihren tieferen Sinn: Sie gehört zu den ältesten Programmen, die den Menschen beim Überleben geholfen haben. Wahrscheinlich läuft sie bei uns, die wir in einer hoch technisierten Gesellschaft mit ganz anderen Anforderungen leben, immer noch genauso ab wie beim Neandertaler und seinen Vorfahren. Die uralte Stressreaktion ist in den meisten Situationen heute einfach nicht mehr zeitgemäß. Um diese Schwierigkeit zu verstehen, werfen wir einen Blick zurück.

KAMPF ODER FLUCHT

Der Neandertaler sah sich in seinem Alltag mit lebensbedrohlichen Gefahren konfrontiert: Näherte sich ein Bär seiner Wohnhöhle oder brannte der Wald, in dem er unterwegs war, hatte der Neandertaler Stress und musste sein Leben retten. Er hatte nur die Wahl, zu kämpfen oder zu fliehen, um sich aus der akuten Gefahr zu retten. Entsprechend mobilisierte der Körper alle Energien, um mit voller Kraft zuzuschlagen oder mit vollem Tempo wegrennen zu können. Der gesamte Körper war auf das »Notfallprogramm« Aktion und Bewegung eingestellt. Genauso reagiert unser Organismus immer noch. Das kann auch heutzutage in Einzelfällen sinnvoll sein, etwa wenn ein Haus brennt oder bei einem Überfall. Doch in den meisten Situationen, wie bei Prüfungen oder im Stau, nützt es gar nichts, wenn alle Kräfte für Kampf oder Flucht mobilisiert werden. Im Gegenteil: Wir hätten viel mehr davon, wenn wir entspannt blieben oder zumindest die Anspannung wieder lösen könnten. Im Praxisteil ab Seite 201 finden Sie Tipps, wie Sie das erreichen können.

WAS PASSIERT BEI STRESS IM KÖRPER?

Damit der Neandertaler sinnvoll auf eine Bedrohung reagieren konnte, musste sein Körper sie zunächst als Reiz wahrnehmen und dann verarbeiten können. Um die Ursachen von Stress, die Stressfaktoren oder Stressoren, zu empfinden und zu verarbeiten, müssen also die beiden folgenden Fähigkeiten vorhanden sein:

- Wahrnehmung der Stressoren über die entsprechenden Systeme (wie die Sinnesorgane, Rezeptoren in der Haut …).
- Verarbeitung der aufgenommenen Reize zur »Entschärfung« (etwa durch Aktivierung der Muskulatur, Veränderung der Abläufe im Stoffwechsel …).

Der Neandertaler sieht, hört oder riecht also den Bären oder das Feuer, orientiert sich in seiner Umgebung, spannt die Muskeln an und handelt, indem er kämpft oder losspurtet. Das alles geschieht in einem Bruchteil von Sekunden. Was immer er und sein Körper vorher gemacht haben – vielleicht ausruhen und verdauen –, ist jetzt unwichtig und wird unterbrochen. Selbst der Verdauungsvorgang wird gestoppt, weil er Energie verbraucht, die jetzt im Kampf oder zur Flucht nötig ist.

DIE KOMPLEXE REAKTION MUSS KOORDINIERT WERDEN

Damit bei Gefahr blitzschnell reagiert werden kann, muss der menschliche Körper also hohen Anforderungen in den Bereichen Wahrnehmung, Bewegung und Stoffwechsel gerecht

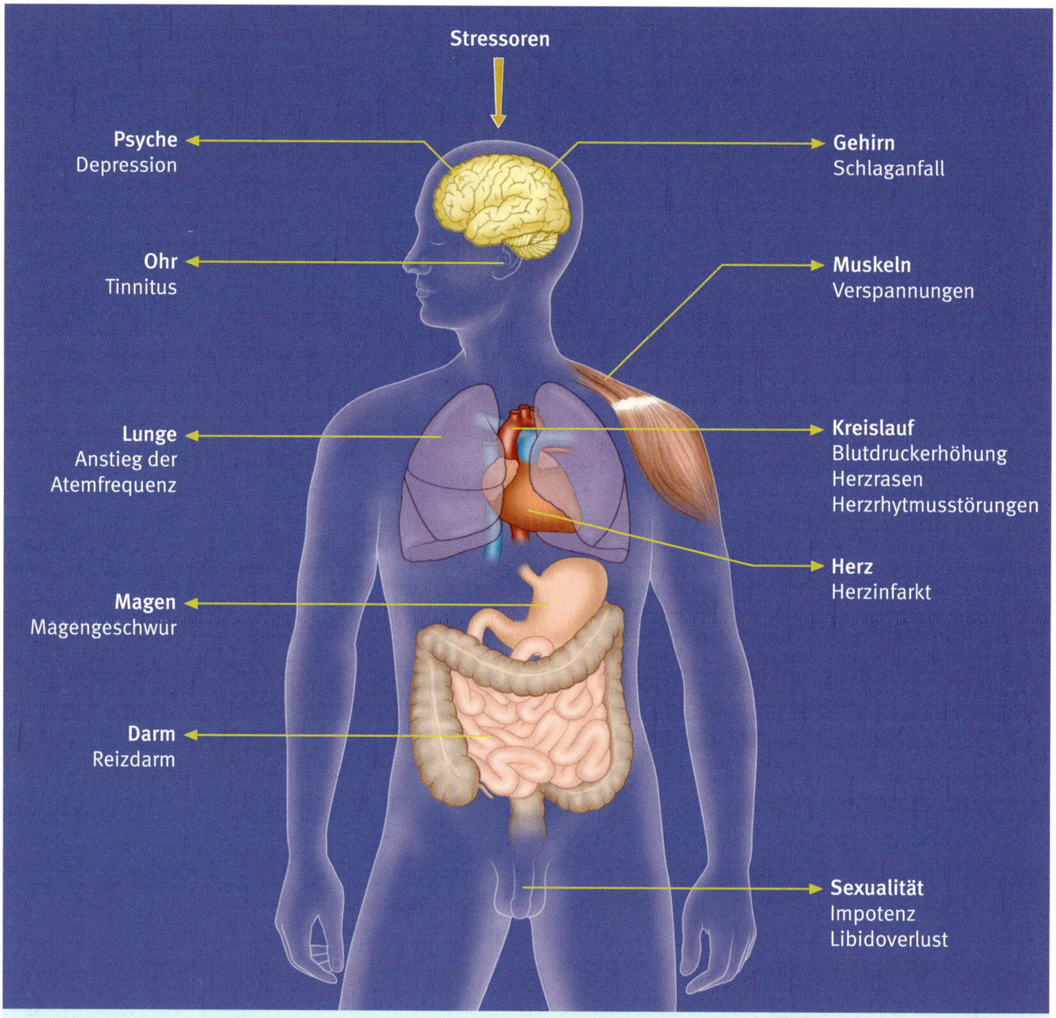

Stress macht krank – und das nicht nur psychisch. Besonders wenn er dauerhaft auftritt, werden durch endokrine Mechanismen alle Organe gestresst, und die langfristigen Folgen sind fatal.

werden: Nur dann kann die Stressreaktion schnell und erfolgreich ablaufen. Es müssen ja nicht nur die Bewegungsprogramme gestartet werden, sondern auch andere Programme müssen gehemmt werden, um zielgerichtet und ökonomisch agieren zu können.

Daher muss es ein Steuerungssystem geben, das dafür sorgt, dass jetzt die überlebenswichtigen Vorgänge angeregt und alle anderen unterbunden werden. Darüber hinaus sollte dieses System lernfähig sein und sich an entsprechende Erfahrungen erinnern und anpassen, um sich selbst vor Gefahren zu schützen. Grundlage für diesen komplexen Prozess bilden unterschiedliche Wahrnehmungs- und Übertragungssysteme als Stressboten sowie das limbische System im Gehirn als Stresszentrale.

DIE »STRESSBOTEN«

Nicht nur unsere Sinnesorgane, sondern auch ganz unterschiedliche Messfühler – sogenannte Rezeptoren – in der Haut, aber auch in Sehnen und Muskeln sind an der Wahrnehmung von Reizen beteiligt. Sie nehmen die Informationen in chemischer Form auf und geben sie in dieser Form auch zur Verarbeitung weiter. Damit die Reize vom Gehirn und von den Nervenzellen verstanden werden, müssen sie in sogenannte neuronale Signale übertragen werden. Die Signalübertragung im zentralen Nervensystem übernehmen Botenstoffe, sogenannte Neurotransmitter und Neuropeptide: Dazu gehören Glutamat, Acetylcholin, Glycin, Dopamin, Adrenalin, Noradrenalin und Serotonin. Bei Stresssituationen kommt insbesondere den Transmittern beziehungsweise Stresshormonen Adrenalin und Noradrenalin sowie Dopamin und Serotonin eine wichtige Rolle zu.

Adrenalin und Noradrenalin

Adrenalin und Noradrenalin, die miteinander eng verwandt sind, spüren Reize auf, die für das Verhalten wichtig sind, und verarbeiten sie. Sie werden auch »Alarmtransmitter« genannt, denn sie sorgen unter anderem dafür, dass sich die Aufmerksamkeit sowie die Bereitschaft zur Aktivität erhöhen. In Zeiten von Dauerstress wird durch die ständige Alarmbereitschaft als unwichtig Eingeordnetes aus dem Bewusstsein gedrängt. Aus diesem Grund scheint unser Kurzzeitgedächtnis in stressigen Phasen oft nicht richtig zu funktionieren.

Dopamin und Serotonin

Das situationsgerechte Handeln verdanken wir den Hormonen Dopamin und Serotonin. Insbesondere in gefühlsgeladenen Zusammenhängen sind sie für die Intensität von Stressreaktionen und Affekthandlungen zuständig. In Stresssituationen wurde eine vermehrte Ausschüttung von Dopamin im Frontalhirn beobachtet. Man geht davon aus, dass Dopamin derjenige Botenstoff ist, der Stressreaktionen unterscheiden kann und dementsprechend steuert. So aktivieren physikalische Stressoren, wie Lärm oder Kälte, andere Dopaminrezeptoren als psychische, wie Trauer oder Ärger. Serotonin wirkt in unterschiedlichen Gehirnregionen, aber auch im Blut und im Darm. Es steuert beispielsweise den Gemütszustand, den Schlafrhythmus sowie die Temperatur im Körper. Zudem ist es auch an Lernen, Gedächtnisfunktionen und Sexualverhalten beteiligt. Diese Vielfalt macht deutlich, dass extrem hoher oder lang andauernder Stress sich nachhaltig auswirken kann: Depressionen, Ess- und Schlafprobleme, Lustlosigkeit, Aggressionen und Migräne können die Folge sein.

DAS LIMBISCHE SYSTEM – DIE STRESSZENTRALE

Das limbische System dient der Verarbeitung von Emotionen und der Entstehung von Triebverhalten. Es ist eine wichtige Funktionseinheit des Gehirns – und eine der ältesten. So koordiniert es die Vielzahl der Stressreaktionen, die im Körper mehr oder minder gleichzeitig ablaufen, ihr Zusammenwirken und die entsprechenden emotionalen Verhaltensweisen (siehe Grafik Seite 190). Man könnte das limbische System auch als »Schaltzentrum« bezeichnen. Insgesamt besteht es aus einem vernetzten System unterschiedlicher Hirnareale,

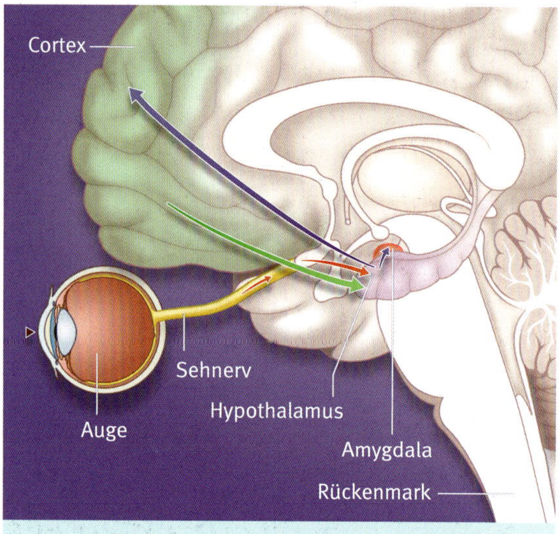

Angstreaktion im Gehirn: Das Auge (links) schickt über den Sehnerv einen negativen Reiz an den Hypothalamus, der ihn weitergibt: an die Amygdala (unbewusste Angstreaktion) und den Cortex (bewusste Reaktion).

mit der Amygdala, dem Mandelkern, als Kernstück. Dieses komplexe Schaltzentrum handelt interagierend und wandelt äußere Reize in innere Zustände um, etwa in Verhaltensmotivation oder in Emotionen.

DIE STRESSREAKTIONEN DES KÖRPERS

Bei Stress reagiert unser Körper immer intensiv, und zwar auf zwei parallelen Wegen gleichzeitig. Diese sogenannten Reaktionsketten gehen im Zentralnervensystem von der Großhirnrinde oder dem limbischen System aus. Alle zusammen werden als Stressreaktionen bezeichnet.
Die erste Reaktionskette beginnt mit einer Aktivierung des Hypothalamus. Das ist ein sehr kleiner, aber lebensnotwendiger Teil des Gehirns, der insbesondere das menschliche Nerven- mit dem Hormonsystem verbindet. Bei Stress schüttet er das CRH (corticotropin releasing hormone) aus. Dieses Hormon regt die Hypophyse an, die Hirnanhangdrüse, wo Hormone gespeichert werden. Sie setzt nun ACTH (Adrenocorticotropes Hormon, auch Corticotropin genannt) frei.
Das Hormon ACTH aktiviert im nächsten Schritt in der Nebennierenrinde die Ausschüttung von Glukokortoiden, darunter Kortisol. Diese wiederum steuern viele Stoffwechselvorgänge. So sorgen sie etwa dafür, dass ausreichend Energie in Form von Zucker und Fettsäuren bereitsteht, und helfen dadurch, Gefahrensituationen wie jene im Leben des Neandertalers zu bewältigen.
In der zweiten Reaktionskette wird über den Sympathikus, jenen Teil unseres unbewussten Nervensystems, der den Körper aktiviert und auf Arbeit oder Stress einstellt, das Nebennierenmark aktiviert. Dies führt zur Ausschüttung eines Gemisches von Adrenalin (80 Prozent) und Noradrenalin (20 Prozent). Dadurch werden alle für das Überleben wichtigen Organe aktiviert: Die Frequenz und die Kraft des Herzschlags nehmen zu. Die Bronchien weiten sich, damit für die Arbeit der Muskeln mehr Sauerstoff bereit steht. Und auch die Leber gibt vermehrt Energie (Glukose) ins Blut. Dagegen reduziert sich die Durchblutung von Haut und inneren Organen wie Magen oder Darm. Auch das Denken wird gehemmt, denn nun sind besonders vorprogrammierte Reflexe gefragt. Dies erklärt auch, warum in Prüfungssituationen gelerntes Wissen plötzlich wie weggeblasen ist: Der Stress hemmt den Zugang zum vorhandenen Wissen.

Lebensrettende Reflexe

Wenn wir uns wie der Neandertaler in einer bedrohlichen Situation befinden, in der wir

Wegrennen oder körperliche Verteidigung brauchen, sind wir nun bestens gerüstet: Die Reflexe unseres Körpers können unser Leben retten, etwa bei einem Überfall. Danach sind wir genau wie der Neandertaler ausgepowert und erschöpft, weil wir durch das Rennen oder Zurückschlagen alle mobilisierten Kräfte verbraucht und die Gefahr bewältigt haben.
Doch leider empfinden wir in unserem modernen Leben auch ganz andere Situationen als bedrohlich oder stressig. Auch dann mobilisiert der Körper seine Reserven, aber wir können sie nicht nutzen, weil körperliche Reaktionen in den meisten Fällen nicht angemessen sind.
In akuten Stresssituationen kommt es oft zu »Übersprungshandlungen«, um die Stressreaktion zu reduzieren. So drücken Menschen, die es besonders eilig haben, oft mehrfach auf den Knopf am Fahrstuhl, ohne dass sie dadurch die Situation verbessern könnten. Leider kommt kaum einer auf die Idee, die Treppe zu benutzen: Das wäre oft nicht nur schneller, sondern würde auch helfen, die Stressanspannung in Bewegung umzusetzen und damit abzubauen.

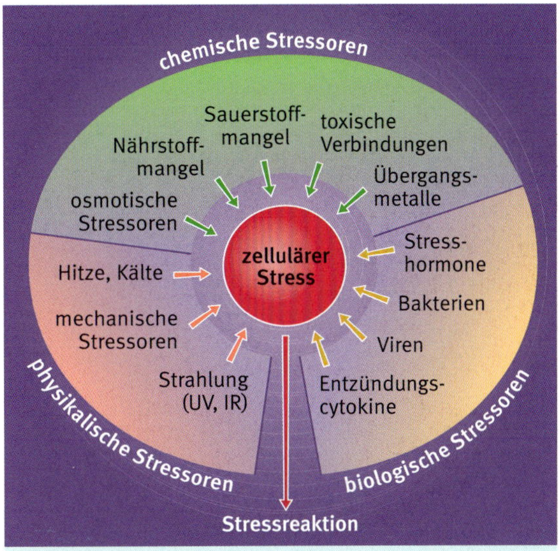

Nicht nur Ihr Körper, auch jede einzelne Zelle erleidet Stress. Da sich Zellen nicht wehren können, ist das meist der Anfang vom Ende.

WAS STRESST UNS?

Stresssituationen können ganz unterschiedliche Auslöser haben, die wir manchmal umgehen können, wenn wir sie uns nur bewusst machen. Denn wir nehmen vieles als gegeben hin, das gar nicht nötig wäre!
Die Stressoren werden zunächst nach ihrer Herkunft in innere (endogene) und äußere (exogene) Ursachen unterteilt. Während die endogenen Faktoren vom Inneren des Menschen selbst abhängen, beinhalten exogene Faktoren Umwelteinflüsse, die auf den Körper beziehungsweise den gesamten Menschen wirken. Darüber hinaus unterscheiden wir auch noch nach den Wahrnehmungsebenen zwischen seelischen und körperlichen Faktoren, also solchen auf der Gefühlsebene und solchen auf der körperlichen Ebene.

Äußere Ursachen

Zu den Stressfaktoren, die von außen auf uns einwirken, gehören auf der körperlichen Ebene: zu wenig Nahrung oder Flüssigkeit, schlechte Luft, Lärm, Schadstoff- und Strahlenbelastung, körperliche Überlastung, Krankheitserreger und Verletzungen. Dazu kommen noch die seelischen Stressoren wie Sorgen um finanzielle Schwierigkeiten, Streit oder Probleme mit der Verwandtschaft oder Freunden, Vereinsamung, schlechtes Arbeitsklima, Termin- und Erwartungsdruck, Ärger im Straßenverkehr …
Wann immer Sie es vermeiden können, setzen Sie sich diesen Stressoren nicht aus oder vermindern Sie sie, indem Sie je nach Situation

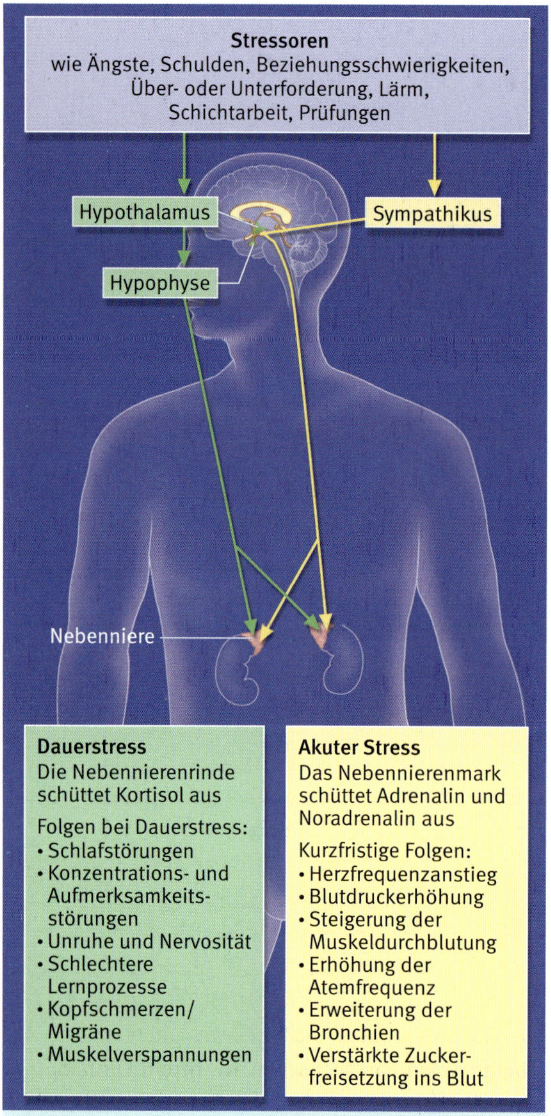

Kurzfristigen Stress (rechts) können wir besser wegstecken als langfristen Stress (links).

etwa Ohrstöpsel benutzen, das Mobiltelefon ausschalten, sich im Schatten aufhalten oder sich ein Essen in Ruhe gönnen.

Innere Ursachen

Doch Stress kommt nicht nur von außen an uns heran, sondern er entsteht auf körperlicher Ebene auch in unserem Organismus. Das beginnt mit den freien Radikalen, die bei der Atmung und Energieproduktion gebildet werden (siehe Seite 167) und unvermeidlich sind, geht weiter über Schlafprobleme und starke Erschöpfung – die Sie unbedingt rechtzeitig erkennen und vermeiden sollten! – oder Entzündungen und kann in Herz-Kreislauf-Erkrankungen bis hin zum Herzinfarkt oder gar Krebserkrankungen gipfeln.
Vielen Krankheiten gehen »selbstgemachte« innere Stressursachen voraus, die nicht verarbeitet wurden. Dazu gehören Angst, Wut und Scham, seelische Konflikte, Isolationsgefühle und eine ständige negative Bewertung der eigenen Situation.
Viele Auslöser für Stress haben wir auch erlernt, wie Sie im nächsten Absatz sehen werden. Diesen inneren, seelischen Stressoren auf die Spur zu kommen ist meist die effektivste »Entstressung«. Allerdings ist das im Alleingang oft sehr schwierig bis unmöglich und bedarf der Unterstützung von psychologisch geschulten Begleitern.

Schmerzen als Stressfaktor

Bei der Wahrnehmung von Schmerzen spielen körpereigene Opioide eine wichtige Rolle: Sie sorgen in Stresssituationen dafür, dass Schmerzen unterdrückt werden. Das bewirkt, dass in extremen Stresssituationen die Schmerzschwelle wesentlich höher liegt. Dieser Mechanismus sorgt beispielsweise dafür, dass man sich nach einem Unfall erst einmal wieder beruhigt und die Wunden behandelt werden können, oder dass in Gefahrensituationen angemessen gehandelt werden kann, ohne dass der Schmerz die Sinne benebelt.

STRESS IST NICHT FÜR JEDEN GLEICH

Vielleicht wundern Sie sich manchmal, dass Ihre Kollegin viel eher gestresst scheint als Sie selbst oder umgekehrt? Jeder Mensch hat aufgrund seiner sehr individuellen Voraussetzungen ein ganz eigenes Stressempfinden.

Stress wird erlernt

Bei Stress spielt die subjektive Wahrnehmung und Bewertung von Situationen eine maßgebliche Rolle. Sie erfolgt vor dem Hintergrund der Erfahrungen, die wir im Laufe unseres Lebens gemacht haben. Kinder gehen deshalb oft viel unbeschwerter an Situationen heran, während Erwachsene aufgrund ihrer Erfahrungen eher zurückweichen oder abgeschreckt werden.
Die eigenen Erfahrungen können durch die Verbindung zu den Eltern, durch Verlusterfahrungen oder andere negative Erlebnisse aus der Umgebung beeinflusst sein. Wer sich seine Angst und seine eigenen Verhaltensweisen bewusst macht, kann diese Prozesse besser verarbeiten. Deshalb lohnt es sich, darüber zu reden oder sie auf andere Art und Weise auszudrücken und aufzudecken. Selbsterfahrungskurse, Coachings, Psychotherapien, aber auch Gespräche mit Freunden helfen dabei.

Stress ist abhängig von der Tagesform

Für das Stressempfinden spielt auch der momentane Gefühlszustand eine wichtige Rolle. Es gibt Tage, da bringt Sie nichts aus der Ruhe, Sie sind gut gelaunt und zufrieden. Aber es gibt andere Tage, an denen es Ihnen irgendwie rundum schlecht geht, Sie sich in Ihrer Haut unwohl fühlen und schon bei der geringsten Kritik von Freunden oder Kollegen in Tränen oder Wut ausbrechen könnten. An solchen Tagen hat der Stress es leicht, Sie zu »überfallen«.

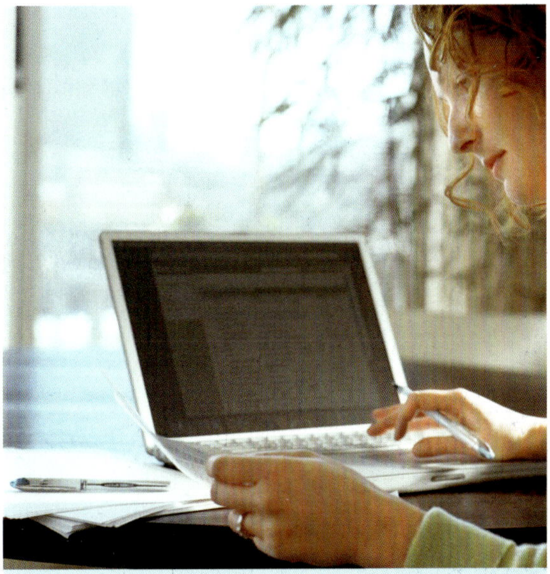

Positiver Stress befähigt zu konzentrierten Höchstleistungen – die Arbeit macht Spaß!

Stressanlagen werden vererbt

Studien aus dem Jahr 1999 von Alan Rozanski zeigen, dass auch die genetische Disposition bei der Stressanfälligkeit eine Rolle spielt. Es gibt Menschen, die genetisch bedingt heftiger oder auch schneller auf Stressoren reagieren als andere und häufiger genervt und gereizt sind, und andere, die ein ziemlich dickes Fell zu haben scheinen. Sicher kennen auch Sie beide Arten von Menschen aus Ihrem Umfeld.

VON EUSTRESS UND DISSTRESS

Stressreaktionen regen den Körper an und können sich sowohl positiv als auch negativ auswirken. Positiv wirkt Stress, wenn er ein gewisses Maß nicht überschreitet. Dann befähigt er uns zu höheren Leistungen. Dadurch, dass alle Sinne geschärft sind und das Gehirn auf

Hochtouren läuft, können wir beispielsweise schwierige Prüfungen bestehen. Das Erlebnis, stark zu sein und Belastungen widerstehen zu können, beflügelt uns beim nächsten Mal. Diesen Stress in Maßen nennt man Eustress. Stress, der nicht verarbeitet oder bewältigt werden kann, ist »schlechter« Stress, auch Disstress genannt. Menschen, die darunter leiden, entwickeln Ängste vor bestimmten Situationen. Ganz schlimm wird es, wenn der Stress kein Ende nimmt und zu Dauerstress wird.

Wann wird Stress stressig?

Die Entstehung von Stress ist sehr komplex und hängt von einer Vielzahl unterschiedlicher Faktoren ab. Grundsätzlich unterscheiden wir zwischen kurzzeitigem und lang andauerndem Stress. Denn Dauer und Intensität haben einen maßgeblichen Einfluss auf die Auswirkungen.

INFO

Schlaf – unverzichtbar für die Gesundheit

Schlaf ist ein grundlegendes Bedürfnis jedes Menschen und die Basis für körperliches und physisches Wohlbefinden. Gehirn und Körper haben in den Schlafphasen die Möglichkeit, sich ausreichend zu erholen, um für neue Aufgaben und Anforderungen gewappnet zu sein. Interessanterweise bedeutet dies jedoch nicht, dass sich das Gehirn im Schlaf ausschaltet, sondern es bleibt in Teilen weiterhin aktiviert. Dies scheint besonders im Kontext mit Gedächtnis- und Lernprozessen wichtig zu sein. Nach einem erholsamen Schlaf kann man oftmals eine erhöhte Lernleistung erkennen.

Ein kurzer Stressschub vor einer konkreten Situation wie einem Arztbesuch, Vortrag oder Kindergeburtstag hat ein Ende, sodass der Erholungsprozess schnell einsetzen kann. Langfristige Stressbedingungen wie zu viel Arbeit oder Pflege von Angehörigen haben weitaus größere Folgen, weil der Raum für den persönlichen Rückzug fehlt und meist kein Ende in Sicht ist. Solche Situationen schwächen das Immunsystem und fördern körperliche und seelische Krankheiten. Oft reicht dann ein zusätzlicher Kurzzeitstress wie ein Streit, und es kommt zum Nervenzusammenbruch.

DAUERSTRESS – DIE FOLGEN

Wenn Stressoren sehr lange oder besonders intensiv auf uns einwirken, können wir krank werden. Verdauung, Immunsystem, Haut und Herz-Kreislauf-System sind besonders oft betroffen. Auf der psychischen Ebene können sich Ängste und Depressionen entwickeln.
Bei Dauerstress beherrschen die Stresshormone und darunter besonders das Kortisol den Organismus. Kortisol beeinflusst den gesamten Stoffwechsel, indem es den Abbau von Eiweiß in Muskulatur, Haut- und Fettgewebe fördert. Es steigert die Glukoseausschüttung ins Blut und beeinflusst die Freisetzung von Fettsäuren. Dadurch wird der Körper ständig aktionsbereit gehalten, ohne dass es tatsächlich zu intensiver Bewegung kommt, bei der die bereitgestellte Energie genutzt würde. Ist ständig zu viel von diesen Stresshormonen im Blut, dann kann es zu folgenden Problemen kommen:

- Das Immunsystem wird geschwächt und es treten vermehrt Infektionen und Entzündungen auf. Denn besonders die Abwehrzellen (Lymphozyten und Phagozyten) werden gehemmt.
- Zu viel Stresshormone beeinflussen das Schlafverhalten negativ.

- Die Knochen werden ausgedünnt (Osteoporose), weil für die Stressreaktion Kalzium ausgelöst und auch die Kalziumaufnahme im Darm gehemmt wird.
- Die Lern- und Konzentrationsfähigkeit und das Gedächtnis lassen nach.
- Es wird zunehmend mehr vom »schlechten« Cholesterin (LDL) ins Blut ausgeschüttet.
- Der Blutdruck steigt und die Blutgefäße werden geschädigt.
- Spannungskopfschmerz tritt gehäuft auf.
- Die Haut altert schneller, da die Zellteilung und damit Erneuerung der Hautzellen gestört wird.

Neben den körperlichen Beeinträchtigungen können auch seelische Störungen entstehen, wie Schlafstörungen, Störungen der Libido, Essstörungen, Persönlichkeitsstörungen, Neurosen, Depressionen und anderes.

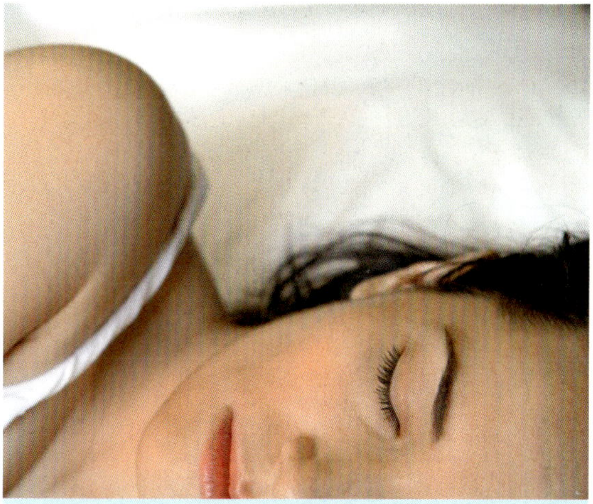

Im Schlaf regenerieren sich alle unsere Körperzellen. Fehlt er, steigt das Krankheitsrisiko.

STRESS LÄSST SCHLECHT SCHLAFEN

Schlafstörungen sind eines der häufigsten Stresssymptome. Nach aktuellen Studien, die Christopher Drake 2003 an der US- Bevölkerung durchführte, leiden 40 Prozent von ihnen unter Schlafstörungen, während sich der Zustand bereits bei 60 Prozent als chronisch bezeichnen lässt. 10 bis 15 Prozent der Bevölkerung haben Probleme mit dem Ein- oder Durchschlafen. Manche Menschen werden auch von ständigem Früherwachen geplagt.

Die Ursachen für Schlafstörungen sind sehr vielfältig. Meist kommen mehrere Faktoren zusammen und lassen sich nur schwer auseinanderhalten. Oft treten Schlafstörungen mit akuten Stresssituationen oder in Verbindung mit anderen psychischen Problemen auf. Hierzu zählen Angst- und Depressionszustände, Verlusterlebnisse oder psychosoziale Stressoren. Auch die Angst vor den Schlafstörungen selbst kann diese verstärken und festigen.

Neben diesen eher psychischen Ursachen können Schlafstörungen auch aufgrund von physischen Stressoren entstehen: Schmerz, Lärm, aber auch der Jetlag oder Schichtarbeit zählen dazu. Hinzu kommen Faktoren wie Alter oder Geschlecht: Man hat festgestellt, dass Frauen häufiger von Schlafstörungen betroffen sind und diese mit fortschreitendem Alter noch zunehmen. Auch die genetische Disposition kann Einfluss auf das Schlafverhalten haben. Insgesamt haben Menschen mit Schlafstörungen oft eine verminderte Lebensqualität und Leistungsfähigkeit sowie ein erhöhtes Krankheitsrisiko.

Bei negativem Stress wird vermehrt Kortisol ausgeschüttet, doch das ist ein typisches Tageshormon. Es erhöht sich morgens, wenn wir aufwachen, macht uns tagsüber leistungsfähig und steigert den Appetit. Nachts ist der Kortisolspiegel normalerweise niedrig, weil Kortisol vom Wachstumshormon oder vom Schlafhormon Melatonin abgelöst wird. Bei Stress kippt das System jedoch um. Besonders ein chronisch erhöhter Kortisolspiegel bei Dauerstress stört die Nachtruhe. Wir schlafen dann nicht nur schlechter und unruhiger, sondern haben auch noch Hunger. Im Folgenden wird der Zusammenhang zwischen Stress und Essen genauer beleuchtet.

STRESS STÖRT DAS ESSVERHALTEN

Versuche mit Laborratten brachten es an den Tag: Stress macht dick. Die Ratten in Käfigen waren durch die Situation in der »Zwangshaltung« so unter Stress, dass sie sich komplett veränderten. Ohne zusätzliche Kalorienzufuhr nahmen sie zu, obwohl sie vermehrt versuchten, aus ihrem Gefängnis auszubrechen, was viel Energie kostete. Dieses Phänomen lässt sich leider auch auf uns Menschen übertragen. Chronisch erhohte Werte von Stresshormonen im Körper haben nahezu den gleichen Effekt wie der Käfig bei den Laborratten. Auch wir nehmen bei Stress zu. Wie Stress den Stoffwechsel beeinflusst, ist wissenschaftlich noch nicht genau geklärt. Historisch gesehen ergibt es jedoch durchaus Sinn: Für den Neandertaler war es in Zeiten der Nahrungsknappheit lebensrettend, Energie zu sparen und das Gewicht zu halten. Besonders im Winter war er lange unterwegs und fand nur wenig Essbares. Wer nicht weiß, wann er das nächste Essen bekommt, muss Kalorien sparen. Was aber bei den Neandertalern sinnvoll war, führt in unserer Wohlstandsgesellschaft in die Katastrophe.

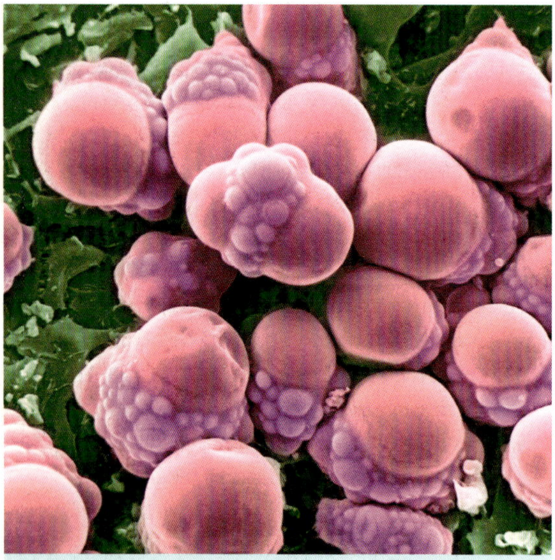

Fettzellen: Unter Stress nehmen die meisten Menschen zu, weil der Körper Energie hortet.

Übergewicht begünstigt Stress

Fettzellen arbeiten intensiv an der Produktion eines der wichtigsten Stresshormone mit: Kortisol. Dieses ist dafür verantwortlich, dass die Fett- und Stoffwechselaktivität gedrosselt wird und trotz Stress im Verhältnis weniger Energie verbraucht wird. Dadurch konnte der Neandertaler körperliche Belastungen unbeschadet ohne größere Energiezufuhr überstehen.
Für uns Wohlstandsbürger jedoch entwickelt sich daraus ein Teufelskreis: Wenn Sie gestresst sind, schüttet Ihr Körper Kortisol aus. Dieses senkt zum einen den Spiegel von Leptin, unserem Sättigungshormon, und Sie bekommen Hunger und essen mehr. Zum anderen senkt Leptin die Stoffwechselaktivität. Als Konsequenz von beidem nehmen Sie zu und speichern mehr Fett. Dieses Fett bringt dann von sich aus das Ganze wieder ins Rollen, indem es mehr vom Stresshormon Kortisol produziert und ausschüttet, was unser Leptinniveau noch weiter sinken lässt. Sie bekommen noch mehr Hunger … Der fatale Kreislauf hat begonnen: Die Fettreserven fördern durch die Kortisolausschüttung Ihren Stress und Ihr Hungergefühl, denen Sie am liebsten mit Schokolade und Co. begegnen.

GUT ZU WISSEN

Stress durch Jetlag und Schichtarbeit

Bei längeren West-Ost-Flügen kommt es aufgrund der Zeitverschiebung zu einer Störung des Schlafrhythmus: Die geforderten körperlichen Leistungen stimmen nicht mehr mit den Phasen der inneren Uhr überein. Bis sich der Rhythmus unseres inneren Taktgebers an die Gegebenheiten des neuen Ortes angepasst hat, dauert es ungefähr eine Woche. In dieser Zeit ist der Körper gestresst.

Diese Anpassung erfolgt hingegen bei Schichtarbeit nicht. Der eigentliche Schlafrhythmus bleibt bestehen, während sich nur die Arbeitszeiten ändern – der Körper hat in so kurzer Zeit keine Chance, sich anzupassen. Schichtarbeit bedeutet also Dauerstress für die Betroffenen und damit ein erhöhtes Krankheitsrisiko.

AUF DEN MAGEN GESCHLAGEN

Stress schlägt auf den Magen, das ist allgemein bekannt. Deswegen gibt es auch Menschen, die bei Stress nicht zu-, sondern abnehmen. Aber um welchen Preis? Entzündungen im Magen-Darm-Bereich sind die häufigsten Symptome, die dem Stress zuzuschreiben sind. Dies zeigt eindrucksvoll den engen Zusammenhang von physischen und psychischen Belastungen und Reaktionen des Organismus. So können etwa Magengeschwüre einerseits durch das Bakterium Helicobacter pylori ausgelöst werden, andererseits aber auch vor allem durch psychosozialen Stress: Bei häufigem Ärger, vielen Sorgen und ständigem Termindruck klagen viele Betroffene über Magenprobleme. Dies ist sehr typisch, da durch Stress die Mobilität und auch die Durchblutung der Magenschleimhaut über die Ausschüttung des Hormons Adrenalin und zahlreicher Peptidhormone beeinträchtigt wird. Diese Substanzen, insbesondere die Neuropeptide, stimulieren die entzündungsfördernden Zytokine. Letztere leiten dann eine Reihe von Prozessen ein, die schließlich die Magenzellen schädigen, und ein Magengeschwür entwickelt sich. Besonders gefährdet sind jene Menschen, die um Stress »abzubauen« auch noch rauchen und dadurch die inneren Prozesse weiter beschleunigen.

AUCH DER DARM LEIDET MIT

Schätzungsweise 300 000 Menschen leiden in Deutschland an chronisch entzündlichen Darmerkrankungen (CED) wie Morbus Crohn oder Colitis ulcerosa. Verursacht werden diese Erkrankungen durch eine zunehmende Ausschüttung des Botenstoffs Histamin. Histamin regt die Bildung der Magensäfte an, die im Darm Entzündungen verursachen. Vorstufe dieser Krankheiten ist der sogenannte Reizdarm, der meist durch lang andauernden Stress sowie den oft damit einhergehenden ungesunden Lebensstil verursacht wird. Dabei werden die Darmzellen (Darmmukosa) durch entzündliche Prozesse geschädigt, die ähnlich wie beim Magen durch Zytokine ausgelöst werden. Auch der damit verbundene oxidative Stress sowie eine gestörte Serotoninproduktion des Darmnervensystems fördern die Entwicklung von Reizerscheinungen des Darmes. Die Betroffenen klagen über häufigen Durchfall, über krampfartige Bauchschmerzen und Schleimabsonderungen. Stress wirkt sich also bis in die letzte Zelle unseres Körpers aus.

MUSKELN HASSEN STRESS

Tragen Sie eine Last auf Ihren Schultern? Sorgen, Probleme und Ängste werden nicht nur im Kopf oder im Bauch verarbeitet: Der ganze Körper leidet darunter. Das liegt daran, dass die Stressreaktionen des Körpers (siehe Seite 188) uns auf Kampf oder Flucht vorbereiten, wir aber selten damit auf die echten Stressursachen reagieren können. Die Muskulatur ist angespannt und verspannt sich dauerhaft, wenn die aktivierte Energie nicht abgerufen wird. Die unter Stress ständig ausgesendeten Nervenimpulse lassen uns besonders die Muskeln an Nacken und Hals anspannen. In der Nähe des Gehirns, wo die Sorgen und Ängste verarbeitet werden, befinden sich diese Muskeln: Sie tragen und stützen den Kopf. Die Folgen sind eine Veränderung der Kopfhaltung, dauerhaft verspannte Muskeln und letztlich ein geschädigter Rücken, weil dieser durch die veränderte Situation stark belastet wird.

Verspannte Muskeln sind vor allem in solchen Berufsgruppen gehäuft zu finden, bei denen eine erhöhte zeitliche Arbeitsbelastung gefordert wird. Das konnte in Studien von 2006 nachgewiesen werden. Auch bei Mobbing ist eine verspannte Schulter-Nacken-Muskulatur das erste Symptom – bevor gravierenderere körperliche Veränderungen eintreten.

Und heute wissen wir auch, dass dies viel seltener vorkommt, wenn wir einen netten Chef und ein angenehmes Arbeitsklima haben.

STRESS FÖRDERT SPANNUNGSKOPFSCHMERZEN UND MIGRÄNE

Migräne, pulsierende und bohrende oder stechende Kopfschmerzen, sind für die Betroffenen eine Qual. Der normale Tagesablauf ist beeinträchtigt. Alles fällt schwerer, und nicht selten sind schon helles Licht oder geringer Lärm eine enorme Belastung. Die Kopfschmerzen gehen mit unterschiedlichen zusätzlichen Symptomen einher, wie Appetitlosigkeit, Übelkeit, Lärm- oder Lichtempfindlichkeit, Beeinträchtigung der normalen Aktivitäten und Verschlimmerung bei körperlicher Tätigkeit. Neben einer genetischen Disposition zählt besonders Stress zu den Hauptverursachern von Migräne. Er führt zu erhöhten Nervenimpulsen, die Entzündungen von Blutgefäßen im Gehirn verursachen. Denn durch Stress werden vermehrt Neuropeptide ausgeschüttet, die wiederum das entzündungsfördernde Zytokin vermehrt freisetzen. Durch die kleinen lokalen Entzündungen werden die Wände der Blutgefäße extrem schmerzempfindlich. Ein Migräneanfall kann so allein durch die »Druckwelle« des Pulsschlages ausgelöst werden.

STRESS SCHÄDIGT HERZ UND KREISLAUF

Das Herz-Kreislauf-System ist eines der stressempfindlichsten Organsysteme. Vor allem bei wiederholtem Stress werden die Regulations-

GUT ZU WISSEN

Ein verspannter Nacken erhöht den Blutdruck

Ein internationales Forscherteam hat erst 2007 entdeckt, dass Probleme mit den Nackenmuskeln den Blutdruck in die Höhe treiben. Die Nackenmuskeln sind mit einem bestimmten Gehirnareal (dem Nachhirn) direkt verbunden. Dieses besitzt eine zentrale Kontrollfunktion des Herzschlags, der Atmung und auch des Blutdrucks.

mechanismen dieses komplexen Systems beeinflusst. Es kommt zu Bluthochdruck, Arteriosklerose oder sogar zum Herzinfarkt, Schlaganfall oder völligem Herzversagen. Zu den Stressoren, die Körper und Seele belasten und zu Herz-Kreislauf-Erkrankungen führen können, gehören bedrückende Lebensereignisse, Ängste oder Depressionen, chronischer Stress in der Familie oder am Arbeitsplatz, aber auch persönliche Merkmale. Außerdem können darüber hinaus viele typische Verhaltensweisen identifiziert werden, die eine Erkrankung des Herz-Kreislauf-Systems noch weiter begünstigen. Man hat festgestellt, dass gestresste Menschen öfter rauchen und regelmäßig Alkohol trinken, sich weniger bewegen und weniger soziale Kontakte pflegen. Allerdings spielen auch Faktoren wie die genetische Disposition, die ethnische Zugehörigkeit, das Alter oder das Geschlecht eine Rolle für die Entstehung von arteriosklerotischen Veränderungen der Blutgefäße. Nach einer großen Herz-Kreislauf-Studie (Interheart-Studie) von 2004 erhöht sich das Herzinfarktrisiko bei

- einschneidenden Ereignissen im Lebensverlauf sowie finanziellen Belastungen um das 1,3- bis 1,5fache,
- Depressionen um das 1,5fache,
- Dauerstress in der Familie oder am Arbeitsplatz um das 2,3fache bei Männern und das 1,1- bis 1,9fache bei Frauen.

Stress, der mit dem Arbeitsplatz zusammenhängt, entsteht fast nur in den Industrienationen. In Deutschland leiden bereits etwa die Hälfte der Erwachsenen an Bluthochdruck, und man schätzt, dass mindestens ein Viertel dieser Fälle durch Stress am Arbeitsplatz bedingt ist. Bestimmte Berufsgruppen wie Lastkraftwagen-Fahrer, Fluglotsen, Busfahrer und Schichtarbeiter leiden besonders häufig und intensiv unter Stress.

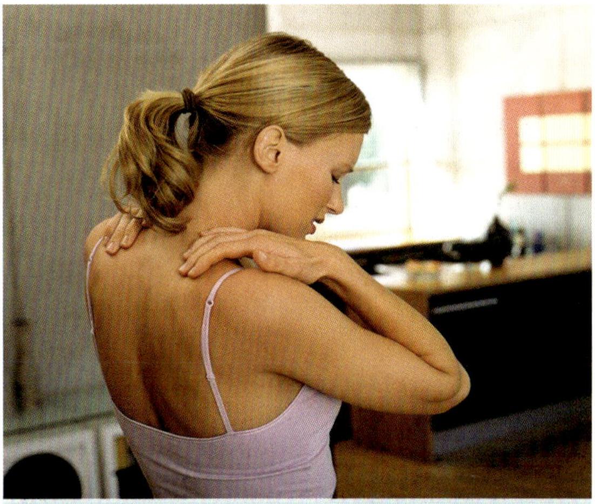

Mobbing? Dauerstress? Verspannte Nackenmuskeln gehören zu den ersten Warnzeichen.

STRESS MACHT DEPRESSIV

Zustände wie Niedergeschlagenheit, Verstimmungen oder Traurigkeit sind uns allen bekannt. Meist liegen diesen Gefühlen akute Ursachen zugrunde. Manchmal jedoch gibt es keine, zumindest keine offensichtlichen Gründe. Eine Studie von 2004 aus den USA von Rosemarie Kobau besagt, dass sich die Amerikaner im Durchschnitt drei Tage pro Monat depressiv, traurig oder niedergeschlagen fühlen. Zudem wurde beobachtet, dass Frauen sich häufiger so fühlen als Männer. Am ausgeprägtesten waren diese Gefühle jedoch bei jungen Menschen zwischen 18 und 24 Jahren. Zudem wurde auch deutlich, dass Menschen mit einem niedrigeren sozioökonomischen Status, aber auch Arbeitslose insgesamt vermehrt depressive Symptome zeigen.
Letztendlich können die Ursachen für diese Zustände sehr unterschiedlicher Herkunft sein. Eine ganz wesentliche Rolle spielen die

Hormone, besonders das Serotonin, ebenso wie CRH und Kortisol, deren Ausschüttung sich bei Stress verändert (siehe Seite 188). Das Hormonsystem des Körpers bietet auch den Ansatzpunkt für viele medikamentöse Therapien, bei denen man die Menge spezifischer Botenstoffe gezielt beeinflusst. Darüber hinaus sollte jedoch auch immer die individuelle Lebensgeschichte mithilfe eines psychologisch geschulten Therapeuten betrachtet werden, um die Ursachen für depressive Zustände aufzudecken. Das ist auch die beste Voraussetzung dafür, dass gemeinsam medikamentfreie Strategien entwickelt werden können.

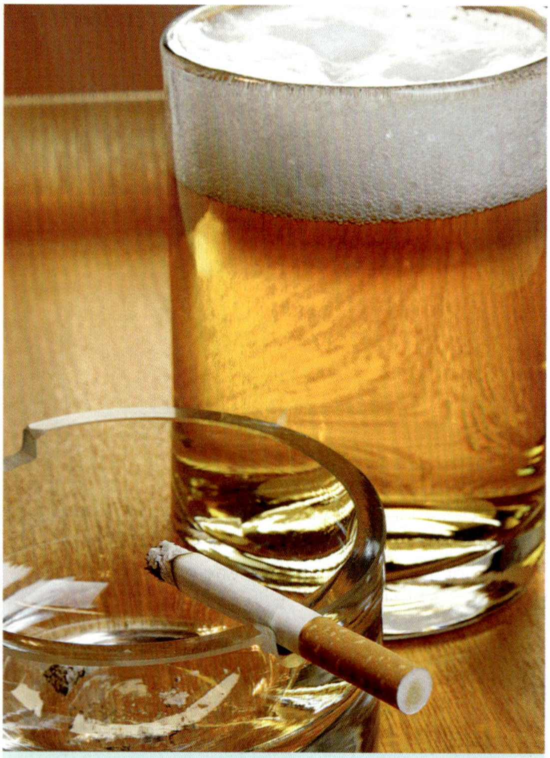

Alkohol und Zigaretten sorgen scheinbar für Entspannung, doch in Wahrheit belasten sie zusätzlich.

INFO

Auch Lärm macht krank

Eine Studie des Umweltbundesamtes von 2004 dokumentiert eindrucksvoll, dass Lärm krank macht und sogar tödlich sein kann: Das Risiko, einen Herzinfarkt zu erleiden, steigt für Menschen, die in lärmbelasteten Gegenden wohnen, um bis zu 30 Prozent.

STRESS »BRENNT AUS«

Der Skispringer Sven Hannawald ist einer von vielen Prominenten, die sich zum Burnout-Syndrom bekannten und sich, zumindest zeitweise, aus der Öffentlichkeit zurückzogen. Doch Burnout ist keineswegs auf Menschen des öffentlichen Lebens beschränkt: Es betrifft alle Berufsgruppen. Irgendwann wird der Stress so groß, dass Körper, Geist und Seele sich dagegen wehren. Fast schon Hilfe zur Selbsthilfe: Der Körper schaltet selbstständig den Strom ab, und nichts geht mehr. Man fühlt sich komplett erschöpft und ausgebrannt.
Der Weg ins Burnout ist lang. Meist steckt dahinter die Angst zu versagen und der innere Drang, sich immer und immer wieder beweisen zu müssen. 12, 14, 16 Stunden Arbeit sind dann die Regel, und es wird immer mehr. Schuften ist die Maxime, und alles andere bleibt auf der Strecke. Chronischer Stress ist die Folge. Dieser entlädt sich irgendwann in einer totalen Erschöpfungsreaktion. Körperlicher und seelischer Zusammenbruch sind das Ergebnis eines langjährigen Prozesses, und am Ende steht das Burnout-Syndrom, das völlige »Ausgebranntsein«. Im Schnitt dauert dieser Prozess etwa sechs bis sieben Jahre. Alle Reserven sind dann

(Weiter auf Seite 200)

TEST: WIE SIEHT ES MIT IHRER STRESSBELASTUNG AUS?

Gerade Menschen, die viel leisten, neigen dazu, die ersten Anzeichen von Dauerstress zu missachten und sich noch mehr Aufgaben und Termine aufzuladen. Mit dem folgenden Stresstest können Sie überprüfen, wie angespannt oder entspannt Sie sind.

Schlaf

1 Wie bewerten Sie Ihr Schlafverhalten?

A Ich schlafe oft wenig, habe Probleme beim Ein- und/oder Durchschlafen und fühle mich beim Aufstehen oft schlapp.

B Ich habe zwar nicht immer einen regelmäßigen Schlafrhythmus, habe aber sonst keine Schlafstörungen und fühle mich am Morgen größtenteils ausgeschlafen.

C Ich habe einen regelmäßigen Schlafrhythmus und fühle mich morgens meistens fit.

Berufliche Situation

2 Fühlen Sie sich in Ihrem Job gestresst?

A Ich habe sehr viel zu tun, aber solange ich das Wochenende frei habe, ist es okay für mich.

B Ich fühle mich häufig überfordert und ausgelaugt.

C Ich gehe gerne zur Arbeit. Mein Job macht mir Spaß.

Kopf- und Bauchschmerzen

3 Haben Sie oft Kopfschmerzen/Migräne oder Bauchschmerzen?

A Ich habe häufig im Zusammenhang mit Stress starke Kopf- oder Bauchschmerzen.

B Ich neige meist nur dann zu Kopf- oder Bauchschmerzen, wenn ich außerordentlich viel Stress ausgesetzt bin.

C Ich habe selten mit Kopfschmerzen zu kämpfen – auch in Phasen, in denen hohe Anforderungen an mich gestellt werden.

Muskulatur

4 Fühlen Sie sich häufig körperlich angespannt bzw. leiden unter körperlichen Verspannungen?

A Ich leide häufig unter Nacken- und Rückenbeschwerden, die teils sehr hartnäckig sind.

B Ich verspüre gelegentlich muskuläre Verspannungen und fühle mich angespannt.

C Ich habe selten muskuläre Verspannungen.

5 Haben Sie einen erhöhten Blutdruck?

A ‹ 120–80 mmHg (normal)

B 130/139–85/89 mmHg

C › 140/159–90/99 mmHg

Auszeit

6 Gönnen Sie sich im Alltag Ruhe- und Erholungsphasen?

A Dafür habe und/oder nehme ich mir keine oder nur sehr selten Zeit.

B Gelegentlich mache ich mal eine kleine Pause.

C Ich versuche, mir jeden Tag bewusst eine Auszeit zu nehmen. Dann will ich nichts von Arbeit und Haushalt wissen.

Entspannung

7 Was tun Sie als Ausgleich nach einem stressigen Tag?

A Ich schaue mir im Fernsehen einen Film an oder mache Computerspiele.

B Ich rede über das Problem mit meinem Partner/Freunden und trinke ein schönes Glas Wein.

C Ich tobe mich erst einmal aus, beim Sport oder einem ausgiebigen, flotten Spaziergang.

AUSWERTUNG

Frage	1			2			3			4			5			6			7			Gesamt
Antwort	A	B	C	A	B	C	A	B	C	A	B	C	A	B	C	A	B	C	A	B	C	
Punkte	0	1	2	1	0	2	0	1	2	0	1	2	2	1	0	0	1	2	0	1	2	

AUSWERTUNG

Ab elf Punkte
Es ist gut, dass Sie es schaffen, ausgeglichen zu leben. Denn Ausgleich ist wichtig. Dazu gehören unter anderem ausreichend Schlaf, ein vernünftiges Verhältnis zwischen Arbeit und Freizeit und eine gesunde Ernährung. Achten Sie weiterhin auf Signale Ihres Körpers – er weist Ihnen den Weg. Das folgende Kapitel zeigt Ihnen Möglichkeiten auf, wie Sie Ihr Repertoire der Methoden zur Stressbewältigung noch erweitern können.

Elf bis acht Punkte
Sie haben geeignete Strategien gefunden, mit dem Stress in Ihrem Alltag umzugehen. Um aber auch bei besonders hohen oder unerwarteten Stressbelastungen gesundheitliche Auswirkungen zu vermeiden, sollten Sie stressresistenter werden. Nutzen Sie die auf den folgenden Seiten beschriebenen Möglichkeiten zum Umgang mit dem Stress, damit plötzlich auftretender Termin- oder Leistungsdruck sowie Auseinandersetzungen beruflicher oder privater Art Sie nicht aus dem Gleichgewicht bringen.

Unter acht Punkte
Stress kann für den Körper und die Gesundheit eine Bedrohung darstellen. Bei Ihnen scheint es bereits ernst geworden zu sein. Gehen Sie die einzelnen Punkte des Fragebogens durch und überlegen Sie, wie Sie etwas für Ihre Gesundheit und gegen den Stress machen können. Jeder Punkt ist ein wichtiger Baustein zu einem besseren Leben. Sie werden merken, dass Sie insgesamt auch leistungsfähiger sein werden, wenn Sie auf ein ausgeglichenes Verhältnis zwischen Belastung und Entspannung achten. Die im Folgenden aufgeführten Strategien helfen Ihnen, Ihren Stress zu kanalisieren, ohne Ihre Gesundheit zu gefährden. Suchen Sie den Arzt Ihres Vertrauens auf, wenn Sie merken, dass Ihnen der Stress über den Kopf wächst.

Wenn Sie genau wissen wollen, ob sich der Stress bei Ihnen bereits auf der körperlichen Ebene bemerkbar macht, fragen Sie Ihren Arzt nach weiteren Laboruntersuchungen:

Untersuchung	Kosten
Kortisol	ca. 15,00 €
Melatonin	ca. 44,00 €
Magnesium	ca. 5,50 €
24-Stunden- oder Langzeit-EKG	ca. 24,00 €
Adrenalin	ca. 34,00 €

erschöpft, und nichts geht mehr. Die Symptome sind vielfältig: chronische Müdigkeit, Schlafstörungen, Erschöpfung, Rückenschmerzen, Kopfschmerzen, Reizdarm, Magenprobleme und Konzentrationsstörungen, oftmals begleitet von Medikamenten- und Drogenmissbrauch, um den Leistungsabfall zu vertuschen.
Besonders anfällig sind die »kontrollierten« Kopfmenschen, die lange die Emotionen unterdrücken und gegen die eigenen Bedürfnisse agieren. Die Perfektionisten, die alles übertreiben und überall die Besten sein wollen, sind am meisten gefährdet.
Wer hier nicht frühzeitig gegensteuert, wird krank. Nicht nur körperlich, sondern auch psychisch, und das hat nicht selten den Rückzug aus der Gesellschaft zur Folge. Die Betroffenen benötigen meist professionelle Hilfe, um sich selbst neu zu erfahren und zu erleben. Nur so endet der Weg nicht in einer Sackgasse.

GIB DEM STRESS KEINE CHANCE

Stress und ganz besonders chronischer Stress ist eine der wichtigsten Ursachen für das beschleunigte Altern und viele Krankheiten. Wenn Sie gestresst sind, sendet das Gehirn bestimmte Signale und versetzt den ganzen Organismus in Alarmbereitschaft. Diesen Mechanismus können Sie nicht kontrollieren. Denn die Stressreaktionen des Körpers sind Teil der Reaktionen des sogenannten autonomen, also selbstständig arbeitenden und daher nicht beeinflussbaren Nervensystems, auch sympathisches Nervensystem genannt. Sie dienen dazu, uns in extremen Gefahrensituationen – etwa wenn ein Haus brennt – das Überleben zu sichern.
Es gibt aber auch eine gute Nachricht: Auf den anderen, für Entspannung und Beruhigung sorgenden Teil des Nervensystems können Sie direkt zugreifen: das sogenannte parasympathische Nervensystem. Die Schwierigkeit ist, dass sich Entspannung unter Dauerstress kaum mehr von selbst einstellt. Man muss sich aktiv darum bemühen. Wir zeigen Ihnen auf den folgenden Seiten ein paar Möglichkeiten, wie Sie sich optimal entspannen können. Sicher ist auch für Ihre persönliche Situation etwas Passendes dabei.

NUR EINE MINUTE – KLEINE ENTSPANNUNGSRITUALE

Damit Entspannung richtig funktionieren kann, brauchen Sie kleine Rituale. Das sind vertraute Strategien, die Sie immer und überall anwenden können, wenn es notwendig wird. Eine Minute reicht dafür jeweils aus, und danach sind Sie entspannt, gelassen und ruhig. Gönnen Sie sich diese sechzig Sekunden häufiger zwischendurch. Keiner wird es merken, und Ihnen wird es gut tun – der Stress wird reduziert. Zahlreiche kleinere Rituale, regelmäßig in den Alltag eingestreut, helfen Ihnen, deutlich besser mit Stress klarzukommen. Besonders erfolgreiche 60-Sekunden-Rituale stellen wir Ihnen nun vor.

Das kleine Atemritual

Der Atmung kommt in Zeiten von Stress eine bedeutende Rolle zu: Sie atmen dann hektisch und oberflächlich, weil Sie angespannt sind. Ein gleichmäßiger und ruhiger Atem gibt Ihnen Ihre Ausgeglichenheit zurück. Sie pusten den Stress weg und erfrischen Ihren Geist: Setzten Sie sich aufrecht hin, atmen Sie ganz tief in den Bauch ein und »pusten« Sie wieder alles heraus. Machen Sie das viermal hintereinander. Nutzen Sie dabei wie die Opernsänger auch das Zwerchfell und spüren Sie die Bewegungen des Bauches. Blasen Sie den Stress einfach aus Ihrem Körper. Wichtig: Lassen Sie beim Ausatmen den Atem bewusst und langsam ausströmen.
Machen Sie eine kurze Pause (fünf bis sechs normale Atemzüge) und wiederholen Sie den Vorgang mit den vier langen Atemzügen. Nehmen Sie Ihre Atmung während des Rituals ganz bewusst wahr, und fühlen Sie, wie mit jedem Atemzug die Energie zurück in Ihren Körper kommt. Sie können den Entspannungseffekt noch verstärken, indem Sie beim Atmen innerlich folgenden Satz sagen: »Ich nehme Energie auf« (beim Einatmen) »und gebe Stress Ärger/Wut/Enttäuschung ab« (beim Ausatmen).

Das Dehnritual 1

Stress lässt Muskeln verspannen und den Stoffwechsel »einschlafen«. Dehnen Sie Ihre Muskeln und besonders die Rückenmuskeln, weil sie es am nötigsten haben.

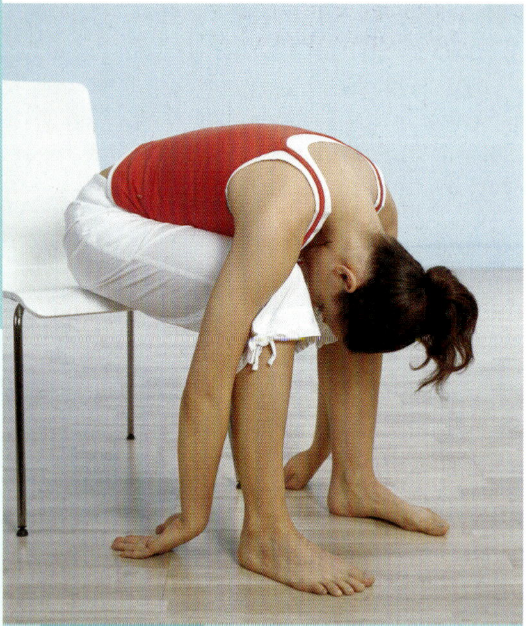

1 DEHNRITUAL

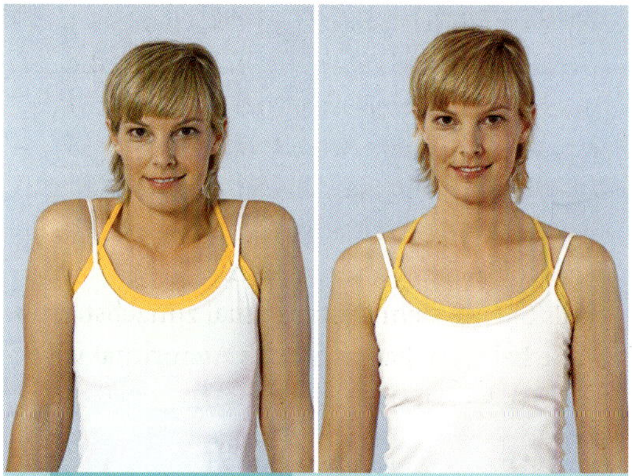

2 NACKENRITUAL

Setzen Sie sich auf einen Stuhl, und neigen Sie den Oberkörper dann so weit, wie es geht, nach vorn. Wenn möglich, legen Sie die Stirn auf die Knie. Atmen Sie in dieser Position fünf- bis sechsmal tief ein und aus. Halten Sie die Position etwa 20 bis 30 Sekunden.
Ihre Muskulatur wird es Ihnen danken – sie wird entspannt, besser genährt und durchblutet, und auch das Gehirn bekommt bei dieser Übung mehr Sauerstoff. Der Ärger und der Stress verfliegen.

Das Nackenritual 2

Viele Teile unseres Körpers spüren wir leider erst, wenn sie schmerzen oder nicht mehr einwandfrei funktionieren. Machen Sie sich die Anspannung Ihres Körpers bewusst!
Setzen Sie sich locker auf einen Stuhl. Ziehen Sie die Schultern so fest, wie es geht, in Richtung Ohren. Halten Sie die Spannung etwa fünf Sekunden. Lassen Sie die Schultern dann wieder locker fallen, und spüren Sie den Unterschied zwischen Anspannung und Entspannung. Nehmen Sie sich einen Moment Ruhe und genießen Sie den entspannten Zustand. Diese Übung können Sie zum Beispiel auch mit Armen oder Beinen durchführen: die Muskeln fest anspannen – und wieder loslassen. Das macht es Ihnen leichter, den Unterschied zwischen Entspannung und Anspannung bewusst wahrzunehmen. Dieses Prinzip wurde von dem US-amerikanischen Physiologen Edmund Jacobson entdeckt und in seinem Entspannungsverfahren der Progressiven Muskelrelaxation umgesetzt.

Das Distanzritual

Wenn Sie das nächste Mal in einer Situation unter Druck geraten, sei es im privaten oder beruflichen Bereich, nehmen Sie sich eine kleine Auszeit. Probieren Sie einmal aus, die Situation nicht als »stressig« zu bewerten, sondern gleich Lösungen zu finden. Berufen Sie sich dabei immer auf Ihre eigenen Fähigkeiten und Ressourcen!

Verlassen Sie den Raum, und suchen Sie sich einen ruhigen Platz oder schließen Sie die Augen. Nehmen Sie eine bequeme Position ein, und lassen Sie Ihren Gedanken freien Lauf! Ermutigen Sie sich selbst, und suchen Sie nach geeigneten Lösungen, um die aktuellen Stressursachen zu verringern.
Falls Sie mit dem Distanzritual zunächst Probleme haben, schalten Sie das Atemritual vor und probieren Sie es dann noch einmal mit der Distanz.

Das Badewannenritual

Wenn es mal wieder richtig stressig war, dann braucht der Körper mehr als eine Minute Entspannung. Ein warmes Bad wirkt oft Wunder: Es kurbelt das parasympathische Nervensystem an, steigert die Durchblutung, fördert die Sauerstoffaufnahme, und die Zellen werden optimal erfrischt. Außerdem regt es den Stoffwechsel an, unterstützt sogar die Herzarbeit. Auch werden dabei giftige Stoffwechselprodukte und Umweltgifte viel schneller beseitigt. Die Nieren werden in ihrer Arbeit durch die wohlige Wärme unterstützt, besser durchblutet und helfen so dem Körper, Schadstoffe und Sorgen loszuwerden. Badezusätze mit Lavendel oder Rose unterstützen die Entspannung. Wenn Sie keine Badewanne haben, wirkt auch ein Besuch im Thermalbad wohltuend.

GUT ZU WISSEN

Magnesium – der natürliche Stresskiller

Magnesium ist der bedeutendste Stresskiller für unseren Körper. Der Mineralstoff ist bei allen Energie liefernden Prozessen – und so auch bei Stress – absolut notwendig. Bei Stress benötigt der Körper schnell eine Menge davon. Andernfalls schießt der Stress ins Leere, Muskeln verspannen sich, es können Muskelkrämpfe auftreten, und auch die Nerven können nicht mehr so effektiv arbeiten. Mit der Einnahme von Magnesium in Stresssituationen helfen Sie dem Körper, die notwendige Menge zu bekommen, und schonen dadurch Nerven und Muskeln. Eine Tablette mit 150–300 mg Magnesium reicht meist aus, den ersten Bedarf zu decken. Sorgen Sie aber auch ansonsten für eine ausreichende tägliche Magnesium-Aufnahme von 300–350 mg. Dabei ist es natürlich am besten, den täglichen Bedarf über die Nahrung und nicht über Präparate zu decken. Besonders viel Magnesium enthalten Käse, Milch, Kartoffeln, Getreide, Nüsse und Hühnerfleisch.

ISS DICH LOCKER

Es gibt eine Vielzahl von Nahrungsmitteln, die dem Stress an den Kragen gehen und helfen zu entspannen. Dabei geht es nicht nur darum, kurzfristigen Stress zu bekämpfen: Entscheidend ist, die organische Belastung und Schädigung durch Stress zu vermindern und auszugleichen. Bestimmte Lebensmittel und Nährstoffe können hier gute Dienste leisten.

ZUCKER – EIN ZWEISCHNEIDIGES SCHWERT

Sehr effektiv ist ausgerechnet die Zufuhr von Zucker, aber eben auch sehr gefährlich, weil Zucker dick macht. Bei Stress schüttet die Leber vermehrt Zucker aus, wodurch das Stresshormon Adrenalin mobilisiert wird. Isst man nun Zucker, reduziert sich die Adrenalinausschüttung. Deswegen hilft ein Stück Schokolade auch so gut gegen Stress. Zuckerzufuhr

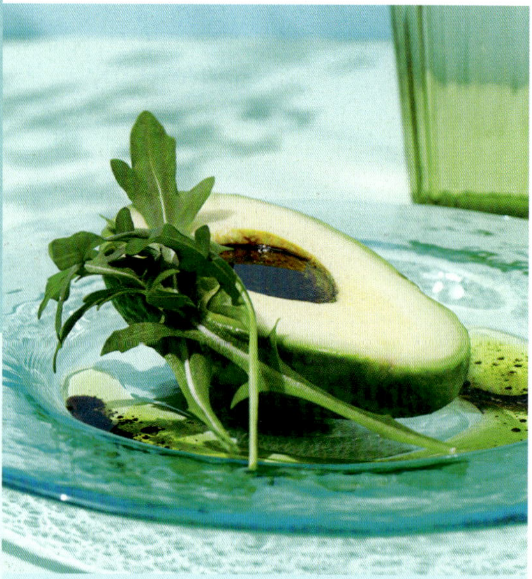

Avocados sind kleine Powerpakete, die für Stressresistenz und gute Laune sorgen.

dämpft also schnell die Ausschüttung der Hormone Adrenalin und Noradrenalin. Doch nicht selten entwickeln sich genau so die »Stress-Esser«. Gerade im Büroalltag ist dies eine häufige Strategie mit fatalen Folgen. Wenn Sie Zucker gering dosiert einsetzen, ist er hervorragend geeignet, Stress zu hemmen. Das Naschen von Schokolade oder Süßigkeiten darf aber nicht zu einer normalen schlechten Angewohnheit werden, denn dann bringt der Zucker die Insulinausschüttung und damit den Stoffwechsel durcheinander (siehe Seite 58 im Kapitel »Der gestörte Stoffwechsel«).

Nährstoffe als Stressbekämpfer

Heute wissen wir, dass verschiedene Lebensmittel Vitamine, Mineralien und sekundäre Pflanzenstoffe enthalten, mit deren Hilfe sich die Folgen von Stress mindern lassen:

- Das Anti-Stress-Mineral Magnesium hemmt die Erregungsvorgänge in Nerven und Muskeln und schützt so das Nervenkostüm.
- Die Vitamine A, C und E schützen vor freien Radikalen und oxidativem Stress, indem sie die Nervenzellen des Gehirns gegen aggressive Sauerstoffverbindungen stark machen.
- Wer reichlich B-Vitamine zu sich nimmt, wird dadurch belastbarer, während gleichzeitig die Leistungsfähigkeit zunimmt und sich die Stimmung aufhellt.
- Kalzium stärkt nicht nur Knochen und Zähne, sondern hält auch noch Nerven und Muskeln fit. Und genau das ist eine wichtige Voraussetzung, um mit Stress gut zurechtzukommen.
- Ohne die Tryptophane, die reichlich in Bananen, Hülsenfrüchten und Sonnenblumenkernen vorkommen, könnte der Körper das Glückshormon Serotonin nicht bilden. Doch genau das soll er, denn wer glücklich und gut gelaunt ist, dem kann Stress nur noch die Hälfte anhaben.

DIE TOP 10 ANTI-STRESS-LEBENSMITTEL

Damit Ihnen die Qual der Wahl abgenommen wird, haben wir die zehn besten Lebensmittel gegen Stress für Sie zusammengefasst:

Avocados

Sie sind die reinsten B-Vitamin-Powerpakete, die uns dabei helfen, nicht allzu schnell zu ermüden und einfach gut gelaunt zu sein. Ihr kleines Extra: Sie enthalten jede Menge gesunde ungesättigte Fettsäuren und sagen damit dem Cholesterin den Kampf an.

Bananen

Sie sind krumm und machen einfach glücklich. Auf diese einfache Formel lässt sich die Banane bringen und ist damit ein probates

Mittel gegen Stress, der gegen das Glücklichsein kaum eine Chance hat. Grund dafür sind die darin enthaltenen Tryptophane, aus denen der Körper das Glückshormon Serotonin bildet.

Erdbeeren

Unglaublich viel Vitamin C (mehr als in Zitronen) und Eisen (mehr als in Roten Beten) machen frisch gepflückte oder morgens vom Markt geholte Erdbeeren zu süßen Bollwerken gegen Stress. Während das Vitamin C freie Radikale einfängt, brauchen die Fresszellen Eisen, um gegen Fremdkörper anzutreten. So stärken die beiden im Team das Immunsystem, das unter Stress garantiert immer leidet.

Grünes Gemüse

Ob Brokkoli, Grünkohl, Spinat, grüne Paprika – die Wirkformel hier lautet: reichlich Eisen, Magnesium und Vitamin C! Während Eisen erschöpfte Körperzellen mobilisiert, stärkt Magnesium die Nerven. Vitamin C wirkt dabei als »Beschleuniger«, denn es ermöglicht, dass die Mineralstoffe optimal vom Körper aufgenommen werden können.

Haferflocken

Bei Haferflocken ist es die Kombination von Vitamin B_1, Eisen und Magnesium, die sie in die Top Ten bringt. Während das Vitamin B_1, auch Thiamin genannt, unverzichtbar fürs Nervensystem ist, sind Eisen und Magnesium dafür verantwortlich, dass der Körper auch bei großer körperlicher und seelischer Anspannung nicht schlappmacht.

Hülsenfrüchte

Der hohe Gehalt des Anti-Stress-Minerals Magnesium war der Grund, die kleinen runden Kraftpakete in unsere Top Ten der besten Lebensmittel aufzunehmen. Sie bieten außerdem noch eine gute Portion Eisen, sodass es dank Linsen, Bohnen, Erbsen und Kichererbsen auch in stressigen Phasen keine Probleme mit der Konzentration gibt.

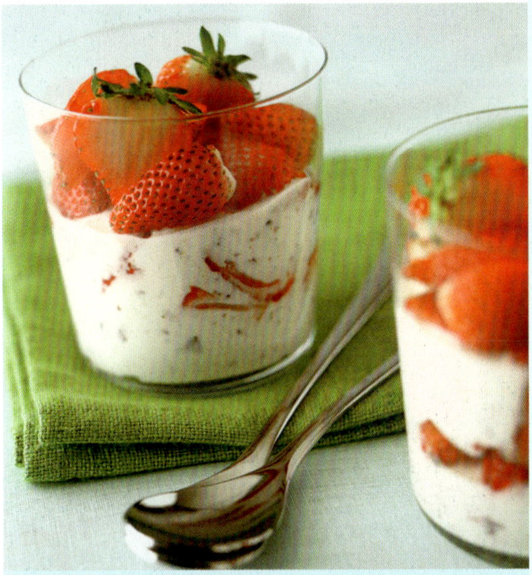

Eisen und Vitamin C satt: Erdbeeren bringen die Immunabwehr auf Vordermann.

Milchprodukte

Kalzium heißt hier das Zauberwort, denn dieser Mineralstoff stärkt nicht nur die Knochen, sondern lässt die Impulse von den Nerven zu den Nervenfasern nur so blitzen. Außerdem aktiviert das darin enthaltene Vitamin B_2 die Energiegewinnung in den Körperzellen.

Nüsse

Sie sind mit 500–700 kcal pro 100 Gramm wahre Kraftpakete, die mit viel Vitamin E und den wertvollen Nusssäuren glänzen. Hier reicht schon eine kleine Handvoll pro Tag aus, um den gestressten Körper aufzumuntern.

TIPP

Vorsicht im Urlaub

Besonders wenn Sie direkt aus dem Stress in den Urlaub fahren, müssen Sie Ihren Organismus erst ganz langsam und behutsam an die Auszeit gewöhnen. Die Stresshormone sind in den ersten Urlaubstagen oft noch aktiv, und deswegen müssen sie so schnell wie möglich verschwinden. Das geht wunderbar durch lange Spaziergänge, Sport und andere Ablenkungen. Wenn das dann noch mit entspannenden Wellness-Angeboten kombiniert wird, ist der Alltag bald vergessen. Aber übertreiben Sie Ihre körperlichen Aktivitäten nicht – denn dadurch würden Sie den Stress noch verstärken.

Soja und Sojaprodukte

Die reichlich enthaltenen B-Vitamine tun den Nerven gut, denn sie sorgen dafür, dass Nervenimpulse problemlos weitergeleitet werden. Und die Mineralstoffe Eisen und Zink helfen dem Immunsystem auf die Sprünge, wenn es unter der Stressbelastung einmal zu sehr leidet.

Kiwis

Ihr hoher Vitamin-C-Gehalt, den wir auch im Winter nutzen können, ist ein prima Schutz vor freien Radikalen, die in stressigen Zeiten über unsere Zellen herfallen.

STRESS-WEG-REZEPTE FÜR EINEN TAG

Damit Sie sehen, dass es von der Theorie zur Praxis nur ein kleiner und einfacher Schritt ist, nun noch Rezepte für einen Tag. Hier werden Anti-Stress-Lebensmittel mit solchen kombiniert, die uns durch ihre Gesundstoffe besonders gut tun. Das klingt gut – und schmeckt noch besser!

Frühstück – die beste Anti-Stress-Grundlage

Avocadoschnitte: Avocadofleisch mit Mandeln pürieren, als Aufstrich aufs Vollkornbrot, salzen, pfeffern und mit Petersilie garnieren.
Orangen-Dickmilch: Orange filetieren, pürieren oder zerkleinern, mit Dickmilch verrühren, mit Haferflocken bestreuen.

Mittags – in der Pause Stress abbauen

Nudel-Linsen-Salat: Nudeln, rote Linsen und grüne Bohnen vor-/zubereiten, mit einem Dressing aus Knoblauch, Apfel, Brühe, Aceto balsamico und Rapsöl anmachen. Dazu schmecken Vollkornbrötchen.
Beerenquark mit Orangen und Pinienkernen: Für einen fruchtigen Nachtisch Beeren und Orangenfilets vorbereiten, mit Quark verrühren. Ein paar Pinienkerne ohne Fett anrösten und unterheben.

Abends – für die sanfte Ruhe in der Nacht

Spinatpizza: Geben Sie auf einen dünnen Pizzaboden Hackfleisch-Tomaten-Sauce als Grundlage. Als Belag Blattspinat mit Tomaten, dazu Gorgonzola, Pinienkerne und Olivenöl.

WIE DER URLAUB WIRKLICH ZUR ENTSPANNUNG WIRD

Wissen Sie, warum gerade der Skiurlaub den höchsten Erholungswert hat? Ganz einfach: Es ist ein Aktivurlaub mit viel Bewegung an der frischen Luft und viel Tageslicht. Morgens früh aufstehen, tagsüber auf der Piste und abends müde ins Bett fallen – so sieht ein echtes Anti-Stress-Programm aus.

Erholung sollte immer aktiv gestaltet werden, und Bewegung ist das beste Mittel, sich schnell und nachhaltig zu erholen. Nur im Hotel oder am Pool auf der Liege zu »braten«, hat dagegen fast keinen Erholungswert. So ist es nicht verwunderlich, dass der Erholungswert von zwei Wochen »Liegenurlaub« nach etwa drei Wochen aufgebraucht ist. Alles ist wieder genauso wie vorher, und der Stress kommt schnell zurück. Ganz anders bei einem Aktivurlaub: Danach hält die Erholung bis zu drei Monaten an. Aktivurlaub bietet also einen richtigen Stress-Schutzfaktor.

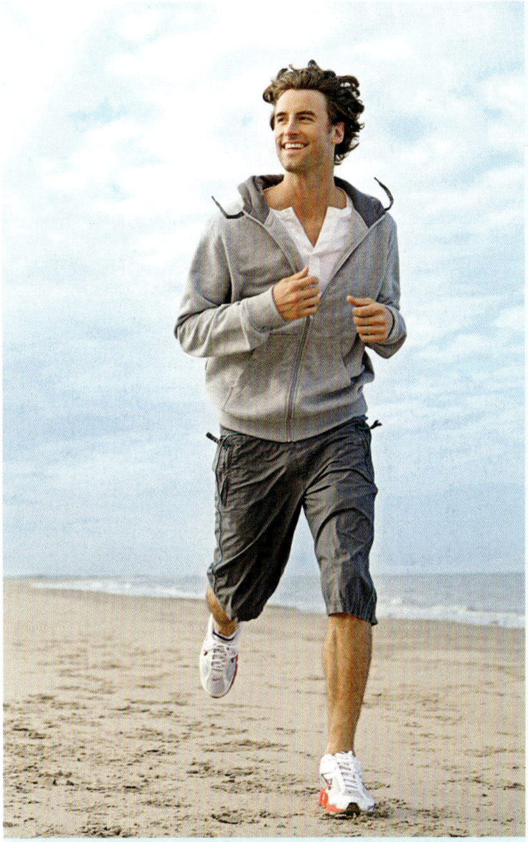

Bringt viel mehr Erholung als abhängen im Liegestuhl: Entspanntes Joggen am Strand.

EINE AUSZEIT AM WOCHENENDE

Wenn Ihnen irgendwann alles zu viel ist, dann gönnen Sie sich ein tolles Wochenende. Fahren Sie dahin, wo Sie sich schnell zu Hause fühlen, und erholen Sie sich. Gerade die Kurzerholung muss sehr gut geplant werden. Ein Hotel am Strand oder in den Bergen ist ideal. Dabei sollten Sie die folgenden Tipps beachten:

- Machen Sie mehrere Spaziergänge über eine Dauer von zwei bis vier Stunden oder eine schöne Radtour.
- Gehen Sie in die Natur und genießen Sie die frische Luft und das Licht.
- Suchen Sie sich eine Unterkunft mit Pool und Saunalandschaft. Nachmittags geht es nach der Aktivität rein ins Wasser zum Entspannen.
- Genießen Sie abends ein leckeres, aber nicht zu üppiges Menü. Stressen Sie Ihren Magen und Darm nicht durch Unmengen an Nahrung.
- Trinken Sie wenig Alkohol, aber mindestens drei bis vier Liter Wasser am Tag.
- Gehen Sie früh ins Bett und stehen Sie nicht zu spät auf. Den ganzen Tag im Bett zu verbringen ist zwar gelegentlich ganz schön, aber bei Stress eher ungeeignet. Denn auch ungewohnt langes Schlafen stresst.
- Gönnen Sie sich eine Massage: Gerade der Schulter- und Nackenbereich »schreit« oft nach mehr Zuwendung.
- Lesen Sie ein schönes Buch oder hören Sie entspannende Musik.
- Nehmen Sie sich Zeit für Freunde und Familie. Elektronische Medien und Laptop sowie das Mobiltelefon bleiben an so einem Wochenende auf jeden Fall zu Hause.
- Das Wichtigste zum Schluss: Nehmen Sie sich keine Alltagstermine vor!

BEWÄHRTE ENTSPANNUNGSMETHODEN GEGEN STRESS

Wenn Sie immer wieder in Stress geraten, empfiehlt es sich, eine Entspannungsmethode zu erlernen, die Sie regelmäßig mindestens einmal in der Woche oder besser noch öfter praktizieren. Die folgende Tabelle gibt eine Übersicht der bewährten Verfahren, die entspannend wirken.

Besondere Merkmale

Autogenes Training

- Ruhe-, Schwere- und Wärmeübung, kombiniert mit Atemübungen.
- Völlige Entspannung ist Voraussetzung, um das vegetative Nervensystem zu beeinflussen.
- Der ganze Mensch bewegt sich auf einen entspannten Zustand hin.
- Muss regelmäßig geübt werden.

Feldenkrais

- Basiert auf der Erschließung natürlicher Bewegungsformen und dem bewussten Umgang mit dem eigenen Körper.

Pilates

- Ausgehend von der Körpermitte wird der ganze Körper gekräftigt und stabilisiert.
- Die wichtigsten Prinzipien sind Körperhaltung, Zentrierung und Atmung.
- Wichtig: ein gut ausgebildeter Trainer.

Progressive Muskelrelaxation nach Jacobson

- Basiert darauf, dass sich Muskeln nach Anspannung deutlich besser entspannen.
- 16 verschiedene Muskelgruppen werden systematisch angespannt, entspannt, gedehnt und gelockert.
- Auch Teilprogramme sind möglich.

Qigong

- Erhält bzw. stellt den Fluss der Lebensenergie wieder her.
- Langsame, ruhige Übungen nach exakten Vorgaben.
- Geistige und körperliche Entspannung durch Konzentrations-, Stillhalte- und Atemübungen.

Taiji

- Eine echte Kampfkunst, abgeleitet aus uralten Techniken der Selbstverteidigung.
- Elemente von Meditation und Entspannung.
- Fließende, kontrollierte Bewegungen nach bestimmtem Muster sollen das seelische und körperliche Gleichgewicht herstellen.

Yoga

- Dehn- Kräftigungs- und Atemübungen bilden ein harmonisierendes Körper-Geist-Seele-Training.
- Ist ein Bestandteil der klassischen indischen Philosophie.

Nutzen für den Körper/den Rücken	Nutzen gegen Stress
• Wirkt, weil sich die Verspannungen der Muskulatur lösen.	• Erreichen eines Zustandes der konzentrativen Selbstentspannung bei regelmäßiger Anwendung. • Selbstregulation sonst unwillkürlich ablaufender Körperfunktionen.
• Fördert feine Sensibilität sich selbst gegenüber und zielt damit auf Probleme ab, die häufig für Rückenschmerzen verantwortlich sind.	• Wahrnehmung von Bewegungsabläufen und Aufdeckung von Bewegungsalternativen zur Integration in den Alltag.
• Zur Vorbeugung von Rückenproblemen hilfreich, weil der ganze Körper gekräftigt wird.	• Harmonisierung von Körper und Geist über die Konzentration und Atmung.
• Da die progressive Muskelentspannung direkt und schnell wirkt, ist sie bei Verspannungen besonders geeignet.	• Reduktion von Spannungs- und Stresszuständen. • Verbesserung der Wahrnehmung von Spannungszuständen und ihrer Regulierung.
• Sehr hilfreich bei Muskelverspannungen.	• Die sanften Bewegungen des Qigong helfen speziell gegen Stress und Nervosität.
• Die Bewegungen setzen einen muskulären Trainingsreiz. • Sie fördern die Beweglichkeit, vor allem aber das Körperbewusststein. Deshalb bei Rückenproblemen besonders sinnvoll.	• Qi-Übungen harmonisieren den Organismus. • Die meditativen Bewegungen helfen bei Entspannung und Stressabbau.
• Bewegungen mit Atemübungen sorgen für Ausgeglichenheit und Ruhe. • Körperhaltung, Beweglichkeit und Kraft werden trainiert. • Hervorragend gegen Rückenprobleme geeignet.	• Förderung der Konzentrationsfähigkeit, Erlangung einer höheren Bewusstseinsstufe. • Anregung des parasympathischen Systems zur Verbesserung der psychophysischen Spannungsregulation.

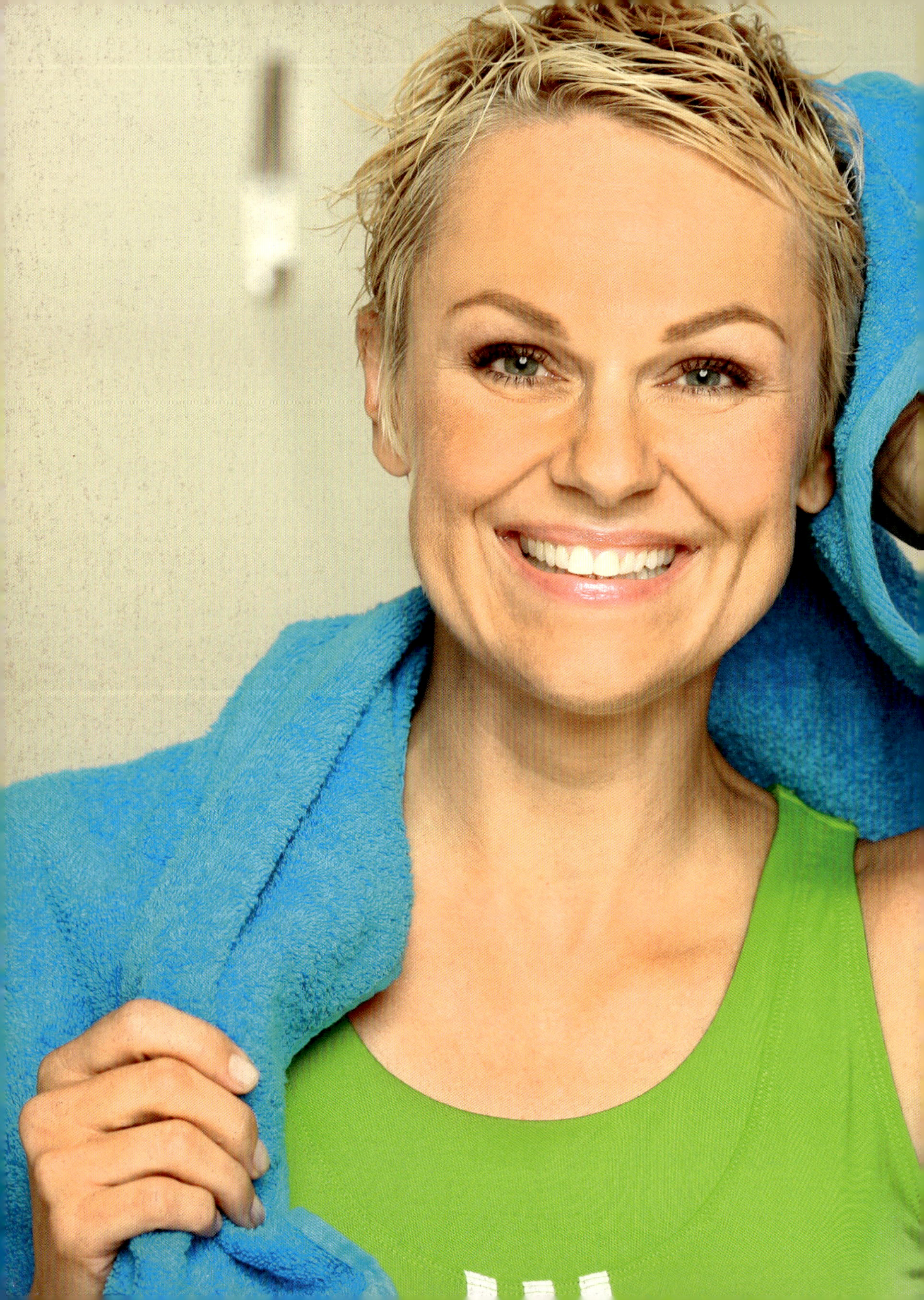

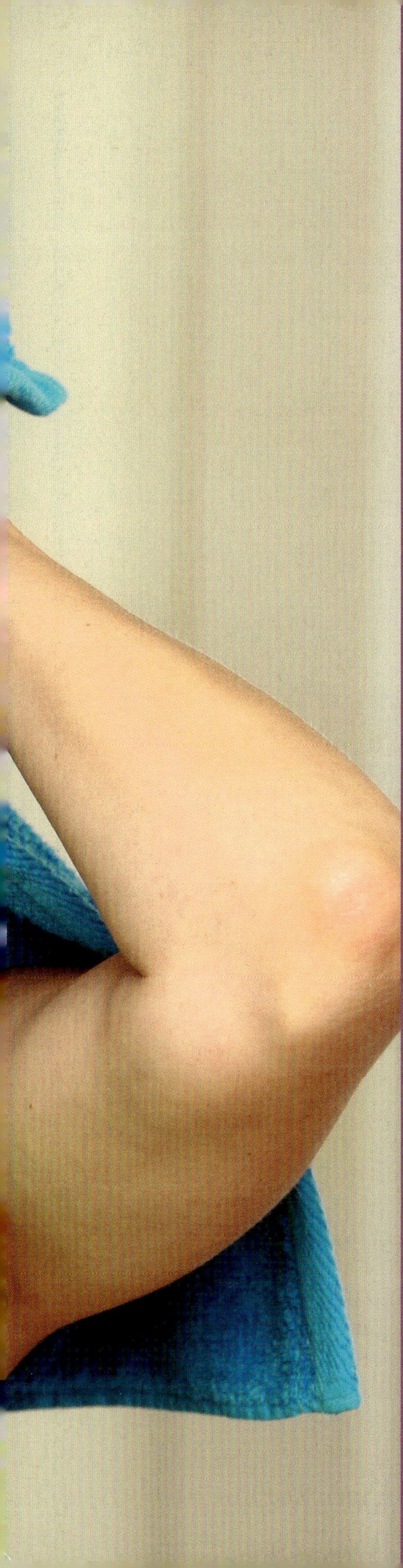

4 Wochen für Ihre Gesundheit

Unser Körper ist ein Wunderwerk, das sich ständig selbst erneuert. Aber nur, wenn wir auch gut zu ihm sind und ihm geben, was er braucht: Bewegung, Nährstoffe, Schlaf. Unsere 4-Wochen-Kur zeigt Ihnen, wie es geht.

4 WOCHEN FÜR IHRE GESUNDHEIT

Sie haben in den Kapiteln zu den 7 versteckten Krankheiten viel darüber erfahren, was in Ihrem Organismus passiert und wie Sie negativen Entwicklungen vorbeugen können. Sie wissen inzwischen auch, dass es mit der gelegentlichen Umsetzung unserer Tipps nicht getan ist. Stattdessen sollten Sie nach und nach Ihren ganz normalen Alltag umstellen. Um gesund, vital und kreativ durchs Leben zu gehen, sollten Sie Ihren Körper täglich pflegen und ihm geben, was er braucht.

DAS WICHTIGSTE AUF EINEN BLICK

- Morgens den Organismus entgiften und entschlacken mit einem großen Glas warmem Wasser noch vor dem Frühstück.
- Tagsüber viel trinken – mindestens 2,5–3 Liter kohlensäurefreies und mineralstoffarmes Wasser. Alternativ auch ungesüßte Kräutertees.
- Morgens auf jeden Fall frühstücken, und zwar mit Vollkornprodukten: 1–2 Scheiben Vollkornbrot oder 3–5 EL Müsli ohne Zucker.
- Täglich eine Portion Milchprodukte (Quark, Kefir, Käse, Buttermilch) und für den Darm einen naturbelassenen Joghurt; am besten verteilt auf die Mittags- und Abendmahlzeiten.
- Orangen-, Grapefruit- oder Gemüsesaft abwechselnd zu den Mahlzeiten trinken.
- Mittags alles essen, was schmeckt, aber immer kombinieren mit einer Schüssel Salat oder viel gedünstetem Gemüse.
- Für die Zubereitung der Mahlzeiten Olivenöl oder Leinsamenöl verwenden.
- Mindestens einen Apfel pro Tag, am besten Bioqualität, natürlich mit Schale für die wichtigen Vitamine und Pflanzenstoffe.
- Eine Handvoll Nüsse für viele ungesättigte Fettsäuren (20 bis 30 g pro Tag).
- Täglich 1 EL Weizenkeime oder Amaranth mit vielen Vitalstoffen; schmeckt im Müsli, Joghurt, Salat oder Gemüse.
- Täglich ein Glas roter Traubensaft oder auch frische rote Weintrauben mit viel Antioxidanzien (gelegentlich auch ein Glas Rotwein)
- Verzichten Sie auf alle Zwischenmahlzeiten – besonders am Nachmittag und spät abends – und essen Sie nur dreimal am Tag – dann aber richtig.
- Streichen Sie Zucker, Süßstoff, Limonaden und Fast-Food-Produkte von Ihrem Speiseplan.
- Verzichten Sie soweit wie möglich auf Lebensmittel mit Konservierungsstoffen.
- Achten Sie auf ausreichende Zufuhr besonders von Folsäure, Jod, Chrom und Magnesium, denn davon gibt es oft zu wenig.
- Hören Sie auf zu Rauchen und schränken Sie den Alkohol ein.
- Gehen Sie mindestens 15–20 Minuten nach draußen, damit Tageslicht an Ihre Haut kommt – das ist die Voraussetzung, dass Ihr Körper Vitamin D produzieren kann.
- Machen Sie zweimal pro Woche Ausdauertraining (30–45 Minuten) und dreimal leichtes Muskeltraining (15–20 Minuten).
- Bewegen Sie sich tagsüber soviel wie möglich. Steigen Sie Treppen, telefonieren Sie im Stehen, schicken Sie keine Mails ins Nachbarbüro, sondern gehen Sie vorbei. Und gehen Sie kleine Strecken immer zu Fuß oder fahren Sie Rad.
- Abends vor allem Eiweißprodukte (Fisch, Geflügel, Sojaprodukte) für einen ungetrübten Zellaufbau und gute Erholung essen sowie Salat oder Gemüse, aber keine Kohlenhydrate.
- 2 Portionen (See-)Fisch pro Woche sollten es sein, für die guten Omega-3-Fettsäuren.
- Wenn Sie Lust haben, dann gehen Sie abends noch 30 Minuten spazieren.
- Achten Sie auf ausreichend Schlaf – mindestens 7–8 Stunden.

Die kommenden 4 Wochen können den Start in ein neues Leben bedeuten. Denn Sie können mit der 4-Wochen-Kur lebenslange Verbesserungen für Ihre Gesundheit einleiten. Das wäre optimal. Wenn Sie das nicht schaffen, sollten Sie diese Kur mindestens zweimal im Jahr durchführen.

Tag	Ernährung	Bewegung	Entspannung	Entgiftung	Tipps
Woche 1: Vorbereitungsphase					
Samstag		1 Stunde Spazierengehen	Wechselduschen oder Wassertreten (siehe Seite 154 im Kapitel zum Immunsystem)	Selbstmassage (wie das geht lesen Sie auf Seite 125 im Kapitel zur Entgiftung)	In dieser Woche gilt es, die gesundheitlich bedenklichen Angewohnheiten über Bord zu werfen. Beginnen Sie möglichst am Wochenende, dann sind Sie raus aus dem Alltagstrott und die Veränderung fällt leichter
Sonntag	3 x am Tag leichte Kost essen, keine Zwischenmahlzeiten; täglich 2–3 l trinken, möglichst nur Wasser	Ruhetag		Kein Alkohol, möglichst kein Nikotin, kein Zucker, kein Fastfood	
Montag		Muskeltraining 15–20 Minuten	Kleine Entspannungsrituale einüben (siehe Seite 208 im Kapitel über Stress)		
Dienstag	Bringen Sie regelmäßig Anti-Stress-Lebensmittel auf Ihren Speisezettel (siehe Seite 203 im Kapitel über Stress)	3000 Schritte mehr (siehe das Programm Seite 67 im Kapitel über Stoffwechsel)			
Mittwoch		Ruhetag	Sauna oder gemütliches Wannenbad		Beginnen Sie mit dem Nährstoff-Mix-Programm für gesunde Zellen (ab Seite 99 im Kapitel über die Körperzellen)
Donnerstag		3000 Schritte mehr	Lesen/abends kein Fernsehen		
Freitag		Muskeltraining 15–20 Minuten (folgen Sie den Übungsprogrammen ab Seite 36 im Kapitel Muskelschwund)			

Wann Sie diese Kur machen, ist Ihnen überlassen. Am besten wäre es aber im Frühjahr und Herbst. Denn zu dieser Zeit stellt der Organismus sich um auf Sommer- oder Winterbetrieb. Ausgelöst wird dies durch das Tageslicht und dessen Einfluss auf die Hormone. Genau zu diesen Zeiten ist der Organismus besonders gut zu beeinflussen und benötigt sogar neue Reize.

<table>
<tr><th>Tag</th><th>Ernährung</th><th>Bewegung</th><th>Entspannung</th><th>Entgiftung</th><th>Tipps</th></tr>
<tr><td colspan="6">Woche 2: Entschlackung und Säuberung</td></tr>
<tr><td>Samstag</td><td rowspan="2">3 x am Tag leichte Kost essen, keine Zwischenmahlzeiten</td><td>1 Stunde Radfahren</td><td>Ausschlafen 8–9 Stunden</td><td rowspan="7">Täglich 1 Glas warmes Wasser vor dem Frühstück; folgen Sie unserer Trinkkur ab Seite 130 im Kapitel über Entgiftung</td><td rowspan="7">Essen Sie in dieser Woche viel hochwertiges Eiweiß (viel Fisch wie Räucherlachs, Heilbutt, Sardinen); würzen Sie mit Koriander und Schnittlauch, denn dadurch entschlacken Sie (siehe das Entschlackungsprogramm ab Seite 132)</td></tr>
<tr><td>Sonntag</td><td>1 Stunde Spazierengehen</td><td>Ausschlafen 8–9 Stunden</td></tr>
<tr><td>Montag</td><td rowspan="3">Essen Sie viele Ballaststoffe, viel Obst und Gemüse; trinken Sie tagsüber jede Stunde ein Glas Wasser</td><td>Mini-Trampolin-Programm (ab Seite 127 im Kapitel über Entgiftung)</td><td>Entspannungsrituale einüben (siehe Seite 208 im Kapitel über Stress)</td></tr>
<tr><td>Dienstag</td><td>Ruhetag</td><td>Sauna/ Wannenbad</td></tr>
<tr><td>Mittwoch</td><td>Mini-Trampolin-Programm</td><td>Lesen/ Musik hören</td></tr>
<tr><td>Donnerstag</td><td rowspan="2">Folgen Sie unserem Stoffwechsel-Turbo-Programm (ab Seite 72 im Kapitel über den Stoffwechsel)</td><td>Muskeltraining 15–20 Minuten (Übungen ab Seite 41)</td><td>Entspannungsrituale üben</td></tr>
<tr><td>Freitag</td><td>10 000 Schritte am Tag (siehe Seite 66 im Kapitel zum Stoffwechsel)</td><td>Sauna (gute Tipps dazu ab Seite 151 im Kapitel zum Immunsystem)</td></tr>
</table>

<table>
<tr><th>Tag</th><th>Ernährung</th><th>Bewegung</th><th>Entspannung</th><th>Zellvitalisierung</th><th>Tipps</th></tr>
<tr><td colspan="6">Woche 3 und 4: Vitalisierung</td></tr>
<tr><td>Samstag</td><td rowspan="7">3 x am Tag essen und auf alle Zwischenmahlzeiten verzichten; besonders vollwertig frühstücken und abends eiweißreich essen

Folgen Sie unserem »Biorhythmus-Programm« (ab Seite 69 im Kapitel über den Stoffwechsel)

Morgens 1 Glas lauwarmes Wasser und tagsüber 4–5 Tassen grünen Tee zur Entgiftung trinken (siehe auch Seite 131 im Kapitel über die Entgiftung)</td><td>90 Minuten Spazierengehen</td><td>Wechselduschen/ Wassertreten</td><td rowspan="2">Gut und ausreichend frühstücken, dabei vor allem auf Ballaststoffe achten (siehe Seite 101 im Kapitel über die Körperzellen)</td><td rowspan="7">Erhöhen Sie Ihre antioxidativen Reserven, indem Sie für ausreichend Vitamin C und E bei der Ernährung sorgen

Bauen Sie in den beiden Wochen mindestens vier »Antioxidanzientage« ein (Rezepte ab Seite 180 im Kapitel über freie Radikale)</td></tr>
<tr><td>Sonntag</td><td>2 Stunden locker Radfahren</td><td></td></tr>
<tr><td>Montag</td><td>Step-Programm für die Muskeln (ab Seite 41 im Kapitel zum Muskelschwund)</td><td>30 Minuten Abendspaziergang</td><td>Stärken Sie gleich morgens Ihre Bakterienkulturen im Darm (Tipps ab Seite 97 im Kapitel über die Körperzellen)</td></tr>
<tr><td>Dienstag</td><td>45 Minuten Joggen oder Walken (siehe Walking-Plan ab Seite 162 im Kapitel zum Immunsystem)</td><td>Sauna (gute Tipps dazu ab Seite 151 im Kapitel zum Immunsystem)</td><td></td></tr>
<tr><td>Mittwoch</td><td>Step-Programm</td><td>Entspannungstraining wie Yoga (Übersicht auf Seite 184 im Kapitel über Stress)</td><td rowspan="3">Grapefruit-, Orangensaft oder andere Radikalfänger zum Frühstück einbauen (siehe ab Seite 177 im Kapitel über freie Radikale)</td></tr>
<tr><td>Donnerstag</td><td>45 Minuten Joggen oder Walken</td><td>30 Minuten Abendspaziergang</td></tr>
<tr><td>Freitag</td><td>Ruhetag</td><td>Gehen Sie früh ins Bett, schlafen Sie sich aus</td></tr>
</table>

Immer wenn der Organismus sich unwohl fühlt, sich kleinste Veränderungen entwickeln oder sich erste massive Probleme ergeben, reagiert der Körper. Er sendet erste Botschaften in Form von Alltagsbeschwerden, die es zu beachten gilt. Dies sind Warnzeichen, die, wenn sie früh genug erkannt und mit den richtigen Maßnahmen »bekämpft« werden, meist unproblematisch sind. Manifestieren sich diese Beschwerden jedoch, dann kann sich langfristig daraus ein echtes Problem ergeben und ernst zu nehmende Krankheiten können entstehen.

Alltagsprobleme	Möglicher Krankheitsherd	Seite
Allergien oder Hautreizungen	entgleistes Immunsystem	136
Antriebsarmut	gestörter Stoffwechsel	50
	zu viel Stress	184
Alterung, vorzeitige	Übermaß an freien Radikalen	166
Atemnot, Atemschwierigkeiten	Muskelschwund	22
Blähungen	unterernährte Körperzellen	76
Durchblutungsstörungen insbesondere in den Beinen	Muskelschwund	22
Durchfall, Verstopfung	unterernährte Körperzellen	76
Erkältungen, Infektionen, häufige	entgleistes Immunsystem	136
Faltenbildung	überforderte Entgiftung	106
	Übermaß an freien Radikalen	166
Gallensteine	gestörter Stoffwechsel	50
Gelenkschmerzen	unterernährte Körperzellen	76
	entgleistes Immunsystem	136
Gewichtszunahme, starke	gestörter Stoffwechsel	50
Haarausfall	überforderte Entgiftung	106
Haare, fettende	gestörter Stoffwechsel	50
Hautflecken, Altersflecken	überforderte Entgiftung	106
	Übermaß an freien Radikalen	166
Hautreizungen, Hautrötungen	gestörter Stoffwechsel	50
Herzrasen	zu viel Stress	184
Kopfschmerzen	unterernährte Körperzellen	76
	zu viel Stress	184
Kraftlosigkeit	Muskelschwund	22
	unterernährte Körperzellen	76
Leistungsfähigkeit, abnehmende	Muskelschwund	22

Alltagsprobleme	Möglicher Krankheitsherd	Seite
Leistungsschwäche	Übermaß an freien Radikalen	166
Lymphstau, schwere Beine	überforderte Entgiftung	106
Müdigkeit, Schlappheit	Übermaß an freien Radikalen	166
Mundgeruch	unterernährte Körperzellen	76
Nägel, brüchige	unterernährte Körperzellen	76
	überforderte Entgiftung	106
Nahrungsmittelunverträglichkeiten	entgleistes Immunsystem	136
Nervosität	zu viel Stress	184
Nierensteine	überforderte Entgiftung	106
	gestörter Stoffwechsel	50
Ödeme	entgleistes Immunsystem	136
	überforderte Entgiftung	106
Osteoporose	unterernährte Körperzellen	76
Reizdarm	unterernährte Körperzellen	76
Reizmagen, Magenschmerzen	zu viel Stress	184
	unterernährte Körperzellen	76
Rückenschmerzen	Muskelschwund	22
Schlaf, unruhiger	gestörter Stoffwechsel	50
	zu viel Stress	184
Schlaflosigkeit	zu viel Stress	184
Schulter-Nacken-Verspannungen	zu viel Stress	184
	Muskelschwund	22
Sodbrennen	unterernährte Körperzellen	76
Spannungskopfschmerz	zu viel Stress	184
Venenleiden, Krampfadern	Muskelschwund	22
Vergesslichkeit, Konzentrationsschwäche	überforderte Entgiftung	106
	zu viel Stress	184
Völlegefühl, Übelkeit	unterernährte Körperzellen	76

Die Programme in diesem Buch helfen Ihnen, schon bei den ersten Anzeichen körperlicher Probleme aktiv zu werden. Als erste Orientierung dient die Tabelle auf dieser Doppelseite. Betrachten Sie die Zuordnungen bitte als Hinweise, wo Sie ansetzen können. Eine präzise Diagnose kann natürlich nur ein Arzt stellen. Besonders wenn Ihre Beschwerden massiver werden oder sich gar keine Besserung abzeichnet, sprechen Sie auf jeden Fall mit Ihrem Arzt. Je früher Sie etwas unternehmen, desto besser!

SACHREGISTER

A

B

C

D

E

M

N

O

P

Q

R

S

T

U

V

W

X

Z

BÜCHER, DIE WEITERHELFEN

GESUNDHEIT UND PRÄVENTION

BARMER Ersatzkasse/Deutscher Hausärzteverband e.V.:
Hausarzt Handbuch.
MED.KOMM, München 2007

Barrock, J. P.:
Die Botschaften unseres Körpers.
Südwest, München 2006

Cornaro, A.:
Vom massvollen Leben oder die Kunst, gesund alt zu werden.
Manutius, Heidelberg 1997

Deimel, H.; Huber, G.; Pfeifer, K.; Schüle, K. (Hrsg.):
Neue aktive Wege in Prävention und Rehabilitation.
Deutscher Ärzte-Verlag, Köln 2007

Froböse, I., Prof. Dr.; Hamm, M., Prof. Dr.:
Vital ab 50.
Gesundheit in Wort & Bild (nur in Apotheken oder direkt beim Verlag zu beziehen) 2006

Gieler, U.:
Die Sprache der Haut.
Patenos, Düsseldorf 2007

Grillparzer, M.:
KörperWissen.
Gräfe und Unzer, München 2007

Grillparzer, M.:
Salto vitale.
Gräfe und Unzer, München 2005

Gruss, P. (Hrsg.):
Die Zukunft des Alterns.
Beck, München 2007

Huch, R./Jürgens, K. D.:
Mensch, Körper, Krankheit.
Urban & Fischer, München 2007

Janeway et al., C. A.:
Immunologie.
Urban & Fischer, Heidelberg 2002

Kautzmann, G.; Miketta, G. (Hrsg.):
Krieg in unserem Körper.
Zabert Sandmann, München 1998

Ni, M.:
So werden Sie 100.
Goldmann, München 2007

Page, L.:
Healthy Healing.
Healthy Healing, 2004

Pütz et al., J.:
Darm und Po.
VGS, Köln 2003

Rensing et al., L.:
Mensch im Stress.
Urban & Fischer, Müchen 2006

Rieder, A.; lohff, B. (Hrsg.):
Gender Medizin.
Springer, Heidelberg 2004

Roizen, M.; Oz, M.:
DU – eine Bedienungsanleitung.
Pendo, München 2006

Schänzler, N.; Bieger, W.:
Laborwerte.
Gräfe und Unzer, München 2005

Strunz, U.:
77 Tipps für ein gesundes Herz.
Heyne, München 2005

Strunz, U.:
Frohmedizin.
Heyne, München 2004

Zalour, C. (Hrsg.):
Anatomie, Physiologie.
Urban & Fischer, München 2002

SPORT UND FITNESS

Ahonen, J.; Lahtinen, T.; Sandström, M.; Pogliani, G.; Wirhed, R.:
Sportmedizin und Trainingslehre.
Schattauer, Stuttgart 1994

Bouchard, C.; Shephard, R. J.; Stephens, T.:
Physical Activity, Fitness, and Health.
Human Kinetics Publishers, 1994

Froböse, I., Prof. Dr.:
Das neue Rückentraining.
Gräfe und Unzer, München 2006

Froböse, I., Nellessen, G.; Wilke, C. (Hrsg.):
Training in der Therapie.
Grundlagen und Praxis.
Urban & Fischer, München 2003

Grillparzer, M.:
Mini-Trampolin.
Gräfe und Unzer, München 2004

Häfelinger, U.; Schuba, V.:
Koordinationstherapie – Propriozeptives Training.
Meyer & Meyer, Aachen 2004

Kempf, H.-D.; Strack, A.; Moriabadi, U.:
Fit und schön mit Hanteln.
Rowohlt TB, Reinbek 2001

Rost, R.:
Sport- und Bewegungstherapie bei Inneren Krankheiten.
Deutscher Ärzte-Verlag, Köln 2005

Röwekamp, A.:
Theraband & Pezziball.
Copress Sport, München 2002

Spring, H.; Dvoñák, J. u.a.:
Theorie und Praxis der Trainingstherapie.
Georg Thieme, Stuttgart 2008

Vogel, S.:
Prime Mover – A natural history of muscle.
Norton and Company, New York 2001

ERNÄHRUNG

Grimm, H. U.; Zittlau, J.:
Vitaminschock.
Droemer, München 2002

Hendel, B., Dr.; Ferreira, P.:
Wasser & Salz – Urquell des Lebens.
INA, Baar/Schweiz 2004

Mayr, F. X.:
Schönheit und Verdauung.
Neues Leben, Oberösterreich 1962

Pape, D., Dr.; Schwarz, R., Dr.; Trunz-Carlisi, Elmar; Gillessen, Helmut:
Schlank im Schlaf.
Gräfe und Unzer, München 2006

Pollmer, U.; Nickaus, M.:
Wer gesund isst, stirbt früher.
BLV, München 2008

Schobert, A.:
Zusatzstoff-Ampel.
Knaur, München 2007

Thust, Th.; Schlett, S.:
Entgiften und entschlacken.
Gräfe und Unzer, München 2006

ADRESSEN, DIE WEITERHELFEN

Berufsverband der Yogalehrenden in Deutschland e.V. (BDY)
[illegible]enstr. 37
[illegible]73 Göttingen
[illegible]ail: info@yoga.de
www.yoga.de

Bundesministerium für Gesundheit (BMG)
Referat Öffentlichkeitsarbeit
11055 Berlin
E-Mail: info@bmg.bund.de
www.bmg.bund.de

Bundesministerium für Ernährung, Landwirtschaft und Verbraucherschutz (BMELV)
Rochusstr. 1
53123 Bonn
E-Mail: poststelle@bmelv.bund.de

Deutsche Gesellschaft für Ernährung e.V.
Godesberger Allee 18
53175 Bonn
www.dge.de

Deutsche Gesellschaft für Sportmedizin und Prävention (Deutscher Sportärztebund) e.V.
Klinik Rotes Kreuz
Königswarter Str. 16
60316 Frankfurt/Main
E-Mail: dgsp@dgsp.de, www.dgsp.de

Deutscher Dachverband für Taijiquan & Qigong
Am Elisabethgehölz 12
20535 Hamburg
www.tai-chi-zentrum.de

Deutscher Pilates-Verband e.V.
Alte Darmstädter Str. 12 A
64367 Mühltal/Trautheim
www.pilates-verband.de

Deutscher Verband für Gesundheitssport und Sporttherapie e.V. (DVGS)
Vogelsanger Weg 48
50354 Hürth-Efferen
www.dvgs.de

Deutscher Wanderverband
Wilhelmshöher Allee 157-159
34121 Kassel
E-Mail: info@wanderverband.de
www.wanderverband.de

Prof. Dr. Ingo Froböse
Deutsche Sporthochschule Köln
Institut für Rehabilitation und Behindertensport/Zentrum für Gesundheit
Am Sportpark Müngersdorf 6
50933 Köln
www.ingo-froboese.de

Moveguard
Deutsche Sporthochschule Köln
Am Sportpark Müngersdorf 6
50933 Köln
E-Mail: info@moveguard.de
www.moveguard.de

Robert Koch Institut
Nordufer 20
13353 Berlin
www.rki.de

Schweizer Verband für Gesundheitssport und Sporttherapie (SVGS)
Erspachstr. 5
CH-8932 Mettmenstetten
www.svgs.ch

Verband Deutscher Kneippheilbäder und Kneippkurorte
Kölner Str. 13
53902 Bad Münstereifel
E-Mail: info@kneippverband.de
www.kneippverband.de

Weight Watchers (Deutschland) GmbH
Grafenberger Allee 295
40237 Düsseldorf
E-Mail: kundendienst@weightwatchers.de
www.weightwatchers.de

Zentrum für Gesundheit (ZfG) der Deutschen Sporthochschule Köln
Am Sportpark Müngersdorf 6
50933 Köln
E-Mail: info@zfg-koeln.de
www.zfg-koeln.de

Hier finden Sie die richtige Betreuung im Fitnessstudio:

TÜV Rheinland Group
Kommunikation
Am Grauen Stein
51105 Köln
Tel.: 08 00/88 38 88 38
www.tuv.com

Hier finden Sie qualitätsgesicherte Präventionsangebote:

AOK-Bundesverband
Kortrijker Straße 1
53177 Bonn
www.aok.de

Barmer Ersatzkasse
Lichtscheider Str. 89
42285 Wuppertal
www.barmer.de

Deutsche Angestellten Krankenkasse (DAK)
Nagelsweg 27-31
20097 Hamburg
www.dak.de

IKK-Bundesverband, KdöR
Friedrich-Ebert-Straße/TechnologiePark
51429 Bergisch Gladbach
www.ikk.de

Techniker Krankenkasse (TK)
Bramfelder Straße 140
22305 Hamburg
www.tk-online.de

GESUNDHEIT IM INTERNET

www.aerztezeitung.de
www.gesundheitsinformation.de
www.laborlexikon.de
www.onmeda.de
www.medizininfo.de
www.netdoktor.de
www.surfmed.de

DANK

Ein besonderer Dank des Autors geht an Frau Schöber und Dana Jung für die tatkräftige Unterstützung bei allen Fragen rund um dieses Buch. Für die Mitarbeit an einzelnen Teilen möchte ich mich recht herzlich bei Dr. Christiane Wilke, Bianca Biallas, Birgit Wallmann, Felix Matthaei, Michèle Volkenrath, Gabi Heßmann, Gregor Akkerman, Daniela Theisen, Claudia Clever, Sabine Benz und Nina Kehr bedanken.

IMPRESSUM

ISBN 978-3-8338-1146-3

1. Auflage 2008

Programmleitung: Ulrich Ehrlenspiel
Redaktion: Anja Schmidt
Redaktionelle Mitarbeit: Ulrike Schöber
Lektorat: Adriane Andreas, Barbara Kohl
Bildredaktion: Henrike Schechter
Layout: independent Medien-Design, Claudia Hautkappe
Satz: Filmsatz Schröter, München, Iris Schweighart
Herstellung: Markus Plötz
Lithos: Repro Ludwig, Zell am See
Druck: aprinta, Fimengruppe Appl, Wemding
Bindung: sellier, Fimengruppe Appl, Freising

Illustrationen und Grafiken:
Ingrid Schobel
Bildnachweis:
Corbis: S. 65, 67, 68; Detlef Seidensticker: S. 98; Focus/SPL: S. 15, 20, 22, 32, 50, 56, 76, 92, 106, 108, 109, 142, 194; Fotofinder: S. 118, 122, 133; Getty: S. 13, 29, 95, 120, 136, 140, 166, 172, 191, 193; GU/Jan Rickers: S. 40; GU/Kay Blaschke: S. 48; GU/Leonhard Lenz: S. 176; GU/Marcel Weber: S. 127, 128; GU/Nicolas Olonetzky: S. 75; GU/Tom Roch: S. 39, 42, 43 oben, 164, 202; Jump: S. 6, 10, 19, 66, 79, 125, 151, 153, 154, 160, 184, 197, 198, 207, 210; Jupiterimages: S. 64; Mauritius: S. 52, 90; Picture Press: S. 8; Plainpicture: S. 43 unten; privat: S. 7; Stockfood: S. 47, 71, 101, 102, 103, 135, 178, 180, 181, 182, 204, 205

Die GU-Homepage finden Sie unter www.gu-online.de

Wichtiger Hinweis
Die Gedanken, Methoden und Anregungen in diesem Buch stellen die Meinung bzw. die Erfahrung des Autors dar. Sie wurden vom Autor nach bestem Wissen erstellt und mit größtmöglicher Sorgfalt geprüft. Dennoch sind Sie selbst aufgefordert, in eigener Verantwortung zu entscheiden, ob und inwieweit Sie diese Vorschläge umsetzen und können und möchten. Keinesfalls bieten diese jedoch Ersatz für eine kompetente Behandlung gesundheitlicher Störungen durch einen Arzt oder Therapeuten.
Weder Autor noch Verlag können für eventuelle Nachteile oder Schäden, die aus den im Buch gegebenen praktischen Hinweisen resultieren, eine Haftung übernehmen.

Umwelthinweis
Dieses Buch wurde auf chlorfrei gebleichtem Papier gedruckt. Um Rohstoffe zu sparen, haben wir auf Folienverpackung verzichtet.

GRÄFE UND UNZER
Ein Unternehmen der
GANSKE VERLAGSGRUPPE

DAS ORIGINAL MIT GARANTIE
GU

Unsere Garantie

Alle Informationen in diesem Ratgeber sind sorgfältig und gewissenhaft geprüft. Sollte dennoch einmal ein Fehler enthalten sein, schicken Sie uns das Buch mit dem entsprechenden Hinweis an unseren Leserservice zurück. Wir tauschen Ihnen den GU-Ratgeber gegen einen anderen zum gleichen oder ähnlichen Thema um.

Liebe Leserin und lieber Leser,

wir freuen uns, dass Sie sich für ein GU-Buch entschieden haben. Mit Ihrem Kauf setzen Sie auf die Qualität, Kompetenz und Aktualität unserer Ratgeber. Dafür sagen wir Danke! Wir wollen als führender Ratgeberverlag noch besser werden. Daher ist uns Ihre Meinung wichtig. Bitte senden Sie uns Ihre Anregungen, Ihre Kritik oder Ihr Lob zu unseren Büchern. Haben Sie Fragen oder benötigen Sie weiteren Rat zum Thema? Wir freuen uns auf Ihre Nachricht!

Wir sind für Sie da!
Montag – Donnerstag:
8.00 – 18.00 Uhr;
Freitag: 8.00 – 16.00 Uhr
Tel.: 0180 - 5 00 50 54*
Fax: 0180 - 5 01 20 54*
E-Mail:
leserservice@graefe-und-unzer.de

*(0,14 €/Min. aus dem dt. Festnetz/ Mobilfunkpreise können abweichen.)

P.S.: Wollen Sie noch mehr Aktuelles von GU wissen, dann abonnieren Sie doch unseren kostenlosen GU-Online-Newsletter und/oder unsere kostenlosen Kundenmagazine.

GRÄFE UND UNZER VERLAG
Leserservice
Postfach 86 03 13
81630 München